中国卒中杂志病例精选

主　审　王拥军

主　编　王春雪　张　宁

副主编　李菁晶

人民卫生出版社

图书在版编目(CIP)数据

中国卒中杂志病例精选/王春雪,张宁主编. —北京:
人民卫生出版社,2014

ISBN 978-7-117-18691-9

Ⅰ.①中… Ⅱ.①王…②张… Ⅲ.①脑血管疾病-
病案-汇编 Ⅳ.①R743.3

中国版本图书馆 CIP 数据核字(2014)第 027421 号

人卫社官网	www. pmph. com	出版物查询,在线购书
人卫医学网	www. ipmph. com	医学考试辅导,医学数据库服务,医学教育资源,大众健康资讯

中国卒中杂志病例精选

主　　编:王春雪　张　宁
出版发行:人民卫生出版社(中继线 010-59780011)
地　　址:北京市朝阳区潘家园南里 19 号
邮　　编:100021
E－mail:pmph @ pmph. com
购书热线:010-59787592　010-59787584　010-65264830
印　　刷:中国农业出版社印刷厂
经　　销:新华书店
开　　本:787×1092　1/16　印张:16
字　　数:389 千字
版　　次:2014 年 4 月第 1 版　2014 年 4 月第 1 版第 1 次印刷
标准书号:ISBN 978-7-117-18691-9/R·18692
定　　价:82.00 元

打击盗版举报电话:**010-59787491　E-mail:WQ @ pmph. com**
(凡属印装质量问题请与本社市场营销中心联系退换)

点评专家 (按姓氏笔画排序)

丁成赟　解放军总医院第一附属医院神经内科

于逢春　北京市海淀医院神经内科

王立文　首都儿科研究所附属儿童医院

王国相　卫生部中日友好医院神经内科

方　玲　福建医科大学附属第一医院神经内科

毕　齐　首都医科大学附属北京安贞医院神经内科

刘卫平　第四军医大学西京医院全军神经外科

刘丽萍　首都医科大学附属北京天坛医院神经内科

刘佰运　中国人民武装警察部队总医院神经科学研究所

刘春风　苏州大学附属第二医院神经内科

李　良　北京大学第一医院神经外科

李继梅　首都医科大学附属北京友谊医院神经内科

杨中华　首都医科大学附属北京天坛医院神经内科

吴志英　复旦大学附属华山医院神经内科

张　丹　首都医科大学附属复兴医院超声影像科

张　通　中国康复中心博爱医院神经内科

张在强　首都医科大学附属北京天坛医院神经内科

张卓伯　哈尔滨医科大学附属第四医院神经内科

张晓龙　复旦大学附属华山医院放射介入科

张维君　首都医科大学附属北京安贞医院干部保健老年心内科

张微微　北京军区总医院神经内科

欧阳锋　海南省人民医院神经内科

罗本燕　浙江大学医学院附属第一医院神经内科

罗蔚锋　苏州大学附属第二医院神经内科

赵文元　上海第二军医大学附属长海医院神经外科

赵性泉　首都医科大学附属北京天坛医院神经内科

胡文立　首都医科大学附属北京朝阳医院东院神经内科

聂志余　上海同济大学附属同济医院神经内科

高　山　北京协和医院神经内科

焦力群　首都医科大学宣武医院神经外科

谢　鹏　重庆医科大学临床学院神经内科

鲍圣德　北京大学第一医院神经外科

蔡若蔚　福建医科大学附属第二医院神经内科

缪中荣　首都医科大学附属北京天坛医院神经内科

潘小平　广州医学院附属广州市第一人民医院神经科

3

作者 (按姓氏笔画排序)

于逢春　北京市海淀医院神经内科

马为民　解放军第二炮兵清河门诊部保健科

王　伟　南方医科大学南方医院神经内科

王　君　解放军总医院神经外科

王　美　淄博市临淄区人民医院神经内科

王　硕　首都医科大学附属北京天坛医院神经外科中心

王　嵘　首都医科大学附属北京天坛医院神经外科中心

王力群　首都医科大学附属北京天坛医院神经内科

王春娟　首都医科大学附属北京天坛医院神经内科

王艳敏　首都医科大学附属北京天坛医院神经介入科

王晓龙　通辽市医院

王海英　河北医科大学附属唐山工人医院神经内科

王海亮　首都医科大学附属复兴医院神经内科

王朝霞　北京大学第一医院神经内科

王瑞金　首都医科大学附属北京友谊医院神经内科

王新高　首都医科大学附属北京天坛医院神经内科

牛松涛　首都医科大学附属北京天坛医院神经科

毛　锐　同济大学附属同济医院神经内科

公　静　中国人民武装警察部队总医院神经科学研究所

方力群　哈尔滨医科大学附属第四医院神经内科

尹　睿　首都医科大学附属北京天坛医院神经外科

玉　石　第四军医大学西京医院全军神经外科

田成林　解放军总医院神经内科

白　婧　西安医学院附属医院神经内科

冯　涛　首都医科大学附属北京天坛医院神经内科

冯　皓　首都医科大学附属北京天坛医院神经内科

边雯雯　淄博市临淄区人民医院神经内科

邢　锦　首都医科大学附属北京天坛医院超声科

邢英琦　吉林大学第一医院神经内科

成　烨　首都医科大学附属北京天坛医院超声科

毕　齐　首都医科大学附属北京安贞医院神经内科

吕　鹤　北京大学第一医院神经内科

乔兴茂　龙口市人民医院神经内科

伊西才　第四军医大学西京医院全军神经外科

邬冬芳　首都医科大学附属北京天坛医院超声科

刘　娟　第三军医大学大坪医院野战外科研究所神经内科

刘　萍　首都医科大学附属北京天坛医院

刘卫平　第四军医大学西京医院全军神经外科

刘东涛　首都医科大学附属北京朝阳医院京西院区神经内科

刘兴洲　首都医科大学附属复兴医院神经内科

刘丽萍　首都医科大学附属北京天坛医院神经内科

刘国娥　南方医科大学南方医院神经内科

刘明勇　首都医科大学附属北京朝阳医院京西院区神经内科

刘春风　苏州大学附属第二医院神经内科

刘慧敏　哈尔滨医科大学附属第四医院神经内科

刘慧慧　苏州大学附属第二医院神经内科

齐　冬　首都医科大学附属北京友谊医院神经内科

闫　欣　北京积水潭医院神经内科

闫　冀　德惠市人民医院神经内科

汤永红　衡阳南华大学附属第二医院神经内科

安春华　首都医科大学附属北京朝阳医院京西院区神经内科

许晓晗　首都医科大学附属北京安贞医院干部保健老年心内科

孙太欣　华北电网有限公司北京电力医院神经内科

孙玉衡　北京积水潭医院神经内科

孙永权　首都医科大学附属北京朝阳医院京西院区神经内科

孙阿萍　北京大学第三医院神经内科

李　华　德惠市人民医院神经内科

李　彤　首都医科大学附属北京朝阳医院京西院区神经内科

李　响　解放军第二炮兵总医院神经内科

李　涛　首都医科大学附属北京天坛医院神经介入科

李　娟　中国人民武装警察部队总医院神经科学研究所

李林昕　复旦大学附属华山医院神经内科

李国梅　淄博市临淄区人民医院神经内科

李宝民　解放军总医院神经外科

李建川　淄博市临淄区人民医院神经内科

李险峰　解放军第二炮兵总医院神经内科

杨　光　解放军总医院儿童医学中心

杨　明　首都医科大学附属复兴医院心内科

杨中华　首都医科大学附属北京天坛医院神经内科

杨新健　首都医科大学附属北京天坛医院神经介入科

肖国栋　苏州大学附属第二医院神经内科

吴宗忠　福建医科大学附属漳州市医院神经内科

吴燕敏　福建医科大学附属漳州市医院神经内科

何　文　首都医科大学附属北京天坛医院超声科

邹丽萍　解放军总医院儿童医学中心

汪银洲　福建省立医院神经内科

宋　田　首都医科大学附属北京天坛医院神经内科

宋新杰　首都医科大学附属北京天坛医院神经内科

张　东　首都医科大学附属北京天坛医院神经外科中心

张　芳　北京市海淀医院神经内科

张　勇　解放军第187医院神经内科

张　巍　北京大学第一医院神经内科

张卫涛　河北医科大学附属唐山工人医院介入科

张丰基　台北荣民总医院神经放射线科

张玉虎　广东省人民医院神经内科

张玉梅　首都医科大学附属北京天坛医院神经内科

张在强　首都医科大学附属北京天坛医院神经内科

张红霞　首都医科大学附属北京天坛医院超声科

张梅芳　福建医科大学附属漳州市医院神经内科

张维君　首都医科大学附属北京安贞医院干部保健老年心内科

张惠琴　首都医科大学附属北京天坛医院超声科

张雄伟　解放军第二炮兵总医院神经内科

张鹏颖　第四军医大学西京医院全军神经外科

陈　恬　南昌市第二医院神经内科

陈　彬　首都医科大学附属北京天坛医院神经内科

陈文伙　福建医科大学附属漳州市医院神经内科

陈柏龄　福建医科大学附属漳州市医院神经内科

陈钟琴　浙江大学医学院附属第一医院神经内科

陈跃鸿　福建医科大学附属漳州市医院神经内科

陈新平　北京市海淀医院神经内科

邵涵钰　杭州师范大学认知与脑疾病研究中心

邰宏飞　首都医科大学附属北京天坛医院神经内科

武化云　中国人民武装警察部队总医院神经科学研究所

長束一行　日本国立循环器病脑血管内科

林宽祥　台北荣民总医院神经内科

欧阳葵　解放军第187医院神经内科

易婷玉　福建医科大学附属漳州市医院神经内科

罗本燕　浙江大学医学院附属第一医院神经内科

罗蔚锋　苏州大学附属第二医院神经内科

周立春　首都医科大学附属北京朝阳医院京西院区神经内科

周华东　第三军医大学大坪医院野战外科研究所神经内科

郑　伟　哈尔滨医科大学附属第四医院神经内科

郑　峥　福建省立医院神经内科

郑旭宁　浙江大学医学院附属第一医院神经内科

郑晓红　浙江大学医学院附属第一医院神经内科

孟瑞静　中国人民武装警察部队总医院神经科学研究所

陕海丽　中国人民武装警察部队总医院神经科学研究所

赵　涵　首都医科大学附属复兴医院神经内科

赵元立　首都医科大学附属北京天坛医院神经外科

赵伟秦　首都医科大学附属北京友谊医院神经内科

赵合庆　苏州大学附属第二医院神经内科

赵金星　迁西县人民医院五官科

赵性泉　首都医科大学附属北京天坛医院神经内科

赵莹莹　首都医科大学附属北京友谊医院神经内科

赵继宗　首都医科大学附属北京天坛医院神经外科

胡秀兰　首都医科大学附属北京天坛医院神经内科监护室

钟芷萍　台北荣民总医院神经内科

娄　昕　中国人民解放军总医院放射科

洪昭光　首都医科大学附属北京安贞医院干部保健老年心内科

姚　明　北京协和医院神经内科

姚国恩　第三军医大学大坪医院野战外科研究所神经内科

姚绍鑫　河北医科大学附属唐山工人医院介入科

袁　云　北京大学第一医院神经内科

袁　敏　浙江大学医学院附属第一医院神经内科

袁彦伯　广东省人民医院神经内科

袁惠娟　南方医科大学南方医院神经内科

聂志余　同济大学附属同济医院神经内科

荻原隆朗　日本国立循环器病脑血管内科

贾伟华　首都医科大学附属北京朝阳医院
京西院区神经内科

峰松一夫　日本国立循环器病脑血管内科

铃木理惠子　日本国立循环器病脑血管内科

倪　俊　北京协和医院神经内科

徐　斌　解放军第 187 医院神经内科

徐子奇　浙江大学医学院附属第一医院神
经内科

徐晓彤　首都医科大学北京天坛医院急诊
介入科

徐铭玮　浙江大学医学院附属第一医院神
经内科

翁文章　台北荣民总医院神经内科

翁旭初　杭州师范大学认知与脑疾病研究
中心

高　山　北京协和医院神经内科

高　杨　中国人民武装警察部队总医院神
经科学研究所

高登科　首都医科大学附属北京天坛医院
神经外科中心

郭　旭　首都医科大学附属北京安贞医院
神经内科

郭军平　首都医科大学附属北京天坛医院
神经内科监护室

郭婷辉　福建医科大学附属漳州市医院神
经内科

唐　煜　首都医科大学附属复兴医院神经
内科

唐　澍　北京积水潭医院神经内科

唐晓梅　北京市海淀医院神经内科

黄　光　首都医科大学附属复兴医院神经
内科

黄　磊　复旦大学附属华山医院放射科

梅嵜有砂　日本国立循环器病脑血管内科

曹文杰　复旦大学附属华山医院神经内科

曹永亮　淄博市临淄区人民医院神经内科

曹亦宾　河北医科大学附属唐山工人医院
神经内科

曹勇军　苏州大学附属第二医院神经内科

龚洁芹　浙江大学医学院附属第一医院神
经内科

龚浠平　首都医科大学北京天坛医院神经
内科

康云鹏　首都医科大学附属北京安贞医院
干部保健老年心内科

梁　辉　浙江大学医学院附属第一医院神
经内科

彭国平　浙江大学医学院附属第一医院神
经内科

董　强　复旦大学附属华山医院神经内科

蒋晓江　第三军医大学大坪医院野战外科
研究所神经内科

韩　娣　首都医科大学附属北京天坛医院
眼科

韩会军　迁西县人民医院五官科

鲁　刚　复旦大学附属华山医院放射科

温　淼　首都医科大学附属北京天坛医院
神经内科

靳　勇　苏州大学附属第二医院介入科

靳令经　同济大学附属同济医院神经内科

豐田一则　日本国立循环器病脑血管内科

褚克昙　浙江大学医学院附属第一医院神
经内科

横田千晶　日本国立循环器病脑血管内科

樊　萍　南昌市第二医院神经内科

樊东升　北京大学第三医院神经内科

颜家华　北京市房山区中医医院内一科

潘速跃　南方医科大学南方医院神经内科

薛　爽　卫生部中日友好医院神经内科

魏礼洲　第四军医大学西京医院全军神经
外科

前　言

"人类似乎已经懂得了许多有关卒中的知识,我们能够很容易地罗列出许多危险因素、发病机制和防治手段,但是从现实情况看,我们仿佛知道的又很少。卒中在全球的发病日益攀升,因卒中致死的人群还在不断增加。每思及此,我隐隐感到这个恶魔随时都在某个我们看不到的地方偷偷窥视着人类,狰狞的脸上透着一种嘲笑的神态。"——摘自王拥军所著《梦在那片海 1》。

卒中是临床常见病、多发病,然而一些罕见的脑和脊髓血管病尚未被广大医生所详熟,一些传统疾病的观念得到了更新,卒中的诊治不再局限于简单的定位、定性诊断和单一的治疗模式,还延伸至病理生理机制的分析和分层系统化的治疗,同时,新的诊断手段(如神经影像)快速发展,这使得卒中的诊疗发生了巨大的变化。

为了适应血管神经病学的快速发展,也为了促进国内同道的交流、满足临床教学需要,我们将《中国卒中杂志》2009~2012 年期间每月刊登的病例进行精选编写了本书。病例介绍、讨论及知名专家的高水准点评构成本书的内容主体,本书采用病案讨论与学科最新进展相结合的方式,涵盖了卒中的检查、诊断、治疗和相关并发症或伴随症状等方面的内容。

本书既包括了常见的缺血和出血性脑血管病,又涉及了脊髓血管病、显性遗传性脑动脉病伴随皮层下梗死和白质脑病及血管畸形等特殊类型或少见病因的血管病,临床诊治经过详尽,循证医学的观点分析透彻,做到了个案与指南、理论与实践的紧密结合。每个病例均阐述了医生的临床思考轨迹。

精心挑选纳入本书的 53 个病例,都是工作在临床一线的神经科医生的亲身体会和经验,他们翔实的病例分析和文献复习,有助于开拓神经科医生的临床思路,在此感谢他们毫无保留的呈现给大家每一份病例;每一份病例末尾都附上了国内著名神经科专家的点评,这有助于帮助读者从临床案例中汲取精华,在工作中举一反三;感谢人民卫生出版社的编辑们,是他们的专业建议和高效率工作,让本书在很短的时间能和大家见面;也要感谢中国卒中杂志社的我的编辑同事们,每一个病例都见证了他们辛勤的汗水和严谨的工作作风。

希望本书能作为广大临床同行实践性很强的案头参考书,成为立志从事血管神经病学工作的中、青年医生和医学生开阔思路的启蒙读物。

祈望借此与广大从事卒中领域的临床医师进行交流、学习。临床医学是无止境的,本书所呈现的大部分病例都缺乏病理资料,有些诊断和结论难免会有争议,本书的目的是为临床医生开阔思路,拓宽视野,而非病例讨论或辩论,有些病例距今时日已久,内容和观点难免会有疏漏,请广大读者包容指正。

主编　王春雪　张宁

2014 年 3 月

目　录

一、缺血性脑血管病

病例 1　1 例典型大动脉粥样硬化性脑梗死临床诊治思路介绍

陈新平,于逢春

【关键词】　脑梗死;脑缺血发作,短暂性;诊断;治疗

1　病例简介

患者女,82 岁,主因"发作性口角歪斜、左侧肢体无力 2 日"于 2009 年 4 月 10 日收入院。患者入院前 2 日无明显诱因突发口角歪斜、左侧肢体无力,持续 1～2 分钟后症状完全缓解,共发生 2 次,入院前 1 日活动后再次出现上述症状,持续约 10 分钟后完全缓解,未予药物治疗,急到我院急诊就诊,行颅脑电子计算机体层扫描(computerized tomography,CT)检查后收入院。入院第 3 天清晨起床后发现口角歪斜、左侧肢体麻木无力,症状持续未缓解。

既往史:否认糖尿病、高血压、心脏病病史。

查体:入院时查体:左、右上肢血压相同,为 120/75mmHg,右侧颈动脉听诊区可闻及收缩期吹风样血管杂音,神经系统查体无局灶阳性体征。

入院第 3 天病情加重后查体:左、右上肢血压相同,血压 125/75mmHg,左侧中枢性面舌瘫,左侧上下肢肌力 4 级,肌张力稍低,左侧巴宾斯基征阳性,左偏身针刺痛觉减退。

实验室检查:血常规和肝、肾功能正常;胆固醇 8.70mmol/L,甘油三酯 1.68mmol/L,高密度脂蛋白 2.07mmol/L,低密度脂蛋白 4.76mmol/L;高敏 C 反应蛋白 1.33mg/L;同型半胱氨酸 13μmol/L;糖耐量试验示空腹血糖 7.03mmol/L,餐后 2 小时血糖 16.42mmol/L,糖化血红蛋白 7.2%。心电图正常。

经颅多普勒超声(transcranial Doppler,TCD):右侧颈内动脉虹吸段呈相对低搏动血流改变,脉动指数 0.77,压迫对侧颈总动脉血流无明显变化,提示右侧颈内动脉颅外段重度狭窄;左侧大脑中动脉收缩期血流速度峰值达 195cm/s,伴明显湍流及湍流频谱,血流声谱粗糙,提示动脉狭窄(图 1.1-1)。

颈动脉彩超:右侧颈内动脉球部后壁可见混合回声斑块,大小 0.69cm×0.35cm,致局部管腔狭窄,血流呈花色,流速 356cm/s,其远端颈内动脉流速减低,提示右侧颈内动脉球部重度狭窄(图 1.1-2)。

颅脑 CT:多发腔隙性脑梗死、脑白质脱髓鞘改变、脑萎缩。颅脑磁共振成像(magnetic resonance imaging,MRI):右侧额、颞、顶、枕叶皮层下及放射冠区可见多发点状及斑片状长

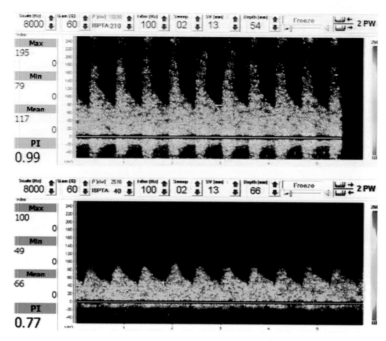

图 1.1-1　常规 TCD 结果：左侧大脑中动脉收缩期血流速度为 195cm/s，并伴有明显湍流及湍流频谱，提示动脉狭窄；右侧颈内动脉虹吸段呈相对低搏动血流改变，脉动指数 0.77

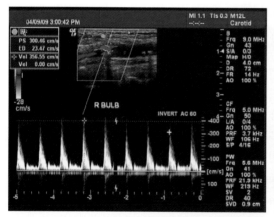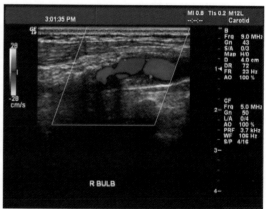

图 1.1-2　颈动脉彩超：右侧颈内动脉球部血流流速 356cm/s，提示重度狭窄，血流呈花色，多发硬斑、混合斑形成

T_1、T_2 信号，颅脑磁共振（magnetic resonance，MR）弥散加权成像（diffusion weighted imaging，DWI）显示右侧额、颞、顶、枕叶皮层下及放射冠区病灶为高信号（图 1.1-3）。

诊断：短暂性脑缺血发作（transient ischemic attack，TIA）、脑梗死。病因分型：动脉粥样硬化性，责任动脉为右侧颈内动脉。发病机制：血流动力学低灌注合并动脉到动脉栓塞。病理生理分型：极高危。

治疗：入院后诊断短暂性脑缺血发作，尚未加重及进行血管检查之前，给予阿司匹林 100mg/d、阿托伐他汀 20mg/d 及改善循环等治疗；入院第 3 天病情加重后增加氯吡格雷

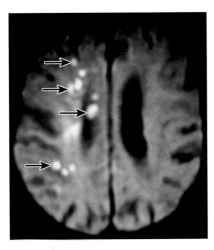

图 1.1-3　颅脑 MRI：DWI 显示右侧额、颞、顶、枕叶皮层下及放射冠区病灶为高信号（箭头）

75mg/d，同时给予阿托伐他汀 20mg/d 及扩容治疗。患者口角歪斜，左侧肢体无力症状改善，住院 20 日好转出院。出院后继续氯吡格雷 75mg/d 和阿托伐他汀 20mg/d 治疗，定期门诊复查。

2　讨论

脑梗死是指各种原因引起的脑部血液供应障碍，使局部脑组织发生不可逆性损害，导致脑组织缺血、缺氧性坏死[1]。

根据脑血管病分层诊治原则，脑梗死诊断应包括：①脑梗死初步诊断；②病理生理诊断；③血管损伤的部位与原因；④脑梗死发病机制的识别；⑤脑梗死严重程度判定；⑥危险因素与风险评估等方面。其中血管评价、脑梗死发病机制的识别与危险因素与二级预防风险评估是诊治中必须明确的核心内容。

脑梗死的分型方法很多。牛津郡社区卒中计划的分型将其分为 4 型：全前循环梗死（total anterior circulation infarct，TACI），部分前循环梗死（partial anterior circulation infarct，PACI），后循环梗死（posterior circulation infarct，POCI）和腔隙性梗死（lacunar infarct）。

TOAST 分型将脑梗死病因分为：①大动脉粥样硬化型；②心源性；③小血管病变；④少见原因；⑤不明原因等 5 类。临床上以前 3 型最为常见，其中以动脉粥样硬化为病理基础的病因占全部的 75% 左右[2]。

2009 年，脑梗死 A-S-C-O 分类将脑梗死病因分为：A-动脉粥样硬化血栓形成（atherosclerosis）；S-小血管病变（smallvessel disease）；C-心源性（cardiac disease）；O-其他原因（other causes）[3]。

A-动脉粥样硬化血栓形成：①用 A 或 B 级证据，发现缺血区域颅内外供血动脉 70% ~ 99% 的动脉粥样硬化性狭窄；②用 A 或 B 级证据，发现缺血区域颅内外供血动脉 <70% 的动脉粥样硬化性狭窄；③主动脉弓移动性血栓；④缺血区域供血的颅内外动脉发现动脉粥样硬化闭塞的影像证据。

S-小血管病变：①深穿支动脉卒中：症状对应区域 MRI（或 CT）上发现直径 <15mm 的深部梗死，并且在本次卒中非对应区域有一个或几个陈旧性/无症状腔隙梗死；②MRI（或 CT）上白质疏松；MRI（梯度回波）上微出血；MRI（或 CT）上血管周围间隙扩大；③在梗死之后 1 个月内同一个流域出现复发性相似的 TIA（使腔隙性梗死预测性增加 57% ~ 80%）。

C-心源性：心源性栓塞性卒中证据是：二尖瓣狭窄、心脏瓣膜脱垂、4 周内心梗、左心耳附壁血栓、左侧室壁瘤、心房颤动/心房扑动、病窦综合征、扩张型心肌病、射血分数 <35%、心内膜炎、心脏内肿瘤、卵圆孔未闭加原位血栓、卵圆孔未闭加梗死前肺栓塞或下肢深静脉血栓形成。

O-其他原因：①用 A 或 B 级证据，发现主动脉夹层；②动脉扩张伴动脉瘤；③主动脉弓移动性血栓；缺血区域供血的颅内外动脉发现动脉粥样硬化闭塞的影像证据。

脑梗死危险因素与二级预防风险评估对患者的治疗与预后都有决定性的影响，卒中危险因素常见有高血压、糖尿病、心脏病（心肌梗死及慢性心房颤动）、长期吸烟和代谢综合征等;目前临床卒中风险评估的主要工具有 Essen 卒中风险评分量表(Essen stroke risk score, ESRS)、ABCD² 评价量表等,根据这些量表可以将患者再发卒中的风险大小分为极高危组、高危组、中危组和低危组,根据危险分层,选用不同的卒中治疗药物。

ABCD² 评价量表是在 ABCD 评分法基础上改良的评价 TIA 转归的卒中风险评估工具,是一个总分 7 分的量表。研究发现 ABCD² 评分越高卒中风险越高,其中低危(0~3 分)、中危(4~5 分)和高危(6~7 分)[4]。

ESRS 是目前少数基于缺血性卒中人群判断卒中复发风险的预测工具之一,是一个简便的易于临床操作的 9 分量表。研究显示 ESRS 评分 0~2 分者为低度风险,年卒中复发风险<4%;3~6 分者为高度风险,年卒中复发风险为 7%~9% 左右;6 分以上者为极高度风险,年卒中复发风险达 11%[5]。

目前关于脑梗死的抗血小板药物和他汀调脂治疗分层选药原则已经得到临床的广泛认可和执行,极大改善了脑梗死高危患者的预后和复发风险。此例患者起病时发作性口角歪斜,左侧肢体无力,每次发作 1~2 分钟,发作频繁,反复发作,症状完全缓解,每次发作不超过 1 小时,符合 TIA 诊断。患者第 3 天症状加重持续,颅脑磁共振 DWI 显示右侧额、颞、顶、枕叶皮层下及放射冠区高信号病灶,诊断脑梗死明确。但脑梗死只是最初步的分类诊断,尚缺乏病因、发病机制和危险分层诊断。脑梗死由不同病因所致,包括心源性、大动脉粥样硬化、小血管病或其他。而不同病因导致的脑梗死治疗措施不尽相同,如果不进一步分析病因,就难以为患者选择最适宜的治疗方案。首先我们考虑病因为动脉粥样硬化性。该患者高龄女性,TCD 发现右侧颈内动脉颅外段重度狭窄,左侧大脑中动脉、左侧颈内动脉虹吸段狭窄;颈动脉彩超:右侧颈动脉球部重度狭窄,双侧颈动脉多发硬斑、混合斑形成;结合患者低密度脂蛋白明显升高,考虑该动脉狭窄为动脉粥样硬化性。因此,有了 TCD、颈动脉彩超及血脂检查结果后,患者的病因就可以诊断为大动脉粥样硬化性。如果能做到这一步,在治疗的决策上就已经有了很大的进步,根据该病因诊断,伴有高危因素的动脉粥样硬化性脑梗死/TIA 患者在抗血小板应用方面氯吡格雷优于阿司匹林。我们进一步分析动脉粥样硬化导致脑梗死的发病机制,即低灌注或动脉到动脉栓塞,究竟哪一个是发病机制,在治疗上可以更有针对性。①TCD 及颈动脉彩超发现右侧颈内动脉球部重度狭窄,可以推测有血流动力学低灌注的参与;②而颈动脉彩超发现了易损斑块,有活动性动脉到动脉栓塞存在可能;③颅脑 MR 检查 DWI 显示右侧额、颞、顶、枕叶皮层下及放射冠区高信号病灶,呈条索状分布,符合分水岭脑梗死影像学特点。基于上述分析,发病机制为血流动力学低灌注合并动脉到动脉栓塞,在给予患者抗血小板治疗的同时,给予扩容改善灌注治疗。

对患者进行 ESRS 评分为 4 分(年龄>75 岁 = 2 分,糖尿病 = 1 分,TIA = 1 分),为卒中高度风险患者。此外,该患者颈动脉彩超提示右侧颈内动脉粥样硬化斑块为易损斑块,颅脑 DWI 显示右侧额、颞、顶、枕叶皮层、皮层下及放射冠区多发、散在高信号病灶,提示发病机制为动脉到动脉栓塞,且患者低密度脂蛋白明显升高,我们进一步分层为卒中极高危患者,那么治疗上应该在抗血小板同时还要积极稳定斑块,我们及时给予患者他汀治疗。所以,当我们对一个脑梗死患者进行了病因和发病机制的分型之后,并对患者进一步分层,根据分层情况,制订治疗方案,就能更清晰地知道应该采取怎样的治疗是最合适的,做到应用每一种药物时都有理有据,心中有数,使每一位患者都能得到在循证医学指导下的个体化治疗,力求达到最佳的治疗效果。

专家点评———————————————————————————————**高山**

这是一例典型的大动脉粥样硬化性脑梗死病例,临床医生通过颅脑磁共振弥散加权成像(DWI)、血管影像[颈动脉超声和经颅多普勒超声(TCD)]、心电图及血液化验从而获得病因学诊断,并根据 DWI 上梗死灶类型、颈动脉超声下显示的斑块性质进一步判断了颈动脉狭窄导致缺血性卒中的发病机制,是一个很好的示范病例。

有以下几点需要指出:

(1) 对短暂性脑缺血发作(TIA)患者应尽早进行 DWI 及血管影像检查,该病例如果在 TIA 阶段已经做了上述检查的话,就能更早做出病因诊断。在 2009 年最新的 TIA 定义中,要求对 TIA 患者 24 小时内进行 DWI 和无创血管影像检查。

(2) 在提供的 DWI 影像学中,可以看到内分水岭区有多发点状病灶,该病灶提示其发病机制为栓子清除下降。尽管是动脉到动脉栓塞和低灌注共同参与所致,但发生在分水岭区的梗死灶目前已经有越来越多的国际专家认同这样的一种观点:微栓子脱落到远端后,由于分水岭区血流灌注降低,导致该区域微栓子不能被清除堆积下来所致,而非过去认为的单纯低灌注所致,故称为栓子清除下降,即对这样的患者除了扩容之外,也应积极抗栓和稳定斑块治疗。

(3) 颈动脉超声和 TCD 几乎在任何基层医院都有,应该更好地利用起来,作为 TIA 或急性脑梗死患者继颅脑 CT/DWI 后的急诊检查方法,快速的血管影像检查能为我们提供病因诊断,从而采取更有效的治疗方法和避免某些甚至是有害的治疗措施,譬如甘露醇。

参考文献

1. 吴江. 神经病学[M].北京:人民卫生出版社.2005:150-169.
2. Madden KP,Karanjia PN,Adams HP Jr,et al. Accuracy of initial stroke subtype diagnosis in the TOAST study. Trial of ORG 10172 in Acute Stroke Treatment[J]. Neurology,1995,45:1975-1979.
3. Amarenco P,Bogousslavsky J,Caplan LR,et al. New approach to stroke subtyping:the A-S-CO(phenotypic)classification of stroke[J]. Cerebrovasc Dis,2009,27:502-528.
4. Josephson SA,Sidney S,Pham TN,et al. ABCD2 scores and prediction of noncerebrovascular diagnoses in an outpatient population:acase-control study[J]. Stroke,2009,40:749-753.
5. Weimar C,Diener HC,Alberts MJ,et al. The essen stroke risk score predicts recurrent cardiovascular events:A validation within the reduction of atherothrombosis for continued health(reach)registry[J]. Stroke,2009,40:350-354.

病例 2 DWI 阴性的小脑梗死 1 例

徐子奇,郑晓红

【关键词】 小脑梗死;磁共振成像,弥散;眩晕

1 病例简介

患者男,70 岁,因"眩晕 4 小时"来院。患者于 2008 年 9 月 27 日起床刷牙时突然出现眩

5

晕,站立不稳,行走摇晃,需扶行,伴恶心、呕吐,呕吐物为胃内容物,平卧休息时改善,站立行走时明显,病程中无头痛发热,无视物模糊及旋转,无黑矇耳鸣,无明显胸闷心悸,无意识障碍及大小便失禁,无肢体麻木乏力及活动障碍,无咳嗽咳痰,约11:00Am由家人送入我院急诊科。

既往有高血压病史30余年,最高约180/80mmHg,现服苯磺酸氨氯地平片5mg,每天1次,血压控制尚可,否认糖尿病及心脏病病史,吸烟史40余年,约15~20支/日,饮酒史40余年,约1瓶啤酒+4两高粱酒/日。

查体:神清,精神萎靡,对答切题,双瞳孔等大等圆,光反射灵敏,无眼震,眼球各向活动正常,双侧鼻唇沟对称,伸舌居中,软腭上抬对称,咽反射存在。四肢肌力5级,四肢肌张力正常,双上肢腱反射(+),双下肢腱反射(++),双侧Babinski征阴性,双侧肢体深浅感觉对称,闭目难立征可疑阳性。跟膝胫试验及指鼻试验阴性。

患者入院当天查颅脑CT(距起病4小时)提示未见明显异常;随后进行颅脑磁共振平扫(MRI)(距起病8小时),包括弥散加权成像(DWI)(图1.2-1),结果显示未见明显异常。

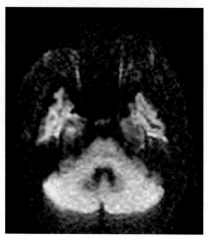

图1.2-1　第1次DWI检查未见病灶

给予休息及中药等治疗后,患者眩晕症状明显缓解,但活动时仍感眩晕,患者自行出院回家,后经家人劝说于8:00Pm收住入院以明确眩晕原因。

入病房后查体同前无明显变化,病情稳定。主管医师给予颈椎MRI(距起病79小时)(图1.2-2),检查报告提示颈椎多个椎间盘突出、$C_{4/5}$、$C_{5/6}$水平椎管狭窄;小脑半球信号异常病变。随即复查颅脑MRI(距起病81小时)提示小脑急性梗死(图1.2-3);继续给予血管评估,颅脑磁共振血管成像(magnetic resonance angiography,MRA)提示右侧椎动脉较左侧偏细

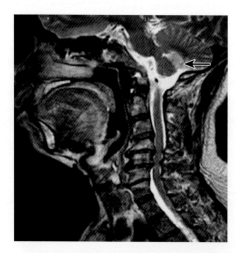

**图1.2-2　颈椎MRI示多个节段椎间盘
突出、小脑见异常信号(箭头)**

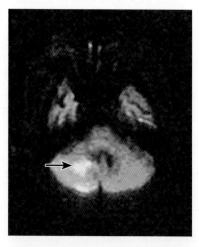

**图1.2-3　第2次DWI检查右侧
小脑高信号(箭头)**

且有不规则狭窄;颈部血管 B 超提示颈动脉粥样斑块形成,给予波立维抗血小板聚集、阿托伐他汀降脂等治疗后,患者病情好转出院。

2 讨论

本例患者晨起刷牙时突发眩晕,无明显视物旋转,无头痛,无恶心呕吐,稍感行走不稳,结合患者既往有高血压病史 30 余年,长期吸烟、饮酒史,临床高度怀疑脑血管意外可能。但多颅脑 CT 和初次颅脑 MRI(包括 DWI 序列)检查结果阴性;在偶然行颈椎 MRI 检查时发现患者小脑多发异常信号,复查颅脑 MRI(包括 DWI 序列)才证实右侧小脑半球急性脑梗死。总结该病例我们发现:一方面本例患者小脑梗死临床表现不典型,仅表现为眩晕,无眼震、构音障碍和共济失调等小脑病变的体征;另一方面,DWI 在发病的急性期未能显示病灶;从而造成本例小脑梗死的延误诊断。

小脑梗死占急性脑梗死的 3%[1],典型小脑梗死的临床表现多样,如眩晕、头痛、呕吐、走路不稳、小脑共济失调、眼震、构音障碍、意向性震颤等。但是孤立性的症状如单纯的眩晕或一过性眩晕症状使得临床及时诊断困难,在一组单纯小脑梗死研究中,240 例中有 25 例临床出现单纯眩晕症状[2]。本例患者晨起后突发眩晕,有多种高危因素,但急诊行颅脑 CT、MRI 及弥散检查均未见明显异常,难以诊断急性小脑梗死。

DWI 成像能反映组织中的水分子的弥散运动情况,起病 30 分钟即可显示病灶,研究证实其敏感性为 80% ~ 100%、特异性为 100%,是目前认为诊断急性脑梗死的最敏感的成像方式。然而已有研究发现在脑梗死急性 DWI 成像为阴性,Lovblad 等[3]对 151 例发病在 24 小时内可疑急性脑梗死的患者行 DWI 检查,结果发现有 18 例患者 DWI 表现阴性,而 18 例患者中 69.5% 的患者最终诊断为脑梗死。Sylaja 等[4]对 401 例起病 24 小时内的 TIA 和急性脑梗死患者行颅脑 DWI 检查,30 日时进行复查,脑梗死组 DWI 阴性的比例为 25%,其中 23.1% 患者在起病 30 日后的复查中发现病灶。目前研究认为 DWI 假阴性的可能原因是[4-6]:①可能与磁共振场强敏感性及扫描的层厚有关。高场强磁共振行 DWI 序列检查较低场强更易发现责任病灶。病灶微小易被磁共振切面错过,这在脑干梗死和腔隙性梗死中较为多见;②在脑梗死的超急性期,脑血流下降而使神经功能障碍,但未达到弥散受限的阈值;③梗死后的再灌注使得弥散受限恢复正常,但是不能阻止再次的梗死;④在 MRI 后可能存在二次的卒中事件,形成最终的脑梗死。可见急性脑梗死的 DWI 成像假阴性可能是多种原因造成的,目前尚缺乏确切的结论。

总之,本病例告诉我们由于 DWI 成像对于急性脑梗死存在假阴性,当临床高度怀疑脑血管事件时,一方面需仔细分析,另一方面尽量完善高场强的磁共振(包括矢状位、冠状位、薄层扫描检查)或者复查影像学以明确诊断。

专家点评————————————罗本燕

眩晕是急诊室常见的主诉,无特异性,是患者对眩晕、头重脚轻及焦虑等不适的概括,常见原因是前庭系统的良性疾病,但是必须排除小脑梗死。小脑梗死占急性梗死的 3%,病情凶险,而眩晕则是小脑梗死的常见表现,由于症状的非特异性,容易误诊漏诊。磁共振弥散成像的出现则为脑梗死的诊断提供了极大的帮助,文献研究提示其诊断急性脑梗死的敏感性和特异性在 80% ~ 100%,但不是诊断急性脑梗死的金标准,其存在假阳性和假阴性的现象。因此,临床工作中,对于眩晕患者需谨慎治疗,仔细分析临床资料,避免误诊漏诊。

参考文献

1. Kumral E,Kisabay A,Atac C,et al. Spectrum of the posterior inferior cerebellar artery territory infarcts. Clinical-diffusion-weighted imaging correlates[J]. Cerebrovasc Dis,2005,20:370-380.
2. Lee H,Sohn SI,Cho YW,et al. Cerebellar infarction presenting isolated vertigo:frequency and vascular topographical patterns[J]. Neurology,2006,67:1178-1183.
3. Lovblad KO,Laubach HJ,Baird AE,et al. Clinical experience with diffusion-weighted MR imaging in patients with acute stroke[J]. Am J Neuroradiol,1998,19:1061-1066.
4. Sylaja PN,Coutts SB,Krol A,et al. When to expect negative diffusion-weighted images in stroke and transient ischemic attack[J]. Stroke,2008,39:1898-1900.
5. Wong YY,Lam WW. Diffusion-weighted imaging in hyperacute stroke-gold standard?[J]. Acta Radiol,2003,44:547-549.
6. Sylaja PN,Coutts SB,Krol A,et al. When to expect negative diffusion-weighted images in stroke and transient ischemic attack[J]. Stroke,2008,39:1898-1900.

病例3 磁共振弥散成像阳性的经典短暂性脑缺血发作进展为缺血性卒中1例

于逢春,唐晓梅,张芳

【关键词】 磁共振成像;脑缺血发作,短暂性;脑梗死

短暂性脑缺血发作(TIA)是指短暂并反复发作的视网膜或脑局部供血障碍,导致短暂性神经功能缺失。TIA 后 48 小时内的缺血性卒中发病率为 5%,90 日内为 10.5%[1,2]。因此及时正确评价和治疗 TIA 有重要的临床意义。现报告 1 例弥散加权成像(DWI)异常的经典 TIA,并就其诊断治疗介绍如下。

1 病例简介

患者女,67 岁,主因"发作性言语不清 2 周,加重 7 小时"以"急性缺血性卒中"于 2008 年 7 月 7 日上午 11 点就诊。于入院前两周无明显诱因出现言语不利,右侧面部麻木,持续 10 分钟可自行完全缓解,无肢体活动不利,共发作 10 余次,发作形式相同,未诊治。入院当天凌晨再次出现语言不利,持续约 7 小时不能完全缓解就诊。急诊查体:血压 125/75mmHg(左),120/70mmHg(右),神志清楚,不全运动性失语,余神经系统查体未见阳性体征。到急诊后约 1 小时症状完全缓解,急诊颅脑 DWI 示左侧放射冠、半卵圆中心多发点、片状高信号(图 1.3-1)。颅脑磁共振血管成像(MRA)示左侧大脑中动脉起始部、左侧大脑前动脉起始部、双侧大脑后动脉狭窄(图 1.3-2)。急诊以"缺血性卒中"收入院。

既往史:高血压 7 年,间断用药血压控制不好;糖尿病 3 年,口服降糖药血糖控制不好。吸烟 20 年,每日 5 支,有血管病、糖尿病家族史。

入院查体:血压 140/80mmHg(左),140/80mmHg(右),神志清楚,言语正常,颅神经、四肢肌力及肌张力未见异常,腱反射对称引出,深、浅感觉未见异常,病理征阴性。颈部听诊未

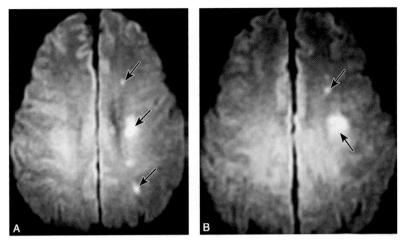

图 1.3-1　DWI 显示左顶叶多发点、片状高信号（箭头）

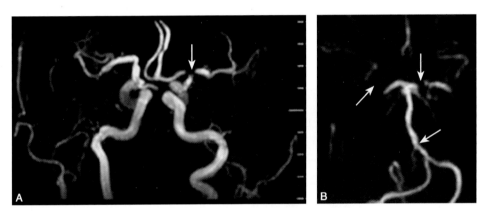

图 1.3-2　MRA 显示前、后循环多发血管狭窄（箭头）

闻及血管杂音。

　　超声检查:颈动脉彩超示左侧颈动脉内中膜增厚伴多发等回声、低回声斑块,右侧颈内动脉球部强回声斑块。经颅彩色多普勒超声(transcranial color Doppler,TCCD) 示左侧大脑中动脉、左侧颈内动脉末端、左侧大脑前动脉中重度狭窄,右侧颈内动脉末端狭窄。心脏超声示左房轻度增大,左室心肌轻度肥厚,二尖瓣、主动脉瓣轻度关闭不全,左室舒张功能减低。

　　生化检查:空腹血糖 8.5mmol/L,甘油三酯 3.15mmol/L。

　　治疗及转归:入院后给予氯吡格雷、阿托伐他汀、控制危险因素及低分子右旋糖酐等治疗,症状未再发作,并在之后 17 天住院期间未再有类似发作。但是出院后,仍间断发作言语不利,每次均 10~20 分钟自行完全缓解。出院第 13 天出现言语不利、右侧肢体无力,症状持续超过 24 小时不缓解。再次住院,查体可见不全运动性失语,右侧上、下肢肌力 3 级,右侧 Babinski 征阳性,复查颅脑 DWI 示:左侧基底节、左侧侧脑室旁、左侧额顶颞多发点、片状高信号,脑桥、双侧基底节、双侧侧脑室旁多发陈旧梗死灶(图 1.3-3)。继续治疗 1 个月后病情稳定出院。

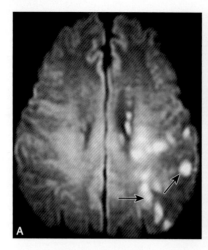
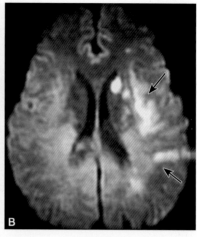

图 1.3-3　DWI 显示左顶叶、脑室旁多发点片状高信号（箭头）

2　讨论

1965 年美国第四届脑血管病普林斯顿会议将 TIA 定义为"突然出现的局灶性或全脑神经功能障碍,持续时间不超过 24 小时,且排除非血管源性原因"。美国国立卫生研究院脑血管病分类于 1975 年采用了此定义[3],并沿用至 21 世纪初。随着研究的深入,美国 TIA 工作组在 2002 年提出了新的 TIA 概念[4]:"由于局部脑或视网膜缺血引起的短暂性神经功能缺损发作,典型临床症状持续不超过 1 小时,且在影像学上无急性缺血性卒中的证据"。而缺血性卒中的证据是指 DWI 异常信号。随着循证医学的发展,2009 年美国心脏学会（AHA）/美国卒中学会（ASA）专家共识将 TIA 的概念更新为:"由于局部脑、脊髓或视网膜缺血引起的短暂性神经功能缺损发作,无急性缺血性卒中的证据[5]"。

本例患者入院前 2 周症状反复发作,均在 1 小时内完全缓解,未作颅脑磁共振检查时根据临床可以诊断为经典的颈内动脉系统 TIA。患者在入院时的不全运动性失语持续时间约为 8 小时可完全缓解,磁共振 DWI 显示异常信号,按照新的 TIA 诊断标准,应该诊断为缺血性卒中而不是 TIA。

关于 DWI 异常信号是否可诊断为缺血性卒中尚存争议。由于细胞毒性水肿,水分子弥散障碍,构成了 DWI 信号基础,故 DWI 可显示症状出现后 10～15 分钟的细胞水肿,但 DWI 异常不一定有缺血性卒中。Kidwell 等[6]研究发现,约 1/4 的 TIA 患者确实有缺血性卒中,也有 1/4 的患者早期 DWI 异常,而后期无缺血性卒中证据,提示 DWI 异常可能是可逆的。相反 Inatomi 等[7]则认为所有超早期 DWI 异常的病灶在亚急性期仍然存在,提示 DWI 异常是不可逆的病灶。问题是当 DWI 异常时,如何判别是 TIA 还是不可逆的完全性卒中呢？为此 Winbeck 等[8]对 60 名 TIA 患者和 37 名卒中患者的 DWI 图像进行了回顾性研究,结果显示:TIA 患者的 DWI 异常信号强度明显低于卒中患者。尽管如此,临床实践中区分 DWI 异常信号的可逆性与否仍有困难。Bollotta 等[9]认为,TIA 定义从 24 小时缩短至 1 小时,仍是一个临床症状学诊断,如果从 DWI 变化角度来定义,TIA 更应该被称之为"一过性卒中"。中国专家共识则建议若 DWI 有异常信号,应将 TIA 作为急性缺血性卒中对待[10]。以便积极采取治疗措施、改善患者的预后。2009 年美国新的 TIA 共识亦强调组织学损害证据,废除了时间的界限,明确 TIA 是一个与心绞痛类似的病理生理学过程。

　　本例患者在规范治疗的情况下,1 个月内再次出现缺血性卒中。值得思考的是 TIA 后卒中风险的预测问题。研究证实 TIA 后卒中风险预测包括以下几方面:ABCD 评分系统、血管病危险因素、血管情况评估、急性期治疗策略、影像学所见等。

　　首先 ABCD 评分系统可以作为 TIA 后卒中预测的指标之一,Giles 等[11]通过对 13 项包含 5938 例 TIA 患者队列研究的 meta 分析提示:ABCD 评分高低可以预测 TIA 后 7d 和 90d 发生卒中的风险,即:评分>4 分者 TIA 后卒中风险随分数增高而增高。按评分标准本病例为 4 分,属中度危险;需要强调的是该评分系统反映的只是 TIA 后卒中的大致趋势,本例评分不是很高,但是 1 个月内发生了缺血性卒中,因此不能仅根据评分高低而确定 TIA 后有无卒中发生。

　　事实上,按新的诊断标准本例患者属于 DWI 异常、症状短暂的缺血性卒中,也有人称之为伴有缺血性卒中的 TIA。虽然有关 DWI 信号异常与卒中的关系研究结果各有不同,但多数研究认为 DWI 是评价卒中再发的重要预测因素。即:DWI 异常较 DWI 正常的经典 TIA 患者再发卒中的风险更高。研究显示 DWI 阳性的经典 TIA 患者在随后的一周内完全性卒中的发生率为 8.3% ~ 14.8%,如果合并大血管闭塞则 TIA 后 90 日内发生卒中的风险可达 32.6%[12]。而 DWI 正常的经典 TIA,其后 TIA 复发风险率为 24.7%,未来卒中发生率仅为 2.1%[13]。Purroy 等[14]也报道 DWI 异常的经典 TIA 患者,无论缺损症状持续时间长短,其随后发生缺血卒中等血管事件的风险均增高,为 29.6%;TIA 症状持续不足 1 小时,DWI 阴性的患者,其随后卒中的危险较低(10.7%);TIA 症状持续超过 1 小时,DWI 有异常发现的患者未来卒中的危险可高达 40%。另外,严重的大血管病变也是卒中的高危因素,Fairhead 等[15]研究发现对于症状性颈动脉狭窄的患者,至少有一半患者在做内膜切除术前 2 周内有发生卒中的风险。Calvet 等[16]研究证实 ABCD^2 评分>5 分、DWI 阳性及大血管病变是 TIA 后 7 日和 90 日卒中的独立风险因素。本例为老年患者,有糖尿病、高血压、高血脂等危险因素;颈动脉彩超、TCCD、MRA 均显示患者颈动脉和颅内动脉有严重动脉粥样硬化斑块及血管狭窄,病情进展再发缺血性卒中与血管危险因素多且血管病变程度严重有关。因此,对于 DWI 阳性且血管病变严重的经典 TIA 患者虽然 ABCD^2 评分不高,也应积极治疗,密切关注卒中的再发。

　　此外,对发病机制的探讨也是 TIA 治疗的重中之重。从病因上 TIA 可分为血液动力学型和微栓子型,前者发作次数比较频繁,发作形式刻板,多与低灌注有关,此类型在 TIA 中占多数;而后者发作次数比较稀少,发作形式多变。研究发现 DWI 的病灶特点与 TIA 的病因、发病机制相关,文献报道 DWI 显示的多发性异常信号多是由多发性栓子栓塞所致,较单一异常信号者短期内发生卒中的风险高[17]。本例患者临床表现虽符合血液动力型 TIA,而 MRA 显示左侧大脑中、后动脉狭窄符合低灌注机制。DWI 表现为左侧大脑半球内分水岭、脑室旁多发散在异常高信号,提示栓塞可能,同时血管检查存在责任血管的不稳定斑块,因此考虑颈内动脉粥样硬化斑块破裂导致的动脉-动脉的栓塞。可见本例患者的发病机制是低血液动力和微栓子栓塞同时存在,在治疗上不仅需要扩容、禁用尼莫地平,同时还要口服他汀进行稳定斑块治疗,由于存在动脉-动脉栓塞,还应采用双重抗血小板治疗,如果可能应尽量从根本上解除多发血管狭窄的问题,如早期左颈动脉内膜切除术或血管内支架术,以避免卒中的再发。另外本例患者于 TIA 发生后两周才就诊,急性期没有得到积极地治疗,亦未用双重抗血小板治疗,对血管狭窄及不稳定斑块没有根治,以上都是导致最后卒中再发的重要原因。

总之,DWI 异常不仅可作为卒中与 TIA 鉴别的敏感指标之一,同时 DWI 异常患者再发卒中的风险很高。此外对于 TIA 后再发卒中风险性评估还要综合患者发病机制、大血管病变情况、ABCD 评分系统、影像学所见及个体化的治疗措施,任何单一因素评估都是片面的、不可靠的。

专家点评 ——————————————————————毕齐

1965 年将短暂性脑缺血发作(TIA)定义为"突然出现的局灶性或全脑神经功能障碍,持续时间不超过 24 小时,且排除非血管源性原因"。2002 年给予 TIA 新的定义:"由于局部脑或视网膜缺血引起的短暂性神经功能缺损发作,典型临床症状持续不超过 1 小时,且在影像学上无急性缺血性卒中的证据"。新定义概括了对 TIA 研究的两个主要方面:即 TIA 症状体征持续时间和影像学证据区分 TIA 与缺血性卒中。多数研究认为缺血性卒中的证据是指 DWI 异常信号。从本例来看,按照经典的定义,此患者在入院前,临床症状完全缓解,可以诊断为 TIA。但是按照新的标准,症状持续时间>1 小时,且磁共振 DWI 检查有异常信号,诊断为缺血性卒中。新的概念的更新可能对于判断预后、溶栓治疗的选择更有利。

参考文献

1. Lovett JK, Dennis MS, Sandercock PA, et al. Very early risk of stroke after a first transient ischemic attack [J]. Stroke, 2003, 34: el38-el40.

2. Johnston SC, Gress DR, Browner WS, et al. Short-term prognosis after emergency department diagnosis of TIA[J]. JAMA, 2000, 284: 2901-2906.

3. A classification and outline of cerebrovascular diseases. II[J]. Stroke, 1975, 6: 564-616.

4. Albers GW, Caplan LR, Easton JD, et al. Transient ischemic attack proposal for a new definition[J]. N Engl J Med, 2002, 347: 1713-1716.

5. Easton JD, Saver JL, Albers GW, et al. Definition and evaluation of transient ischemic attack: a scientific statement for healthcare professionals from the American Heart Association/American Stroke Association Stroke Council; Council on Cardiovascular Surgery and Anesthesia; Council on Cardiovascular Radiology and Intervention; Council on Cardiovascular Nursing; and the Interdisciplinary Council on Peripheral Vascular Disease. The American Academy of Neurology affirms the value of this statement as an educational tool for neurologists[J]. Stroke, 2009, 40: 2277-2293.

6. Kidwell CS, Alger JR, Saver JL. Evolving paradigms in neuroimaging of the ischaemic penumbra[J]. Stroke, 2004, 35: 2662-2665.

7. Inatomi Y, Kimura K, Yonehara T, et al. Hyeravute diffusion-weighted imaging abnormalities in transient ischemic attack patients signifty irreversible ischemic infarction[J]. Cerebrovasc Dis, 2005, 19: 362-368.

8. Winbeck K, Bruckmaier K, Etgen T, et al. Transient ischemic attack and stroke can be differentiated by analyzing early diffusion-weighted imaging signal intensity changes[J]. Stroke, 2004, 35: 1095-1099.

9. Ballotta E, Toniato A, Baracchini C. Transient ischemic attack-proposed new definition[J]. N Engl J Med, 2003, 348: 1607-1609.

10. 短暂脑缺血发作的中国专家共识[J]. 中国内科杂志,2007,46:885-993.

11. Giles MF, Rotwell PM. Systematic review and meta-analysis of validations of the ABCD and ABCD2 scores in prediction of stroke risk after transient ischaemic attack[J]. Cereborvasc Dis,2008,25(suppl 2): 59-64.

12. Coutts SB, Simon JE, Eliasziw M, et al. Triaging transient attack and minor stroke patients using acute magnetic resonance imaging[J]. Ann Neurol,2005,57:848-854.

13. Inatomi Y, Kimura K, Yonehara T, et al. DWI abnormalities and clinical characteristics in TIA patients [J]. Neurology,2004,62:376-380.

14. Purroy F, Montaner J, Rovira A, et al. High risk of further vascular events among transient ischaemic attack patients with diffusion-weighted imaging acute ischemic lesions[J]. Stroke,2004,35:2313-2319.

15. Fairhead JF, Mehta Z, Rothwell PM. Population based study of delays in carotid imaging and surgery and the risk of recurrent stroke[J]. Neurology,2005,65:371-375.

16. Calvet D, Touzé E, Oppenheim C, et al. DWI lesions and TIA etionlogy improve the prediction of stroke after TIA[J]. Stroke,2009,40:187-192.

17. Roh JK, Kang DW, Lee SH, et al. Significance of acute multiple brain infarction on diffusion-weighted imaging[J]. Stroke,2000,31:688-694.

病例 4　女性患者抗栓治疗过程中合并脑卒中 2 例

张维君,洪昭光,康云鹏,许晓晗

【关键词】 血栓溶解疗法;妇女;老年人;脑出血

1　病例简介

例 1　患者女,80 岁,急诊以"阵发性心悸胸闷伴头晕 1 周,加重 1 日"于 2006 年 11 月 6 日入院。患者于 2006 年 10 月 31 日无明显诱因出现心悸,胸闷伴头晕、四肢乏力,活动后加重,休息稍缓解。无黑矇及耳鸣。2006 年 11 月 6 日心悸胸闷加重,伴恶心呕吐。呕吐物为胃内容物,纳差。来我院急诊就诊时出现意识丧失 6 分钟,呼之不应,压眶反射消失,无抽搐发作。血压 60/40mmHg,心电图示 T 波低平,ST 段压低。多巴胺治疗后血压升至 90/60mmHg。

既往史:患者 40 年前有甲状腺功能亢进(甲亢)病史,治疗后痊愈。10 年前行阑尾切除术,9 个月前诊断为肺栓塞,华法林治疗,未按时服药。1 个月前自行停药。

入院时查体:神清,查体合作。双侧血压:90/60mmHg。心率:92 次/分,律齐,各瓣膜听诊区未闻及杂音。双肺呼吸音粗,未闻及干湿性啰音。神经系统查体:意识状态清醒,应答切题,颅神经查体未见异常,四肢肌力 5 级,肌张力正常,病理反射未引出。深浅感觉存在,颈软无抵抗。未闻及颈部血管杂音。

辅助检查:血、尿常规及肝肾功能未见明显异常。凝血检查显示国际标准化比值(international normalized ratio,INR)为 1.23;D-二聚体(D-dimer):6805μg/L。心电图:窦性心律;$V_1 \sim V_4$T 波低平。超声心动图(ultrasonic cardiogram,UCG):右心明显扩大;三尖瓣反流(大量);肺动脉高压(中度)。外院冠状动脉造影(9 个月前):三支血管未见狭窄病变。

入院诊断:晕厥待查;急性肺血栓栓塞症。

诊疗经过:患者入院后准备进行 CT 检查时突感呼吸困难加重,呼吸频率增快,后停止;

心率增至 130 次/分,后很快减慢至停跳;血压由 90/60mmHg 降至 0。考虑为急性大面积肺血栓栓塞症所致,该患者无溶栓禁忌证,在积极心肺复苏及辅助支持治疗下,经家属同意后急行溶栓治疗。选用重组组织性纤溶酶原激活剂(recombinant tissue-type plasminogen activator, rt-PA)静脉溶栓。当入量达 32mg 时患者出现抽搐,双眼球斜视,神志不清。瞳孔对光反射消失。左侧病理反射引出,Babinski 征(+)。考虑可能为脑栓塞,不除外脑出血可能性。患者当时病情重,无法行 CT 检查。即停 rt-PA 及所有抗凝药物,给予脱水剂甘露醇 250ml,每 8 小时一次。治疗 12 小时后患者神志清醒,左侧病理反射消失。病情稳定后经螺旋 CT 证实为:右下肺及左上肺肺血栓栓塞;颅脑 CT 检查未发现脑出血及脑梗死,患者无神经系统持续性症状,考虑为小栓子脱落所致。院外继续服用华法林抗凝,维持 INR2.0 左右。坚持随访,目前一般状况良好。

例 2 患者女,61 岁,因"间断胸痛 4 年"于 2009 年 11 月 20 日入院。患者于 4 年前无明显诱因自觉胸前区钝痛,多于劳累或情绪激动后出现,手掌范围大小,持续约 1 分钟。伴背部酸痛及咽部紧缩感。休息或含服硝酸甘油 1～2 分钟症状可自行缓解。无头晕、黑矇、晕厥、恶心呕吐等。为进一步诊治收入院。

既往史:患者糖尿病史 21 年,平素使用胰岛素,血糖控制欠佳。高血压病史 4 年,最高血压 160/100mmHg,从未服药治疗。否认高脂血症、脑血管病、消化道出血病史。

查体:双侧血压:125/75mmHg。心率:64 次/分,律齐,各瓣膜听诊区未闻及杂音。双肺呼吸音粗,未闻及干湿性啰音。神经系统查体:意识状态清醒,应答切题,颅神经查体未见异常,四肢肌力 5 级,肌张力正常,病理反射未引出。深浅感觉存在,颈软无抵抗。未闻及颈部血管杂音。

辅助检查:血、尿常规、肝肾功能、D-dimer 未见明显异常。糖化血红蛋白 7.2%。超声心动图:左室壁运动欠协调;左室舒张功能减低。

入院诊断:冠状动脉粥样硬化性心脏病;不稳定型心绞痛;2 型糖尿病;高血压 2 级(极高危分层)。

诊疗经过:入院后规范抗血小板治疗,并积极控制血糖、血压。2009 年 11 月 25 日行冠状动脉造影示:后降支狭窄 90%,因后降支细小支架无法顺利通过(图 1.4-1)。决定对后降支行球囊扩张。术中应用肝素 8000U。术后应用依诺肝素抗凝。2009 年 11 月 27 日患者出现口唇出血不止,考虑依诺肝素抗凝治疗所致,改用达肝素钠继续治疗。2009 年 11 月 29 日午后自觉视物不清,左侧视野模糊伴局部缺损,右侧枕后痛。无感觉及运动异常。查体:双侧血压 170/80mmHg,四肢肌力肌张力均正常,感觉查体正常,病理征未引出。急诊行颅脑 CT 扫描。CT 结果示:右侧顶叶、枕叶脑出血,估计出血量 30ml(图 1.4-2)。停用所有抗血小板及抗凝药物;同时控制血压。治疗过程中未发生新的出血,血压、

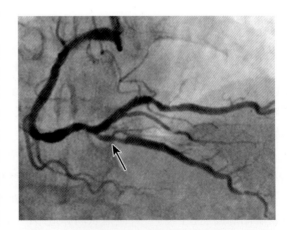

图 1.4-1 冠状动脉粥样硬化性心脏病患者冠状动脉造影结果,示后降支狭窄 90%

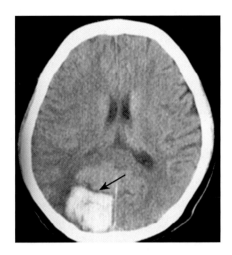

图1.4-2　冠状动脉粥样硬化性心脏病合并脑出血患者CT结果，示右侧顶叶、枕叶出血（箭头）

血糖控制在正常范围。

2　讨论

抗栓治疗包括：抗凝治疗、抗血小板治疗等。目前广泛应用于脑梗死、冠状动脉粥样硬化性心脏病、阵发性心房颤动、急性肺血栓栓塞症等诸多方面来降低血栓事件的发生。但是，在收到良好抗栓效果的同时，也会增加出血事件发生概率，严重的会导致脑出血。有报道表明：口服抗血栓药物引发的脑出血年发生率为9%～13%[1]；比其他类型脑出血的发生率增加6.7～11倍[2]。目前，动静脉的抗栓药物在临床应用广泛，由此引发的脑出血也日益增多。这一问题，已经引起了各学科的广泛关注。一项关于rt-PA静脉溶栓的研究表明，13.3%的患者发生脑出血，其中有临床症状的占到4%[3]。2009年经导管心血管治疗会议（transcatheter cardiovascular therapeutics，TCT）上公布的HORIZONS AMI试验1年随访结果显示[4]：接受三联抗栓治疗患者与双联抗血小板治疗患者相比，临床不良事件发生率显著增高。其中脑出血的发生率为1%比0%（$P=0.0002$）。因此，合理的抗栓治疗是至关重要的。在临床实践中要对有出血倾向的高危患者进行危险评估，进而选择合理、规范、有效的抗栓方案。2008年美国心脏病协会（American College of Cardiology，ACC）公布的CRUSADE积分法在预测出血事件方面得到验证，经统计学分析后确定8个变量可以准确预测院内出血事件，它们分别是血细胞比容、肌酐清除率、女性、充血性心力衰竭、外周血管疾病、糖尿病、收缩压、入院时心率。根据打分法对此8个变量进行积分，以积分高低分为极低危组（≤20分）、低危组（21～30分）、中危组（31～40分）、高危组（41～50分）、极高危组（>50分）。相对应的出血事件发生率分别为3.1%、5.5%、8.6%、11.8%、19.5%[5]。

对于老年女性这样的高危人群，即使是单独应用阿司匹林抗血小板治疗，也存在较高出血风险。一项包括95 456例患者关于阿司匹林的荟萃分析显示：阿司匹林治疗使心血管事件减少12%，卒中减少17%。而在男性中心肌梗死减少了32%。其结论表明：阿司匹林治疗可降低男性和女性的联合心血管事件发病风险，这主要是由于其减少女性脑梗死、男性心肌梗死的效应。但对于男性和女性都增加了出血的风险[6]。在阿司匹林与脑出血的方面，研究显示阿司匹林治疗使其风险增加40%，美国每年60 000例脑出血患者中有4000例是使用阿司匹林所致[7]。抗栓治疗可增加脑出血的风险，并且能增加急性期血肿增大的机会，导致病死率更高[8]。女性绝经后，由于雌激素水平的降低，血脂异常及高血压的发病率增加，从一定层面上使心脑血管疾病发病率上升。雌激素通过与雌激素受体相结合，调节一系列基因的表达，发挥其重要生理效应。有研究提示各种雌激素受体基因的突变对改变雌激素在血管平滑肌上的生理作用可能具有重要性[9]。国内的一项关于中国汉族女性人群中雌激素受体基因PvuⅡ酶切多态性与脑出血的相关性的研究显示：雌激素受体基因PvuⅡ酶切多态性可能与>61岁的中国汉族女性人群脑出血具有相关性[10]。这也就说明，对于女性而言，高血压和年龄是导致脑出血风险增加的值得关注的危险因素。结合本次病例，对于高龄的女性患者,特别是既往多年高血压病史且血压控制不稳的患者,在进行抗栓治疗时,要注意脑出血事件的发生。在进行溶栓的过程中更要密切监测病情,冠心病患者介入治疗前后评估出血风险,监测凝血指标,将脑出血的风险减到最低。

专家点评————————————————————张维君

目前在心血管领域,抗凝、抗血小板治疗以及溶栓治疗应用较为广泛。在取得较好疗效的同时,其引发出血等不良反应也日益凸显。对于有可能出现的血栓事件采用积极的预防措施,而与此同时更应该对出血特别是危及生命的出血事件如脑出血等进行早期危险评估及干预。从上述2例病例中不难发现,老年女性同时有高血压病史的患者在进行抗栓治疗时要警惕脑出血的发生。当然,急性肺血栓栓塞的患者生命已经受到威胁,不积极溶栓势必危及生命,因此,只能冒着出血风险行溶栓治疗。综合以往经验,在抗栓治疗前正确、客观的风险评估是杜绝问题发生的关键;在治疗过程中,密切关注患者的生命体征、意识变化是早期发现问题的最佳方法之一。因此,老年女性的抗栓治疗更要"权衡利弊",将风险降到最低。

参考文献

1. Petty GW,Brown RD Jr,Whishant JP,et al. Frequency of major complications of aspirin,warfarin and intravenous heparin for secondary stroke prevention. A population-bases study[J]. Ann Intern Med,1999,130:14-22.

2. Steiner T,Rosand J,Diringer M. Int racerebral hemorrhage associated with oral anticoagulant therapy:curren practices and unresolved questions[J]. Stroke,2006,37:256-262.

3. Walters MR,Muir KW,Harbison J,et al. Intravenous thrombolysis for acute ischaemic stroke:preliminary experience with recombinant tissue plasminogen activator in the UK[J]. Cerebrovasc Dis,2005,20:438-442.

4. Mehran R,Lansky AJ,Witzenbichler B,et al. Bivalirudin in patients undergoing primary angioplasty for acute myocardial infarction(HORIZONS-AMI):1-year results of a randomised controlled trial[J]. Lancet,2009,374:1149-1159.

5. 朱国英. 防范于未然——警惕出血并发症[J]. 中国循环杂志,2008,23:392-394.

6. Berger JS,Roncaglioni MC,Avanzini F,et al. Aspirin for the primary prevention of cardiovascular events in women and men:a sex-specific meta-analysis of randomized controlled trials[J]. JAMA,2006,295:306-316.

7. Hart RG,Tonarelli SB,Pearce LA. Avoiding central nervous system bleeding during antithrombotic therapy:recent data and ideas[J]. Stroke,2005,36:1588-1593.

8. 李永杰,高旭光. 重视抗栓治疗相关性脑出血[J]. 中国卒中杂志,2006,1:120-123.

9. Hodges YK,Richer JK,Horwita KB,et al. Variant estrogen and progesterone receptor message in human vascular smooth muscle[J]. Circulation,1999,99:2688.

10. 张燕,谢汝萍,傅瑜,等. 雌激素受体基因多态性与女性脑出血的相关性研究[J]. 中国神经精神疾病杂志,2004,30:140-142.

病例 5   大脑中动脉慢性闭塞血管再通治疗 1 例

刘娟,姚国恩,蒋晓江,周华东

【关键词】   脑梗死;大脑中动脉;血管成形术

1   病例简介

患者男,64 岁,因"头昏、左下肢乏力 3 日"入院。患者入院前 3 日无明显诱因逐渐出现持续性头部昏沉、伴左下肢乏力,行走时左下肢步态拖曳,无意识障碍,无视物成双,无视物旋转、恶心呕吐、饮水呛咳及肢体麻木等,于 2010 年 1 月 5 日入我院治疗。

既往史:2 型糖尿病病史 9 年,予胰岛素控制血糖,空腹血糖控制在 7.0mmol/L 以下,餐后 2 小时血糖在 11.0mmol/L 以下,高血压病史 4 年,血压最高 170/90mmHg,服用"厄贝沙坦、硝苯地平缓释片、富马酸比索洛尔、盐酸特拉唑嗪",血压控制在 110～130/60～80mmHg 之间。

入院查体:右上肢血压 146/84mmHg,左上肢血压 150/88mmHg,颈动脉未闻及杂音,双肺呼吸动度正常,听诊呼吸音清,心界叩诊不扩大,各瓣膜听诊区未闻及病理性杂音,腹软,无压痛、反跳痛。

神经系统查体:神志清楚,言语清晰,对答切题,颈软,双侧瞳孔等大正圆,直径 3.0mm,对光反射灵敏,双眼底视乳头无水肿,双眼球居中,各向活动正常,双侧鼻唇沟对称,示齿口角无明显歪斜,饮水无呛咳,伸舌不偏,右侧肢体、左上肢肌力 5 级,肌张力正常,左下肢肌力 4 级,肌张力稍低下,四肢痛温觉、触觉、关节位置觉对称正常存在,双侧肱二头肌腱反射、肱三头肌腱反射、桡反射、膝反射、踝反射(++),左侧 Oppenheim 征(+),双侧 Babinski 征(-)。

辅助检查:

颅脑 64 排 CT(2010 年 1 月 5 日)提示右侧大脑半球侧脑室旁低密度影,头颈部 CT 血管造影(CT angiography,CTA)提示右侧大脑中动脉(right middle cerebral artery,RMCA)M1 段闭塞(图 1.5-1、图 1.5-2)。

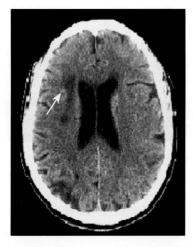
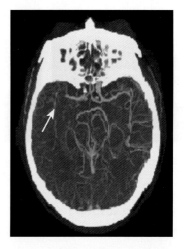

图 1.5-1   颅脑 64 排 CT 提示右侧大脑
半球侧脑室旁低密度影(白箭头)

图 1.5-2   头颈部 CTA 提示 RMCA M1
段闭塞(白箭头)

颅脑磁共振成像（MRI）（2010 年 1 月 5 日）提示右侧颞顶枕叶交界区 T_1 加权像呈长 T_1 信号，T_2 加权像呈长 T_2 信号、弥散加权像（difussion weighted imaging，DWI）呈高信号改变，考虑急性缺血性梗死（图 1.5-3）。

颅脑 CT 灌注成像（CT perfusion，CTP）（2010 年 1 月 7 日）提示右侧大脑半球梗死区周围局部脑血流量（regional cerebral blood flow，rCBF）明显减少，脑血容量（cerebral blood volume，CBV）正常，对比剂平均通过时间（mean transmit time，MTT）明显延长（图 1.5-4）。

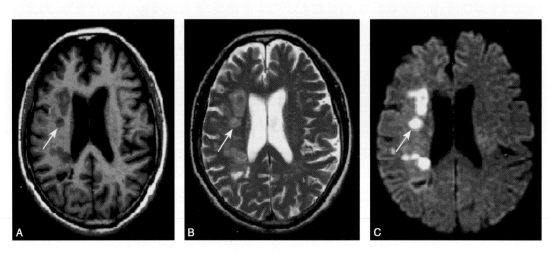

图 1.5-3 颅脑 MRI
A. 右侧颞顶枕叶交界区 T_1 加权像呈长 T_1 信号；B. T_2 加权像呈长 T_2 信号；
C. DWI 呈高信号改变，考虑急性缺血性梗死（白箭头）

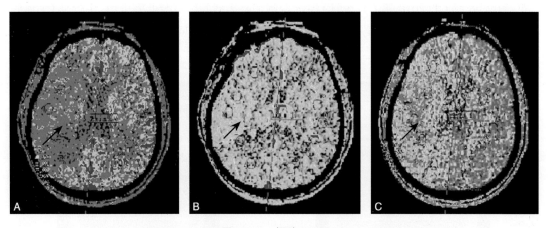

图 1.5-4 颅脑 CTP
A. 右侧大脑半球梗死区周围 rCBF 明显减少；B. CBV 正常；C. MTT 明显延长（黑箭头）

脑血管造影（2010 年 1 月 15 日）提示 RMCA M1 段远端闭塞（图 1.5-5）。

入院诊断：①多发脑梗死（右侧颞顶枕叶）；右侧大脑中动脉 M1 段闭塞；颅内动脉粥样硬化性血栓形成；②高血压 3 级极高危组；③2 型糖尿病。

诊疗经过：患者于 2010 年 1 月 5 日入院后立即给予抗自由基损伤（依达拉奉注射液

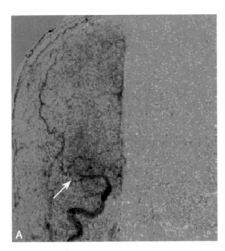
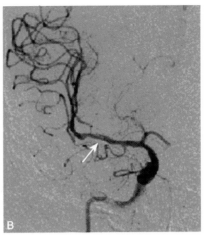

图 1.5-5　全脑血管造影冠状位成像
A. 术前 RMCA M1 段闭塞；B. RMCA 球囊扩张血管成形术术后 RMCA M1 段
血管再通（白箭头）

15ml,2 次／日），抗血小板聚集（氯吡格雷 75mg，每日一次；拜阿司匹林肠溶片 200mg，每晚一次）治疗。入院后患者 5 次出现发作性左偏身无力，左侧肢体肌力下降为 0 级,发作时血压 100 ~ 105/60 ~ 70mmHg,给予多巴胺升压，维持血压在 140 ~ 150/80 ~ 90mmHg,每次在 0.5 ~ 2 小时后肌力恢复至入院时。2010 年 1 月 22 日行 RMCA 球囊扩张血管成形术，手术经过:患者在全身麻醉下,常规消毒铺巾,Seldinger 法行右侧股动脉穿刺并置入 6F 血管鞘。6F MPD 导引导管置于右侧颈内动脉床突段近端,在路图下将 180mm 0.010WIZOM 导丝在 PROWLER 微管辅助下缓慢通过 RMCA 闭塞段后,撤出微导丝,PROWLER 微导管造影见 RMCA 远端显影良好,遂将 300mm 0.014ATW 导丝在路图下置于 RMCA M2 段上干,撤出微导管,先后将 1.2mm×15.0mm Maverick、1.5mm×8.0mm Monorail、2.0mm×14.0mm INVATEC 球囊置于 RMCA M1 段进行缓慢扩张,造影见病变处显影良好,无残余狭窄,因血管扭曲,支架不能顺利到位,未能安置支架（见图 1.5-5）。术后清醒查体发现患者左下肢肌力下降为 2 ~ 3 级,即刻行颅脑 CT 排除颅内出血。术后常规给予抗血小板（氯吡格雷 75mg,每日一次。拜阿司匹林肠溶片 200mg,每晚一次）、抗凝（低分子肝素钠 0.4ml,每 12 小时一次,连用 7 日）、抗自由基损伤治疗（依达拉奉注射液 15ml,每日 2 次,使用 14 日）、调脂治疗（辛伐他汀 20mg 口服,每晚一次）,控制血压（尼卡地平注射液微泵静推,控制血压在 100/60mmHg 左右）。术后第 3 天（2010 年 1 月 25 日）复查 CT 提示右侧侧脑室旁新发梗死灶,CTA 提示 RMCA M1 段管腔通畅,CTP 恢复正常（图 1.5-6 ~ 图 1.5-8）。继续给予上述治疗,辅以肢体康复锻炼,下肢肌力恢复为 4 级。术后 2 个月（2010 年 3 月 16 日）复查 CTA 提示 RMCA M1 段管腔狭窄 80%（图 1.5-9）。因家属强烈要求,于 2010 年 3 月 24 日再次行 RMCA M1 段球囊扩张血管成形术,因支架无法通过,故未行支架置入术（图 1.5-10）。第 2 次术后 1 个月（2010 年 4 月 25 日）复查 CTA 右侧大脑中动脉无明显再狭窄（图 1.5-11）,于 2010 年 4 月 30 日出院,院外按医嘱继续给予抗血小板聚集（氯吡格雷 75mg,每日一次,拜阿司匹林肠溶片 200mg,每晚一次）、调脂、降压、降糖治疗,患者一般情况好,未再出现颈内动脉系统短暂性脑缺血（TIA）发作,左下肢肌力恢复至 5⁻级。

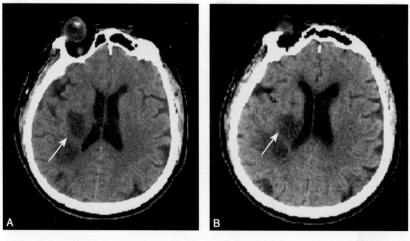

图 1.5-6　术后第 3 天颅脑 CT:提示右侧侧脑室旁新发梗死灶(白箭头)(A、B)

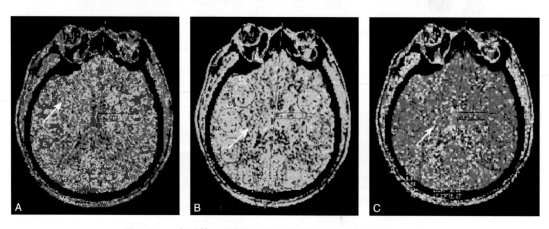

图 1.5-7　术后第 3 天颅脑 CTP:恢复正常(白箭头)(A~C)

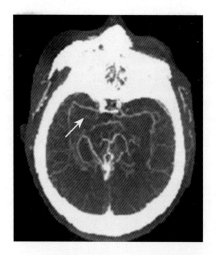

图 1.5-8　术后第 3 天颅脑 CTA:提示 RMCA M1
段管腔通畅(白箭头)

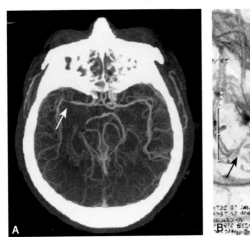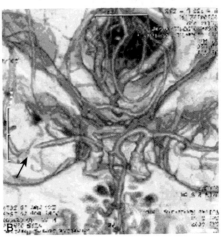

图 1.5-9 术后 2 个月颅脑 CTA：提示 RMCA M1 段管腔再狭窄

A. 最大密度投影（maximum intensity projection，MIP）（白箭头）；

B. 容积重建（volume rendering，VR）成像（黑箭头）

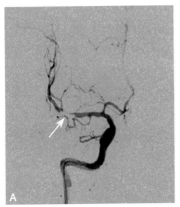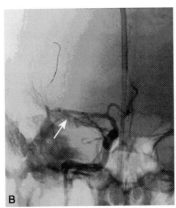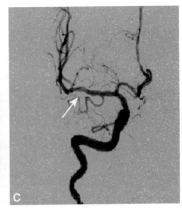

图 1.5-10 第 2 次 RMCA 球囊扩张血管成形术前、术中及术后全脑血管造影冠状位成像

A. 术前 RMCA M1 段重度狭窄；B. 术中进行狭窄处球囊扩张；

C. 术后 RMCA M1 段狭窄明显改善（白箭头）

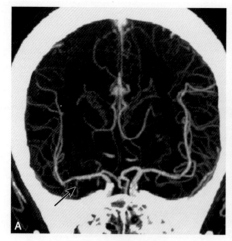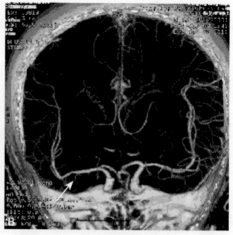

图 1.5-11　第 2 次 RMCA 球囊扩张术后 1 个月颅脑 CTA:提示 RMCA M1 段无明显再狭窄
A. 最大密度投影(MIP)(红箭头);B. 容积重建(VR)成像(白箭头)

2　讨论

慢性血管闭塞病变(chronic total occlusion,CTO)多指病变形成时间超过 3 个月以上,在合并高血压、糖尿病、高脂血症等动脉硬化危险因素的老年患者中较为常见。在动脉粥样硬化基础上,大脑中动脉逐渐发生狭窄甚至闭塞,在狭窄动脉远端出现逐渐加重的低灌注性脑缺血,同时大脑各侧支循环发挥着积极的代偿作用,最终因缺血程度超出侧支循环的代偿能力而发生分水岭脑梗死。

随着介入治疗技术的提高和发展及介入器材的进步,CTO 的血管再通及成形治疗在冠状动脉、下肢动脉得到较为广泛应用[1-3]。据报道,冠状动脉 CTO 血管再通成功率在 70% ~ 80%,下肢动脉 CTO 血管再通率在 95% 以上[2,4]。关于脑血管 CTO 的再通治疗,国内外均少有报道,原因可能为手术技术难度大,术后一旦出现并发症,常常是极为严重的,如过度灌注综合征、急性血管闭塞、血管破裂、穿支血管闭塞等,术后再狭窄也是不可忽视的问题。国外曾报道有 2 例成功进行椎基底动脉 CTO 血管再通及 1 例大脑中动脉 CTO 血管再通治疗病例[5-7]。术前进行 CTP 评估是一项重要手段,有利于确定缺血区域,了解侧支循环建立的情况及判断术后发生高灌注出血的可能性。

本例患者为老年男性,合并糖尿病、高血压等基础疾病,CT 提示右侧分水岭梗死,CTP 提示梗死区周围大片低灌注区,表现为 CBF 降低、MTT 延长、CBV 无明显变化,与文献报道的慢性缺血区 CT 灌注情况一致[8],MTT 延长、CBV 无变化提示侧支循环建立,但侧支循环中小血管、毛细血管未出现代偿性扩张,故术后发生高灌注出血可能性不大。患者反复出现颈动脉系 TIA 发作,提示侧支循环代偿功能不足,梗死面积扩大的可能性增加。有报道显示,如不及时干预,此类患者发生完全性卒中的几率明显增高,其发作后 2 天内卒中风险超过 5%,3 个月内卒中风险为 8.3% ~ 10.7%,1 年内卒中风险为 12.8% ~ 16.2%[9,10]。因此,该患者进行右侧大脑中动脉血管再通手术适应证明确,术后 CTP、CTA 提示血管通畅,MTT、CBF、CBV 恢复正常,无高灌注出血,但出现左下肢肌力下降,CT 示右侧大脑半球侧脑室旁新发梗死灶,考虑为球囊扩张过程中大脑中动脉深穿支血管豆纹动脉闭塞。

单纯进行大脑中动脉球囊扩张,血管再狭窄率较高[11]。本例患者因血管迂曲,球囊扩张支架无法到位。如果路径允许，支架能顺利到位，进一步行支架置入，可以限制血管回缩和医源性动脉切割的范围，覆盖破损的内膜，减少单纯经皮经腔血管成形术（percutaneous transluminal angioplasty，PTA）技术上的并发症[12]。另外，选择小球囊逐渐缓慢扩张、不求"无残余狭窄"也可以有效减少术后再狭窄、穿支血管闭塞、血管破裂等并发症。或者采用通过性更加良好的 Wingspan 自膨式支架系统可以减少由于内膜撕裂导致穿支血管闭塞的发生。

在脑血管 CTO 的介入治疗中，对于侧支循环代偿良好的无症状 CTO，盲目进行介入治疗弊大于利，所以术前要严格把握手术适应证，全面评估病变血管特征，术中选择恰当的介入器械、提高操作者手术技能等措施，均有助于降低并发症的发生率。

专家点评————————————谢鹏

慢性血管闭塞性疾病（CTO）的血管再通及成形治疗在冠状动脉、下肢动脉已得到较为广泛地应用，脑血管 CTO 的再通治疗一直存在争议，尽管出现许多新的介入治疗器械和技术，CTO 手术成功率有很大的提高，但 CTO 仍然是目前介入治疗领域的难点，介入医生首先需要回答的问题是其治疗的"必要性"和"可行性"。

慢性进展性大脑中动脉主干闭塞患者可能完全无症状或短暂性脑缺血发作，也可出现偏身感觉障碍或偏身运动障碍。是否进行血管再通治疗有赖于术前的全面评估，脑血管 CT 灌注成像（CTP）对于判断闭塞区血流灌注、储备、侧支循环发挥了重要作用。

本病例报道了颅内血管 CTO 的血管再通治疗，对于神经介入医生开展脑血管慢性闭塞病变的介入治疗提供了很好的经验。不足之处是，术中对于球囊尺寸和支架类型的选择还需要斟酌。

参考文献

1. Ivanhoe RJ，Weintraub WS，Douglas JS Jr，et al. Percutaneous transluminal coronary angioplasty of chronic total occlusions. Primary success，restenosis，and long-term clinical follow-up[J]. Circulation，1992，85：106-115.

2. Suero JA，Marso SP，Jones PG，et al. Procedural outcomes and long-term survival among patients undergoing percutaneous coronary intervention of a chronic total occlusion in native coronary arteries：a 20-year experience[J]. J Am Coll Cardiol，2001，38：409-414.

3. Wolosker N，Nakano L，Anacleto MM，et al. Primary utilization of stents in angioplasty of superficial femoral artery[J]. Vasc Endovascular Surg，2003，37：271-277.

4. Grenacher L，Saam T，GeierA，et al. PTA versus Palmaz stentplacement in femoro popliteal artery stenoses：results of a multicenter prospective randomized study（REFSA）[J]. Rofo，2004，176：1302-1310.

5. Mori T，Kazita K，Seike M，et al. Successful cerebral artery stent placement for total occlusion of the vertebrobasilar artery in a patient suffering from acute stroke. Case report[J]. J Neurosurg，1999，90：955-958.

6. Imai K，Mori T，Izumoto H，et al. Transluminal angioplasty and stenting for intracranial vertebrobasilar occlusive lesions in acute stroke patients[J]. AJNR Am J Neuroradiol，2008，29：773-780.

7. Mori T，Mori K，Fukuoka M，et al. Percutaneous transluminal angioplasty for total occlusion of middle cerebral arteries[J]. Neuroradiology，1997，39：71-74.

8. 许凡勇,吴曙晖,肖家和,等.CT 灌注分析慢性进展性大脑中动脉主干闭塞性脑缺血[J].临床放射学杂志,2009,28:1052.

9. Lindgren A,Norrving B,Thörnqvist M. Increased risk of stroke after TIA. New data support the need of urgent management[J]. Lakartidningen,2004,101:1102-1106.

10. Hill MD,Yiannakoulias N,Jeerakathil T,et al. The high risk of stroke immediately after transient mic attack:a population-based study[J]. Neurology,2004,62:2015-2020.

11. Yoon W,Seo JJ,Cho KH,et al. Symptomatic middle cerebral artery stenosis treated with intracranial angioplasty:experience in 32 patients[J]. Radiology,2005,237:620-626.

12. Schumacher HC,Khaw AV,Meyers PM,et al. Intracranial angioplasty and stentplacement for cerebralatherosclerosis[J]. J Vasc Interv Radio,2004,15:S123-132.

病例6　尤瑞克林与 rt-PA 联合治疗超早期缺血性卒中 2 例

闫欣,唐澍,孙玉衡

【关键词】　组织型纤溶酶原激活物;尤瑞克林;脑梗死

急性缺血性卒中发病率高,致残率高,如何提高治疗效果,减少致残率是当务之急。虽然溶栓治疗是有效方法,但是发病 4.5 小时之内到达医院的患者非常有限,而且重组组织型纤维蛋白酶原激活剂(recombinant tissue plasminogen activator,rt-PA)按 0.9mg/kg 剂量溶栓治疗,医师与家属最大的顾虑是发生脑出血合并症。如果溶栓过程中出现了出血性疾病(上消化道出血或血尿等),或者溶栓未成功,患者肢体仍然处于瘫痪状态,我们下一步又该如何治疗缺血性卒中? 基于上述原因,我们尝试超早期缺血性卒中溶栓治疗后,加用尤瑞克林(urinary kallikrein)继续治疗。

1　病例简介

例 1　患者男,73 岁,体重 70kg。因"突发昏迷、四肢瘫痪 3 小时"入院。患者因冠心病,冠状动脉狭窄住北京阜外医院,于 2007 年 12 月 8 日上午行冠状动脉支架术,术中于 10:30 左右发现患者呼之不应,未见肢体自主活动,双下肢屈曲立起不能。12:30 检查患者处于昏迷状态,血压 110/70mmHg,心率 60 次/分,呼吸 20 次/分,瞳孔针尖大小,对光反射未引出,四肢瘫痪,无自主运动,右 Babinski 征(+)。颅脑 CT 可见造影剂,未见出血及缺血灶(图 1.6-1),考虑急性脑干卒中,发病<3 小时,CT 尚未出现病灶,有溶栓适应证。

急救车迅速将患者转入我院神经内科病房。监护生命体征,继续输液、吸氧、抽血、配血及下胃管等;13:30 开始溶栓,溶栓药物用到 40mg 时,患者的胃管中出现少量咖啡样物,考虑患者发生了上消化道出血,给予胃管中加入 1000U 凝血酶,并且立即停止溶栓治疗。此时患者仍然处于昏迷状态,四肢无自主运动。为挽救患者,将尤瑞克林 1 支(0.15PNA)溶于 100ml 氯化钠注射液中,静脉输入,持续 1 小时。患者于 17:00 开始清醒,四肢出现自主运动;未再出现消化道出血。12 月 9 日,继续静脉输入尤瑞克林,1 支/日,连续用 10 日。患者逐渐恢复,四肢肌力恢复至 5 级。发病第 2 日,患者可进食,拔除胃管;可排尿,拔除导尿管,行颅脑 CT 未见出血及缺血灶,颅脑核磁共振成像(MRI)显示丘脑卒中(图 1.6-1)。患者发病为昏迷状态,瞳孔针尖大小,四肢瘫痪定位在脑干,为后循环缺血,经溶栓、尤瑞克林等治疗后,后循环缺血明显改善,MRI 示丘脑卒中,临床未留有任何后遗症。

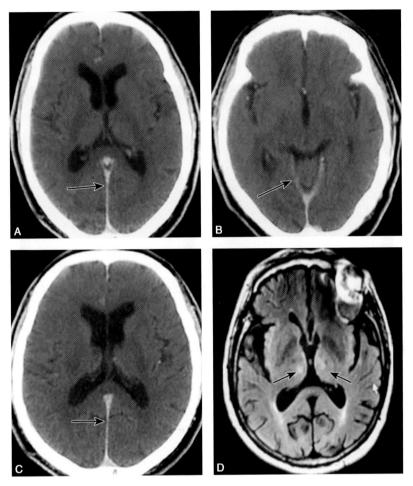

图1.6-1　例1,急性脑干卒中患者影像学变化
A～C. 治疗前颅脑CT,可见造影剂(黑箭头),未见出血及梗死灶;
D. 治疗后颅脑MRI,示丘脑卒中(黑箭头)

例2　患者女,67岁,体重75kg。因"突发右侧肢体无力3.5小时"入院。

患者于2008年5月15日洗澡后,突然出现右下肢无力,不能行走,坐位时向右侧倾斜,同时出现口角流涎,全身大汗,小便失禁,并逐渐出现右上肢无力,不能抬起。无意识丧失、肢体抽搐,无恶心、呕吐,言语欠清,无肢体麻木、吞咽困难,无头痛头晕、视物旋转,无耳鸣耳聋。患者遂到我院急诊,颅脑CT示多发腔隙性卒中,脑白质脱髓鞘(图1.6-2)。给予丹参酮、银杏叶治疗,症状无明显好转,发病3.5小时收入院。入院查体:血压160/70mmHg,心率80次/分,呼吸20次/分,神志清,言语正常,动眼充分,面部对称,右侧肢体肌力0级,左侧肢体肌力5级,感觉正常,腱反射存在,双侧Babinski征(+)。既往:缺血性卒中史4年,未留后遗症。初步诊断为缺血性卒中(右侧额顶)、冠心病、高脂血症、颈动脉硬化症、低钙血症。该患者颅脑CT未见出血,符合溶栓指征,按照0.9mg/kg的剂量,给予患者rt-PA 67.5mg溶栓治疗,其中7mg静脉推注,其余60.5mg溶于0.9%生理盐水100ml泵入。溶栓后2小时,患者右手肌力4级,右上肢和右下肢肌力1级。此时静脉输入尤瑞克林1支,1小时完成(30滴/分)。整个治疗过程,患者无不适主诉。尤瑞克林静脉输液,1支/日,连续用10日。患者神经症状逐渐好转;复查颅脑 CT 未见出血灶。同时给予抗血小板药,降血脂药治疗。治疗 10 日后,患者神清语利,右上肢肌力 5 级,右下肢肌力 3⁺级,双侧 Babinski 征(+),生活基本自理。

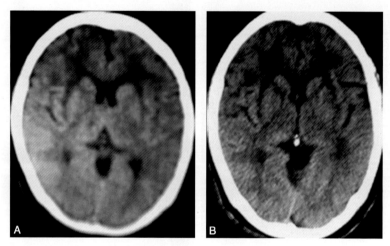

图 1.6-2　例 2,右侧额顶缺血性卒中患者颅脑 CT,
示多发腔隙性卒中,脑白质脱髓鞘
A. 治疗前;B. 治疗后

2　讨论

循证医学证实静脉内 rt-PA 溶栓治疗急性超早期缺血性卒中是有效的[1,2],但一般要求治疗时间窗在发病 4.5～6 小时之内,并且存在出血的潜在风险。为了降低风险,脑血管病防治指南中一般建议溶栓治疗后 24 小时内不用抗凝、抗血小板药,24 小时后无禁忌证者可用阿司匹林。这就出现了溶栓后 24 小时内的用药盲区。另外,溶栓治疗后可能出现再灌注损伤,血管再闭塞等并发症。因此,寻找能用于盲区的药物是目前亟需解决的问题。

本文两例患者均在 rt-PA 溶栓的基础上加用尤瑞克林,患者神经功能明显恢复。例 1 患者在溶栓过程中,rt-PA 仅用了 40mg,尚未用足量(按 0.9mg/kg,足量为 63mg),就出现了上消化道出血,并且患者仍处于昏迷状态,四肢瘫痪,此时只能停用溶栓药,也不能用抗血小板及抗凝药。为了挽救患者,在胃管中加入凝血酶,同时使用尤瑞克林治疗。例 2 患者在溶栓过程中,虽然 rt-PA 已经达到足量,但是右上下肢仍然不能抬起,处于瘫痪状态。由于溶栓治疗后 24 小时内不能用抗凝、抗血小板药,因此,我们未立即给患者加用抗血小板及抗凝治疗,而是加用了尤瑞克林治疗。

激肽原酶-激肽系统(kallikrein-kininsystem,KKS)广泛分布于中枢神经系统内,并在卒中、中枢神经系统变性、炎症及肿瘤等多种疾病中发挥作用。活化的激肽释放酶可催化激肽原转化为激肽。激肽作为这一系统的终末效应物质,在生理情况下主要以缓激肽(bradykinin,BK)的形式存在。缓激肽通过作用于与 G-蛋白耦联的 B$_1$、B$_2$ 受体而发挥其生理病理作用。

1929 年 Frey 和 Kraut 首次从人尿液中精制分离出一种糖蛋白,研究证实该物质是组织型激肽原酶 1,取名为尿激肽原酶(urinary kallikrein),即尤瑞克林,由 238 个氨基酸残基组成,含糖 14%,相对分子质量约 43 000,具有 5 对二硫键。

激肽释放酶是一类蛋白酶,它分为血浆激肽释放酶和组织激肽释放酶或腺体激肽释放酶,其作用是将激肽原分解为激肽(kinin),激肽使血管平滑肌舒张和毛细血管通透性增高,但对其他平滑肌的作用是引起收缩。在循环血液中,它们参与对动脉的调节,使血压降低,在腺体器官生成的激肽可使器官局部血管舒张,增加血流。

尤瑞克林来源于人尿的激肽原酶,作用于血液中激肽原产生激肽,激肽与相应受体结合,在缺血脑组织靶向性扩张血管,增强组织血液灌注[3-5],并且对凝血系统无影响,这为溶栓后24小时盲区内用药提供了依据。

以上两例患者使用rt-PA溶栓的同时,联合使用尤瑞克林治疗,神经功能明显恢复,上下肢肌力迅速好转,取得了很好疗效,而且未发生出血等严重并发症,说明在溶栓治疗盲区,使用尤瑞克林安全有效。

尤瑞克林可以提高溶栓治疗效果,与其能抑制缺血-再灌注诱导的炎症反应、氧化应激及血栓性缺血形成有关[4,6]。脑缺血-再灌注动物模型发现,激肽原酶通过组织中激肽作用于血管内皮细胞产生一氧化氮(nitricoxide,NO),进而抑制缺血-再灌注诱导的炎症反应和氧化应激[7]。而在盐诱导的高血压动物模型中发现,激肽原酶通过释放的激肽促进钠的排泄,降低循环中血钠浓度和卒中的发生率,还可以促进纤维蛋白溶酶产生,抑制血栓性缺血形成[6]。

总之,尤瑞克林上市为卒中患者溶栓治疗后的用药盲区,提供了用药的可能,但要得出确切结论,尚需通过大规模的临床研究予以证实。

专家点评 ——————————————————————张微微

急性缺血性卒中在时间窗内应用重组组织型纤维蛋白酶原激活剂(rt-PA)溶栓治疗后,可能发生出血转化或再卒中。寻找一条避免脑内出血等恶性后果发生的路径,一直是卒中治疗学上的难题。本文作者报道的两例病例溶栓后使用尤瑞克林辅助治疗防止再发缺血性卒中,降低颅内出血的风险,是临床可以借鉴的药物治疗新方法。

参考文献

1. The national institute of neurological disease and stroke rt-PA stroke study group. Tissue plasminogen agents activator for ultra-acute ischemic stroke[J]. N Eng J Med,1995,333:1581-1587.

2. Hacke W, Kaste M, Bluhmki E, et al. Thrombolysis with alteplase 3 to 4.5 hours after acute ischemic stroke[J]. N Engl J Med,2008,359:1317-1329.

3. Groger M, Lebesgue D, Pruneau D, et al. Release of bradykinin and expression of kinin B-receptors in the brain:role for cell death and brain edema formation after focal cerebral ischemia in mice[J]. J Cereb Blood Flow Metab,2005,25:978-989.

4. Clements JA. The glandular kallikrein family of enzymes:tissue-specific expression and hormonal regulation[J]. Endocr Rev,1989,10:393-419.

5. Bhoola KD, Figueroa CD, Worthy K. Bioregulation of kinins:kallikreins, kininogens, and kininases[J]. Pharmacol Rev,1992,44:1-80.

6. Xia CF, Yin H, Borlongan CV, et al. Kallikrein gene transfer protects against ischemic stroke by promoting glial cell migration and inhibiting apoptosis[J]. Hypertension,2004,43:452-459.

7. Zhang JJ, Chao L, Chao J. Adenovirus-mediated kallikrein gene delivery reduces aortic thickening and stroke-induced death rate in Dahl salt-sensitive rats[J]. Stroke, 1999, 30:1925-1931.

病例7 1例颈内动脉闭塞患者动脉溶栓 联合机械取栓术报告

刘东涛,周立春,李彤,孙永权,贾伟华,安春华,刘明勇

【关键词】 缺血性卒中;动脉,溶栓治疗

1 病例简介

患者男,40岁,主因"突发左侧肢体无力2小时"于2011年3月30日入院。患者2小时前安静状态下无明显诱因出现左侧肢体无力,伴言语不清、不能行走、意识模糊。无视物旋转、视物成双、耳鸣、恶心、呕吐,无饮水呛咳及吞咽困难,无流涎,无肢体抽搐,无大小便失禁。当日就诊于首都医科大学附属北京朝阳医院急诊,行头颅MRI示:右侧额叶、顶叶、颞叶、枕叶、岛叶及右侧基底节区等大脑中动脉供血区可见大片浅淡状略长T_1、长T_2信号,弥散加权成像(DWI)呈略高信号,液体衰减反转恢复序列(fluid attenuated inversion recovery, FLAIR)/T_2序列呈轻度高信号,右侧脑回肿胀,脑沟变浅;右侧颈内动脉、大脑中动脉流空效应消失;考虑右侧大脑中动脉供血区早期大面积脑梗死(图1.7-1)。为进一步诊治收入神经内科监护室。

既往史:吸烟史20年,10支/日;否认有高血压、糖尿病、高脂血症等病史及饮酒史,无家族遗传史。

入院查体:体温36.5℃。左侧上肢血压124/76mmHg,右侧上肢血压130/81mmHg。心率76次/分,律齐,各瓣膜区未闻及病理性杂音,双肺呼吸音粗,未闻及明显干湿啰音,双侧颈动脉听诊区未闻及杂音。神经系统检查:嗜睡,言语不清,理解力、定向力、计算力、记忆力尚可,双侧瞳孔等大等圆,直径2mm,对光反射灵敏,双眼向右侧凝视,未见眼震,咀嚼肌尚可,左侧面纹浅,伸舌左偏,双侧肢体肌张力正常,肌力左上、下肢0级,右侧上、下肢5级,四肢腱反射(++),双侧Babinski征阴性,感觉检查不合作,颈软,无抵抗。采用美国国立卫生研究院卒中量表(national institute of health stroke scale, NIHSS)评定神经功能损伤,评分13分。

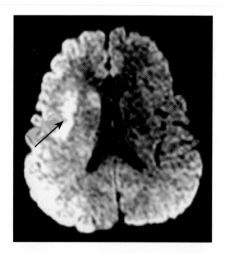

图1.7-1 发病2小时后头颅MRI结果 (2011年3月30日),轴位DWI右侧颞叶、顶叶高信号(箭头),考虑急性脑梗死

实验室检查:

血液生化检查:餐后血糖6.97mmol/L,肝功能、肾功能、血脂正常,血常规、凝血功能正常。

血清同型半胱氨酸:37.69μmol/L(4~15.4μmol/L),高于正常参考值。

影像学检查:

于本院急诊发病2小时后行MRI检查(2011年3月30日):右侧额叶、顶叶、颞叶、枕叶、岛叶及右侧基底节区等大脑中动脉供血区可见大片浅淡状略长T_1、长T_2信号,DWI呈略

高信号,FLAIR/T_2 序列呈轻度高信号,右侧脑回肿胀,脑沟变浅;右侧颈内动脉、大脑中动脉流空效应消失;考虑右侧大脑中动脉供血区早期大面积脑梗死(图 1.7-1)。

2011 年 3 月 30 日行心电图检查:窦性心律,心率 76 次/分,ST-T 正常范围。

2011 年 3 月 30 日行数字减影血管造影(digital subtraction angiography,DSA)检查:右侧颈内动脉自分叉部变细,血流极缓慢,至海绵窦段闭塞(图 1.7-2);左侧前交通动脉开放,右侧大脑前动脉 A1、A2 段显影,A1 起始处闭塞(图 1.7-3)。

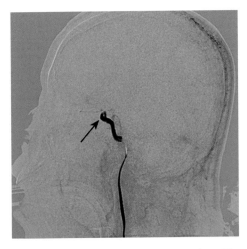

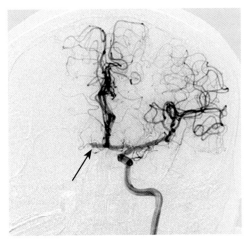

图 1.7-2　术前行 DSA 结果(2011 年 3 月 30 日),侧位示右侧颈内动脉海绵窦段闭塞(箭头)

图 1.7-3　术前 DSA 结果(2011 年 3 月 30 日),正位示左侧颈内动脉造影通畅,右侧大脑前动脉 A1 起始段闭塞(箭头)

诊断与诊断分析:急性脑梗死。

病因分型:动脉粥样硬化性,责任病变血管右侧颈内动脉。

发病机制:动脉粥样硬化性血栓形成。

治疗经过:患者入院后(距发病 4 小时)给予 DSA(2011 年 3 月 30 日)指导下动脉溶栓治疗,DSA 结果显示:右侧颈内动脉自分叉部变细,血流极缓慢,至海绵窦段闭塞(图 1.7-2);左侧前交通动脉开放,右侧大脑前动脉 A1、A2 段显影,A1 起始处闭塞(图 1.7-3);右侧大脑后动脉不能代偿中动脉供血,左侧颈内动脉 DSA 示血流通畅(图 1.7-3)。使用导引导管进入右侧颈内动脉,使用微导管 Echelon-10 配合微导丝进入颈内动脉,微导管造影找到血管闭塞处,考虑患者急性血栓可能性大,先给予盐酸替罗非班氯化钠注射液 10ml 经微导管缓慢注入接触溶栓,后经 DSA 检查示颈内动脉未通畅;再给予尿激酶 20 万单位加入生理盐水 20ml 经微导管缓慢注入接触溶栓,后 DSA 检查颈内动脉仍未通畅。之后改用 Solitaire 支架取栓,第一次取栓(图 1.7-4)后行 DSA 可见颈内动脉通畅,右侧

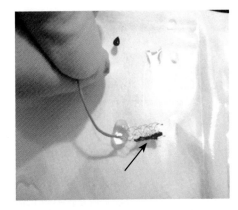

图 1.7-4　第一次取栓(2011 年 3 月 30 日),箭头所示为取出新鲜血栓

A1 段显影正常,但大脑中动脉仍不显影(图 1.7-5);反复使用支架再取栓两次后(图 1.7-6),DSA 示右侧大脑中动脉完全显影,但流速流量稍低,血管壁毛糙(图 1.7-7)。再经导引导管,给予尼莫地平 1mg 缓慢注入,再给予尿激酶 10 万单位缓慢注入右侧颈内动脉。复查 DSA 右侧颈内动脉通畅,血管壁基本光滑,各主要分支动脉通畅,流速流量基本正常(图 1.7-8)。术后给予阿司匹林 100mg 1 次/日、氯吡格雷 75mg 1 次/日(抗血小板聚集),阿托伐他汀钙 20mg1 次/晚(调节血脂),依达拉奉 30mg 静点 2 次/日(清除自由基)。术后患者病情相对稳定,神经科查体:左上肢血压 119/70mmHg,右上肢血压 121/75mmHg,神清,言语较前清楚,理解力、定向力、计算力及记忆力尚可。双侧瞳孔等大等圆,直径 2mm,对光反射灵敏,双眼活动充分,未见眼震。咀嚼肌尚可。左侧面纹略浅,伸舌略左偏。双侧肢体肌张力正

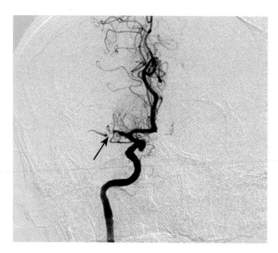

图 1.7-5 第一次取栓术后复查 DSA(2011 年 3 月 30 日),右侧颈内动脉通畅但右侧大脑中动脉血流仍未恢复(箭头)

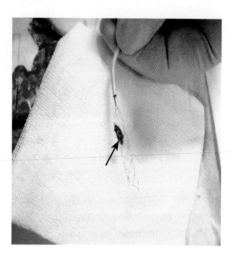

图 1.7-6 第三次取栓(2011 年 3 月 30 日),箭头所示为新鲜血栓

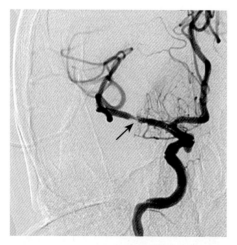

图 1.7-7 第三次取栓术后复查 DSA(2011 年 3 月 30 日),右侧颈内动脉通畅,大脑中动脉仍有残余狭窄(箭头)

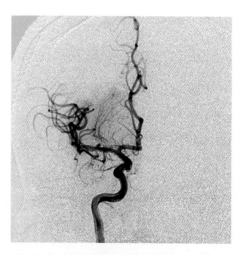

图 1.7-8 术后复查 DSA(2011 年 3 月 30 日),右侧颈内动脉、大脑中动脉血流基本通畅

常,肌力左侧上下肢 4+ 级,右侧上下肢 5 级。四肢腱反射(++),感觉检查无异常。双侧 Babinski 征阴性。颈软,无抵抗。术后 1 日行头颅计算机断层扫描(CT)检查(2011 年 3 月 31 日)示:右侧基底节区、颞叶低密度影,提示新发梗死病灶(图 1.7-9)。术后 2 日左侧肢体 肌力恢复 5 级,术后 3 日复查头颅 MRI(2011 年 4 月 2 日)示:右侧基底节区、岛叶、颞叶、 顶叶片可见大片状长 T_1、长 T_2 信号灶,FLAIR 为高信号,DWI 为高信号,颞枕交界处、顶叶 可见少许点状长 T_1、长 T_2 信号,FLAIR 为高信号,DWI 为高信号,余脑实质未见明显异常, 较入院时略增大(图 1.7-10)。后给予氯吡格雷 75mg 1 次/日、阿托伐他汀钙 20mg 1 次/ 晚进行卒中二级预防治疗,好转出院,经 15 天、1 个月、3 个月后随访患者未有新发血管病 事件发生。

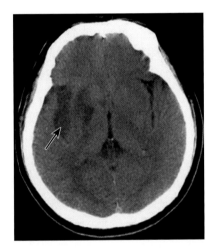

图 1.7-9　术后头颅 CT 检查(2011 年 3 月 31 日),右侧基底节区、颞叶低密 度病灶未见出血(箭头)

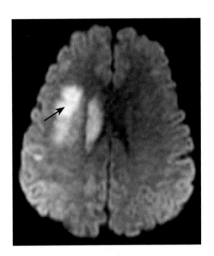

图 1.7-10　术后 2 日复查头颅 MRI (2011 年 4 月 2 日)轴位 DWI,右侧基 底节、岛叶、颞叶仍可见高信号病灶, 提示新发梗死病灶(箭头)

2　讨论

缺血性卒中是神经系统常见病,其发病率、致残率、复发率和病死率均较高。溶栓治疗 是当今治疗急性缺血性卒中最有前途和最有希望的方法之一,可迅速恢复梗死区脑血流,改 善患者神经功能,提高临床预后[1]。

静脉溶栓目前多用重组组织型纤溶酶原激活剂(rt-PA),已有多个临床试验对急性脑 梗死 rt-PA 静脉溶栓疗效和安全性进行了评价。1995 年,美国国立神经病学与卒中研究 所(National Institute of Neurological Disorders and Stroke,NINDS)试验显示,3 小时内 rt-PA 静脉溶栓组 3 个月完全或接近完全神经功能恢复者显著高于安慰剂组,两组病死率相 似[2]。因此 1996 年美国食品和药物管理局(Food and Drug Administration,FDA)批准 rt-PA 用于急性缺血性卒中 3 小时内的溶栓治疗。但卒中发病 3 小时内作为溶栓时间窗,欧 洲和美国的卒中治疗中心仅 4.10% ~6.30% 的患者能够接受 rt-PA 溶栓治疗[3]。欧洲急 性卒中协作研究(European Cooperative Acute Stroke Study Ⅲ,ECASS Ⅲ)显示,在发病 3 ~ 4.5 小时静脉使用 rt-PA 仍然有效[4],从而进一步扩大了溶栓时间窗。应用多模式 MRI 或 CT 帮助选择发病超过 3 小时,但对于仍存在缺血半暗带的患者的溶栓治疗仍处研究阶段。

动脉溶栓使药物直接到达血栓局部,理论上血管再通率应高于静脉溶栓,且出血风险降低。动脉溶栓常用尿激酶,可用于那些发病在 3~6 小时之间的卒中患者,但目前未被 FDA 批准[5]。最近一项研究($n=112$)对比发病 3~6 小时大脑中动脉闭塞患者,静脉应用 rt-PA 溶栓与动脉应用尿激酶溶栓,结果动脉溶栓较静脉溶栓预后较好、且死亡率较低[6]。卒中介入治疗 II 研究(the International Management of Stroke II Study,IMS II)[7] 对比发病 3 小时内静脉溶栓联合动脉溶栓与单独静脉溶栓及安慰剂,入选 81 例患者,26 例单独应用静脉 rt-PA 溶栓,55 例在静脉 rt-PA 溶栓复查血管未通后联合动脉溶栓治疗,结果显示,静脉溶栓联合动脉溶栓较单独应用静脉溶栓 3 个月临床预后好。

机械取栓是目前对缺血性卒中介入干预的一种新方法。急性缺血性卒中机械取栓试验(Mechanical Embolus Removal in Cerebral Ischemia,MRRCI)[8] 显示,对不适合静脉 rt-PA 溶栓治疗的卒中患者,Merci 血栓收取器能有效疏通其颅内闭塞血管,且接受静脉 rt-PA 治疗失败的患者也可获益。但该方法的疗效和安全性至今尚无报告。机械取栓对那些不宜用 rt-PA 治疗或者治疗失败的患者通栓效果明显。动脉溶栓联合机械取栓目前应用越来越多,尤其是当采用动脉溶栓治疗失败后,联合应用机械取栓具有较高的血管再通率。

本例患者是中年男性,在发病 2 小时内就诊,完成头颅 MRI 等检查,诊断急性脑梗死明确,无心源性栓塞证据,无其他明确病因栓塞证据,患者辅助检查血糖偏高、患者体型偏胖、血同型半胱氨酸升高,因此病因诊断考虑动脉粥样硬化性血栓形成。患者入院时头颅 MRI 已显示新发梗死病灶,若采用静脉溶栓血管再通率较低,且出血风险较高。因此我们选择采用选择性动脉溶栓,术中先后应用替罗非班及尿激酶溶栓血管仍未开通,因此联合采用机械血栓,反复取栓 3 次,后再次给予尿激酶接触动脉溶栓治疗,复查造影责任血管开通,血流通畅。术后查头颅 CT 未见出血,术后 2 日复查头颅 MRI 仍可见坏死脑组织,但患者临床预后达到完全神经功能恢复。因此,对于急性脑梗死患者若发病在 6 小时内,无静脉溶栓适应证,年轻患者,可积极采用动脉内接触溶栓治疗,若动脉溶栓失败可积极联合机械取栓的治疗方法。能使闭塞的血管尽快开通,是一种安全有效的介入治疗术式。

专家点评————————————————————————**胡文立**

缺血性卒中是神经系统常见病,其发病率、致残率、复发率和病死率均较高。溶栓治疗是当今治疗急性缺血性卒中最有前途和最有希望的方法之一,可迅速恢复梗死区脑血流,改善患者神经功能,提高临床预后。有证据表明动脉溶栓联合静脉溶栓较单独静脉溶栓相比临床预后好,且出血风险未增加。动脉溶栓联合机械取栓是一种介入干预的新方法,可适用于不适宜静脉重组组织型纤溶酶原激活剂(rt-PA)治疗或者治疗失败的患者。本病例适应证掌握较好,取得了较好临床预后。在有条件的医院,在掌握严格适应证的前提下,可积极选择动脉溶栓,或采用动脉溶栓联合机械取栓术。

参考文献

1. 中华医学会神经病学分会脑血管病学组急性缺血性脑卒中诊治指南撰写组.中国缺血性脑卒中诊治指南2010[J].中华神经科杂志,2010,43:146-153.

2. Tissue plasminogen activator for acute ischemic stroke. The National Institute of Neurological Disorders and Stroke rt-PA Stroke Study Group[J]. N Engl J Med,1995,333:1581-1587.

3. Heuschmann PU,Kolominsky-Rabas PL,Roether J,et al. Predictors of in hospital mortality in patients with acute ischemic stroke treated with thrombolytic therapy[J]. JAMA,2004,292:1831-1838.

4. Hacke W,Kaste M,Bluhmki E,et al. Thrombolysis with alteplase 3 to 4.5 hours after acute ischemic stroke[J]. N Engl J Med,2008,359:1317-1329.

5. Ciccone A,Bonito V. Italian Neurological Society's Study Group for Bioethics and Palliative Care in Neurology. Thrombolysis for acute ischemic stroke:the problem of consent[J]. Neurol Sci,2001,22:339-351.

6. Mattle HP,Arnold M,Georgiadis D,et al. Comparison of intraarterial and intravenous thrombolysis for ischemic stroke with hyperdense middle cerebral artery sign[J]. Stroke,2008,39:379-383.

7. IMS Ⅱ Trial Investigators. The Interventional Management of Stroke Ⅱ study[J]. Stroke,2007,38:2127-2135.

8. Smith WS,Sung G,Starkman S,et al. Safety and efficacy of mechanical embolectomy in acute ischemic stroke Results of the MRRCI Trial[J]. Stroke,2005,36:1432-1438.

病例8 经皮动脉支架置入术治疗多发性大动脉炎所致血管狭窄

林宽祥,钟芷萍,张丰基,翁文章

【关键词】 动脉炎;颈动脉;支架

多发性大动脉炎为一影响主动脉及其分支的慢性肉芽肿性血管炎症疾病,好发于年轻女性。初期几无明显症状,然而随着疾病的进展,血管狭窄的程度会越来越严重,最后可能会导致梗死性卒中、肠系膜缺血性绞痛、肾源性高血压等。本文简短介绍一位有多发性大动脉炎的年轻女性患者,经由内科疗法以及颈动脉支架置入术来预防卒中复发的案例。

1 病例简介

患者女,25岁,于2007年11月2日因讲话含糊不清,意识模糊并且伴随右侧肢体无力住进中国台湾台中中山医学大学附设医院。

现病史:2007年10月,患者已经历数次双眼暂时性黑矇,每次约持续数秒钟即结束。患者当时曾至区域医院就诊,然而眼科检查跟脑部计算机断层扫描均显示无异样。患者于2007年11月2日突然发生讲话含糊不清,无法说出内心想要表达的意思,故当日即前往台中市中山医学大学附设医院办理住院,做进一步检查。然而在住院隔天,患者突然意识状态改变,并且伴随右侧肢体无力,故紧急行磁共振造影,发现有大片左侧大脑中动脉分布区脑梗死。颈部磁共振血管成像显示左侧颈总动脉完全闭塞,右侧颈总动脉高度狭窄。考虑到患者年龄以及偏高的红细胞沉降速度(erythrocyte sedimentation rate,ESR),当时即强烈怀疑多发性大血管炎,因此给予患者甲氨蝶呤及泼尼松进行内科治疗。因考虑到患者严重的血管狭窄,亦给予患者低剂量华法林(商品名可迈丁,coumadin)服用以防血管进一步阻塞。由

33

于患者抱怨脱发,故终止甲氨蝶呤的使用,而改用吗替麦考酚酯,之后脱发的情形有明显的改善。经过1年多的康复,患者日常功能除了一点讲话含糊之外均可自理,也可自由行走,不需辅具。然而考虑到日后因血管狭窄而大幅升高之卒中危险性,患者于2009年12月20日来到台北荣民总医院评估血管重塑治疗的必要性。由于患者左侧颈总动脉完全阻塞,右侧颈总动脉高度狭窄,并伴随右侧锁骨下动脉狭窄,在和放射科医师讨论后决定先进行右侧颈总动脉和锁骨下动脉支架置入术(图1.8-1)。当时ESR已降至正常(14mm/h)。术后患者并无不适,追踪血管灌流情形亦十分良好,故于2010年1月出院,并密切门诊追踪。

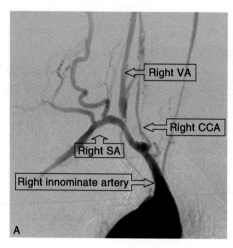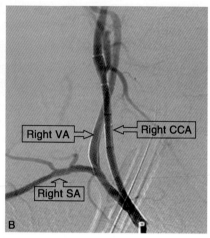

图1.8-1 多发性大动脉炎患者 DSA
A. 支架置入术前:左侧颈总动脉及锁骨下动脉几乎完全阻塞;右侧颈总动脉、椎动脉及锁骨下动脉高度狭窄。B. 支架置入术后:支架置放于右侧颈总动脉、右侧锁骨下动脉以及右侧椎动脉
CCA:颈总动脉;VA:椎动脉;SA:锁骨下动脉;Right:右侧;Right innominate artery:右侧无名动脉

2 讨论

多发性大动脉炎为一慢性肉芽肿性血管发炎疾病,主要影响主动脉及其主要的分支。好发于生育期年龄介于15~30岁的女性,男女比例约为1:8,发生率在西方国家约为(1.2~2.6)/100万人年,而在东方国家的发生率约是西方国家的100倍[1]。临床症状主要分为无脉搏症状性前期以及阻塞期[1,2]。无脉搏症状性前期为疾病早期的症状,临床上很难诊断出来,患者多半只表现出低热、全身无力、夜间盗汗、体重减轻;此外,也常被观察到轻微的贫血以及ESR上升。少数人(约10%~20%)在3个月后症状会自行缓解[3];然而大部分的人均会缓慢的进展到慢性期。阻塞期为一纤维增生时期,此时患者会有两侧肢体脉搏或血压的差异,甚至出现无脉搏的情形。患者也会表现出血管性跛行的情形(limb claudication),以上肢居多。听诊方面可能会听到颈动脉或者锁骨下动脉的杂音。超过半数的患者因疾病侵犯到肾动脉,所以会表现出肾源性高血压。其他如短暂性肠系膜缺血性绞痛、主动脉瓣瓣膜逆流、视网膜病变、体位性低血压、暂时性黑矇(amaurosis fugax)、脑梗死等均有可能发生。最常侵犯的血管,第1名是锁骨下动脉(约占93%),第2名是颈总动脉(58%),第3名是腹主动脉(47%)[1]。诊断主要依据1990年美国风湿病学会(American College of Rheumatology,ACR)对多发性大动脉炎的准则,6项里面符合3项,即符合诊断标

准(表1.8-1)。敏感性可高达90.5%,特异性高达97.8%。在不同人种方面,亦显现出多发性大动脉炎有所不同的侵犯部位。在日本人主要侵犯升主动脉以及主动脉弓,在印度主要影响到腹主动脉以及肾动脉,而在北美地区主要侵犯胸主动脉以及腹主动脉[1]。以前主要认为其病理生理机制与结核杆菌的感染有关,但是近代的研究已不支持此项证据。目前主要认为是炎症细胞(主要是T细胞或单核细胞)攻击大型及中型血管。血管壁的内中外三层均会被影响,到了后期,内层血管壁会逐渐被平滑肌细胞与成纤维细胞占据,造成血管阻塞[4]。治疗方面分为内科治疗以及外科治疗。内科治疗可使用的药物包括类固醇、甲氨蝶呤、环磷酰胺、吗替麦考酚酯、硫唑嘌呤。而外科治疗则包括血管搭桥手术、动脉内膜切除术、血管成形术,以及本次患者所实施的经皮血管内支架置入术。经皮血管内支架置入术提供一个侵入性较小,有效且安全的方法来治疗狭窄的主动脉或其分支。根据国外的研究,使用经皮下动脉支架置入术治疗的患者,其长期的预后追踪均不错。但先决条件是要将ESR降至正常,否则动脉容易再次堵塞。在2008年,Sanjay Tyagi等[5]发表了一份10例患有多发性大动脉炎的患者的研究报告(4男6女,平均年龄28.3岁±4.1岁),在经过动脉支架置入术治疗主动脉弓之上的血管狭窄之后,动脉内径从平均0.84mm±0.6mm增加到5.6mm±0.7mm(P<0.001)。平均追踪25个月之后,只有2例患者再次出现血管狭窄的情形,而在经过球囊扩张术之后,原本头昏的情形也获得改善[5]。

表1.8-1 1990年美国风湿病学会(ACR)多发性大动脉炎诊断(分类)标准

标　　准	定　　义
发病年龄≤40岁	出现症状或体征是年龄≤40岁
肢体间歇性跛行	活动时一个或更多肢体出现乏力、不适或症状加重,尤以上肢明显
肱动脉搏动减弱	一侧或双侧肱动脉搏动减弱
血压差>10mmHg	双侧上肢收缩压差>10mmHg
锁骨下动脉或主动脉杂音	一侧或双侧锁骨下动脉或腹主动脉闻及杂音
动脉造影异常	主动脉一级分支或上下肢近端的大动脉狭窄或闭塞,病变常为局灶性或阶段性,且不是由动脉硬化、纤维肌性发育不良或类似原因引起

注:符合上述6项中的3项者可诊断本病

我们的患者在经过动脉支架置入术之后,并无任何身体不适的情形发生,目前仍继续服用低剂量泼尼松及吗替麦考酚酯,并于密切追踪观察中。

专家点评 ————————————— 张在强

多发性大动脉炎指主动脉及其主要分支的慢性、进行性、非特异性闭塞性动脉炎,可导致不同部位动脉的狭窄、闭塞、扩张、动脉瘤,从而引起一系列临床症状的疾病。本病多发生于青年女性,发病年龄以15~30岁为多。本病的病因尚不明确,可能由于感染等因素诱发机体免疫功能失调,导致大动脉的肉芽肿性炎症。病理改变为动脉各层炎性细胞浸润,纤维素变性,继而弥漫性纤维组织增生、管腔狭窄、血栓形成。本病的发展大多较缓慢,偶有自行缓解者。症状轻重不一,主要有全身性症状和局部症状两方面。需与先天性主动脉缩窄、血栓闭塞性脉管炎、动脉粥样硬化及结节性多动脉炎鉴别。目前治疗推荐使用类固醇激素和免疫抑制剂,控制血管炎症反应,缓解症状。多数多发性大动脉炎患者在确诊时血管狭窄已较明显,血管狭窄常常为不可逆性病变,药物对此无效,症状明显时需外科或介入治疗。该病的介入治疗主要包括经皮腔内血管成形术和血管内支架置入术。介入手术一般于炎症控制之后进行,患者应无发热、全身酸痛等全身炎症表现,ESR 正常并需稳定在 6 个月以上。介入治疗的成功率高、风险小。本例患者右侧颈总动脉高度狭窄,并伴随右侧锁骨下动脉狭窄,在 ESR 正常时应用支架置入术后无不适症状,并且血流灌注得到改善。临床上医生应全面分析患者病情,根据患者的病情活动情况、病变位置等,选择适当的治疗方案。

参考文献

1. Gulati A,Bagga A. Large vessel vasculitis[J]. Pediatr Nephrol,2010,25:1037-1048.
2. Johnston SL,Lock RJ,Gompels MM. Takayasu arteritis:a review[J]. J Clin Pathol,2002,55:481-486.
3. Borg FA, Dasgupta B. Treatment and outcomes of large vessel arteritis [J]. Best Pract Res Clin Rheumatol,2009,23:325-337.
4. Parra JR,Perler BA. Takayasu's disease[J]. Semin Vasc Surg,2003,16:200-2008.
5. Tyagi S,Gupta MD,Singh P,et al. Percutaneous revascularization of sole arch artery for severe cerebral ischemia resulting from Takayasu arteritis[J]. J Vasc Interv Radiol,2008,19:1699-1703.

病例 9 左侧锁骨下动脉支架断裂伴支架内血栓形成 1 例

曹亦宾,王海英,姚绍鑫,张卫涛

【关键词】 锁骨下动脉;支架;手术后并发症;血栓形成;支架断裂

1 病例简介

患者女,62 岁,因"反复发作性眩晕 1 个月"于 2009 年 11 月 14 日入我院神经内科。近 1 个月开始出现反复发作性头晕,每 2~3 天发作 1 次,每次持续 5 分钟左右,伴视物旋转,无恶心、呕吐,上肢活动后头晕无加重,无肢体活动障碍,与转颈和头位改变无关,遂再次入院。

既往史:无高血压、糖尿病以及高血脂病史,无吸烟饮酒史。患者于 2004 年 12 月 11 日在本科经颅多普勒超声(TCD)检查诊断为锁骨下动脉盗血综合征,于 2004 年 12 月 15 日局麻下行 DSA,结果提示:左锁骨下动脉起始段高度狭窄(约 80%),左椎动脉无顺向血流,遂征得家属同意后行左侧锁骨下动脉支架成形术,跨左侧椎动脉开口置入 1 枚 10mm×40mm Protégé GPS 镍钛合金自膨式支架,术后复查 DSA 检查示无残余狭窄,左侧椎动脉存在顺向血流(图 1.9-1)。术后 3 日出院,出院后口服双联抗血小板药物(阿司匹林 300mg/d 和硫酸氢氯吡格雷 75mg/d),1 年后改为单纯服用阿司匹林 100mg/d。

入院查体:体温 36.7℃,脉搏 65 次/分,右侧上肢血压 110/80mmHg,左侧上肢血压 60/0mmHg,左侧桡动脉脉搏不能触及,右侧锁骨下动脉区可闻及收缩期 II 级吹风样杂音,无传导,心肺功能正常。

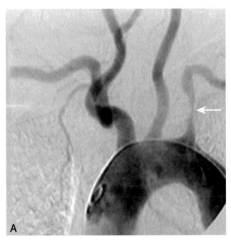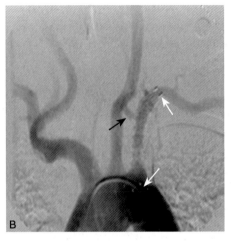

图 1.9-1　2004 年 12 月 15 日第 1 次左侧锁骨下动脉支架成形术前后行 DSA 检查
A. 术前左锁骨下动脉起始段高度狭窄,约 80%(白箭头),左椎动脉无顺向血流;B. 术后支架贴壁良好(白箭头),左锁骨下动脉血流通畅,无残余狭窄,左椎动脉顺向血流良好(黑箭头)

　　神经系统检查:意识清楚,语言流利,颅神经检查正常,四肢肌力、肌张力以及腱反射正常,病理征未引出,深浅感觉正常,共济运动正常,Babinski 征阴性。

　　实验室检查:血常规、肝功能、肾功能、血糖、血脂、ESR 以及凝血功能均正常。

　　影像学检查:经 TCD 检查(2009 年 11 月 14 日),左侧锁骨下动脉重度狭窄或闭塞,左侧锁骨下动脉Ⅲ期盗血,右侧锁骨下动脉狭窄。头部 CT 检查(2009 年 11 月 14 日)未见异常。CTA(2009 年 11 月 18 日)示左侧锁骨下动脉支架置放术后改变,支架断裂,管腔内闭塞(图1.9-2)。

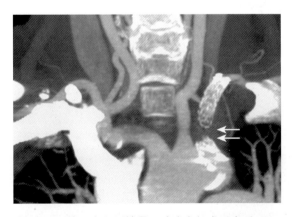

图 1.9-2　第 1 次左侧锁骨下动脉支架成形术后 CTA
检查(2009 年 11 月 18 日):左侧锁骨下动脉支架置放
术后改变,支架断裂,管腔内闭塞(箭头)

　　诊断:左锁骨下动脉支架成形术后支架断裂合并血栓形成。

　　发病机制:低灌注。

　　治疗经过:于 2009 年 11 月 20 日局部麻醉下经右股动脉穿刺行 DSA 检查和左锁骨下动

脉再通术,DSA 检查提示,左侧锁骨下动脉起始段支架完全断裂伴管腔闭塞,通过右侧锁骨下动脉造影,显示向左侧锁骨下动脉明显盗血。征得家属同意后,行左锁骨下动脉再通术,更换 8F 导鞘,由于支架突入主动脉内,未能将造影导管送入支架开口,故经支架近端网孔将 0.035inch 交换长度泥鳅导丝穿过闭塞段置于左侧肱动脉。撤出导管,更换 8F 导引导管,然后沿导丝将 6mm×20mm 球囊(INVATEC,Italy)送至闭塞处,经 12 个大气压(1 个标准大气压=101 325kPa)压力扩张后 DSA 显示:左锁骨下动脉再通,残余狭窄 50%,左椎动脉顺向血流良好(图 1.9-3)。术后测量血压,右侧上肢 120/70mmHg,左上肢 110/80mmHg,眩晕症状消失,重新恢复口服双联抗血小板药物(阿司匹林 300mg/d 和硫酸氢氯吡格雷 75mg/d)。考虑到单纯球囊扩张后,病变处血管再狭窄风险大且断裂的支架片段有可能脱落到降主动脉,故于 2009 年 12 月 1 日再次行左侧锁骨下动脉支架成形术,此次顺利将 8F 导引导管送入断端支架开口,在原支架断裂处置入 1 枚 8mm×20mm 球囊扩张式钴铬合金支架(SCUBA,INVATEC,Italy),复查造影显示:支架贴壁良好,无残余狭窄,左侧椎动脉显影良好(图 1.9-4)。术后 5 日出院,出院后继续口服阿司匹林 300mg/d 和硫酸氢氯吡格雷 75mg/d,术后半年随访患者一般情况良好。

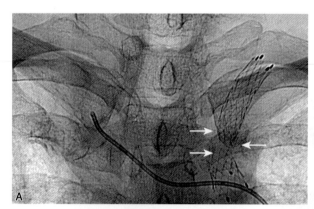
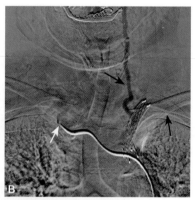
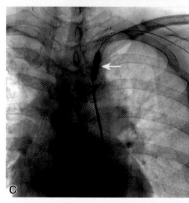
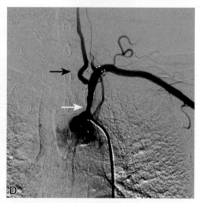

图 1.9-3　2009 年 11 月 20 日第 2 次左侧锁骨下动脉支架成形术前后 DSA 检查

A. 术前左侧锁骨下动脉支架完全断裂(白箭头),两段相互分离;B. 黑箭头所示右侧锁骨下动脉向左锁骨下动脉明显盗血,白箭头示 DSA 导管头端;C. 术后指引导管未进入断端支架的开口,充盈的 6mm×20mm 球囊(箭头)恰位于支架闭塞处;D. 左锁骨下动脉再通,残余狭窄 50%(白箭头)左椎动脉顺向血流良好(黑箭头)

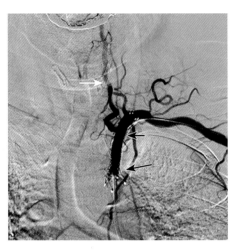

图 1.9-4　2009 年 12 月 1 日第 3 次左侧锁骨下动脉支架成形术后 DSA 检查：支架两端贴壁良好（黑箭头），无残余狭窄，左椎动脉显影良好（白箭头）

2　讨论

目前支架辅助的血管成形术已成为治疗锁骨下动脉狭窄或闭塞的一个重要手段，但是远期效果还需进一步研究[1,2]。支架置入一方面在很大程度上降低了单纯球囊扩张术后靶血管弹性回缩、血管夹层及血管破裂的发生率，但另一方面却带来支架内血栓形成和再狭窄等一些支架相关性并发症。

对于冠状动脉和其他外周动脉，特别是股浅动脉，支架断裂已被公认为支架内再狭窄和血栓形成的主要原因之一[3]。Scheinert 等[4]的研究发现，股浅动脉支架成形术后支架断裂的发生率高达 37.2%。2003 年进入药物洗脱支架（drug-eluting stent，DES）时代以来，关于冠状动脉支架断裂的报道正在逐渐增多，其发生率为 1%～8%[5]。近端锁骨下动脉由于处在相对无运动区域从而不受与上肢运动相关的生物机械性应力的影响，因此近端锁骨下动脉支架术后支架断裂的发生是非常少见的，文献中仅有几篇个案报告[6-8]。尽管如此，由于支架断裂可引起血管再狭窄和支架内血栓形成，甚至更严重后果，如局部假性动脉瘤和血管破裂，因此应给予重视和正确处理[7,8]。

本文报道的患者，左侧近端锁骨下动脉支架术后 5 年再次出现锁骨下动脉盗血症状，复查 DSA 发现左锁骨下支架完全断裂并再狭窄，断裂处血流中断，符合由 Allie 等于 2004 年提出的支架断裂分型中的 Ⅳ 型[9]。Lee 等[7]报道 1 例术后 4 日发生的支架断裂，Math 等[8]报道 1 例术后 4 个月发生的多节段支架断裂，使用的支架均为球囊扩张式不锈钢支架，置入的支架长度分别为 3.9cm 和 5.9cm，均为跨椎动脉开口放置。引起近端锁骨下动脉支架断裂的危险因素包括置入支架长度、置入支架部位（跨椎动脉开口放置）、搏动的锁骨下动脉和心脏跳动对支架所产生的持续性机械应力以及球囊扩张式支架释放压力过高等。

目前由于文献报道的例数太少，对近端锁骨下动脉支架断裂及其并发症尚无明确的处理方案。本病例左侧近端锁骨下动脉支架完全断裂，同时合并支架内血栓形成，严重影响了颅内后循环供血，有非常明确的再次血运重建术的适应证。在对诸如冠状动脉、股浅动脉、颈动脉以及椎动脉等其他动脉系统的支架断裂及其并发症的处理方面，再次支架成形术被认为是首选治疗，文献中已有许多成功的报道[3]。本例患者再次出现锁骨下动脉盗血症状 1 个月，CTA 和 DSA 检查结果均提示闭塞近端有残端且闭塞长度在 2cm 以内，推测闭塞原因为血栓形成且闭塞时间不长，应首选血管内再通治疗，手术结果证明该选择是合理的。然而，从本病例的治疗过程来看，再次支架成形术治疗近端锁骨下动脉支架断裂合并支架内再狭窄或血栓形成在技术操作上难度较大，以下几个问题值得注意。首先，本病例第一次置入的支架在主动脉弓内突出较多，经股动脉顺行操作很难将导丝和导引导管经支架开口送入支架内，此时经桡动脉或肱动脉逆行操作可能更加安全和可靠。其次，当导引导管不能经近端开口进入支架内时，可经支架网孔将导丝送入到支架内。第三，导丝穿过闭塞段后，确定导丝是否在真血管腔内至关重要,如果在支架壁与血管壁之间或夹层内,可导致血管破裂,要及时处理。如果经过造影判断导丝在真血管腔内,此时方可将球囊导管缓慢沿导丝推送至闭塞处行预扩张。对本例患者,由于导丝是由支架网孔穿过,担心支架难以通过,如果强行置入支架可导致断裂的近端支架移位或锁骨下动脉夹层,故决定择期置入支架。虽然单纯球囊扩张是可行的,但病变处血管再狭窄风险大且断裂的支架片段有可能脱落到降主动脉,因此再次支架成形术是必要的。最后,无论是自膨式支架还是球囊扩张式支架都会面临支架内再狭窄和支架断裂的风险,我们为本例患者选择球囊扩张式支架是出于支架定位准确性的考虑。尽管面临这些问题,我们认为,再次支架成形术应该是近端锁骨下动脉支架断裂合并再狭窄或血栓形成的首选治疗。如果再次支架成形术失败,还可行动脉旁路移植术。

专家点评————————————————————缪中荣

支架断裂是支架置入后较少见的并发症之一。支架断裂多发生在外周血管,与脑血管有关的血管可能发生在颈动脉颅外段、椎动脉起始段或锁骨下动脉,可能原因有钙化的动脉粥样硬化斑块,支架置入后导致局部连接点断裂;另外,使用球囊扩张支架过度扩张等也可以导致支架连接点的断裂;支架断裂与支架本身结构也有关系,开环支架容易发生断裂,而闭环支架很少断裂。因此,对于钙化程度较重的斑块,选择支架时尽量选择闭环支架。

支架断裂后容易导致局部再狭窄或闭塞。对于再狭窄病例可以在支架内再次置入支架,而且最好选择闭环支架。本文选择的球扩支架虽然定位较准,但是可能还会出现断裂问题。

参考文献

1. Sixt S, Rastan A, Schwarzwalder U, et al. Results after balloon angioplasty or stenting of atherosclerotic subclavian artery obstruction[J]. Catheter Cardiovasc Interv, 2009, 73:395-403.

2. Writing Committee Members, Brott TG, Halperin JL, et al. 2011 ASA/ACCF/AHA/AANN/AANS/ACR/ASNR/CNS/SAIP/SCAI/SIR/SNIS/SVM/SVS guideline on the management of patients with extracranial carotid and vertebral artery disease: a report of the American College of Cardiology Foundation/American Heart Association Task Force on Practice Guidelines, and the American Stroke Association, American Association of Neuroscience Nurses, American Association of Neurological Surgeons, American College of Radiology, American Society of Neuroradiology, Congress of Neurological Surgeons, Society of Atherosclerosis Imaging and Prevention, Society for Cardiovascular Angiography and Interventions, Society of Interventional Radiology, Society of NeuroInterventional Surgery, Society for Vascular Medicine, and Society for Vascular Surgery[J]. Stroke, 2011, 42:e464-e540.

3. Adlakha S, Sheikh M, Wu J, et al. Stent Fracture in the Coronary and Peripheral Arteries[J]. J Interven Cardiol, 2010, 23:411-419.

4. Scheinert D, Scheinert S, Sax J, et al. Prevalence and clinical impact of stent fractures after femoropoliteal stenting[J]. J Am Coll Cardiol, 2005, 12:612-615.

5. Popma JJ, Tiroch K, Almonacid A, et al. A qualitative and quantitative angiographic analysis of stent fracture late following sirolimus-eluting stent implantation[J]. Am J Cardiol, 2009, 103:923-929.

6. Phipp LH,Scott DJA,Kessel D,et al. Subclavian stents and stent-grafts:Cause for concern? [J]. J Endovasc Surg,1999,6:223-226.

7. Lee CE,Shaiful AY,Hanif H. Subclavian artery stent fracture[J]. Med J Malaysia,2009,64:330-332.

8. Math RS,Shankarappa RK,Dwarakaprasad R,et al. Multiple fractures with pseudoaneurysm formation in a Subclavian artery stent[J]. Circulation,2011,123:e602-e604.

9. Jaff M,Dake M,Pompa J,et al. Standardized evaluation and reporting of stent fractures in clinical trials of noncoronary devices[J]. Catheter Cardiovasc Interv,2007,70:460-462.

病例10 2例大动脉粥样硬化性脑梗死患者合并全身性低灌注后的结局

白婧,田成林

【关键词】 动脉粥样硬化;脑梗死;再灌注

1 病例简介

例1 患者男,58岁,汉族。主因"右上肢无力37日,加重伴意识障碍27日"于2010年9月5日入我院。患者于入院前37日无明显诱因突发右上肢无力,伴言语不清,尚能行走,发病当日就诊于当地医院,发病初右侧上肢血压为200/100mmHg,行颅脑CT示左侧半卵圆中心腔隙性脑梗死,给予抗血小板等治疗,具体用药方法和剂量不详,症状基本缓解。10日后患者输注某种中药制剂时发生全身红疹,右上肢血压下降至70/60mmHg,意识不清,二便失禁,转入重症监护室治疗,具体诊疗过程不详。6日后由重症监护室转入普通病房,家属诉患者可睁眼,但不能与外界交流,不能理解语言,二便失禁。当地医院给予抗血小板聚集、改善微循环等药物治疗,病情无明显改善转来我院进一步诊治。

既往史:否认高血压、糖尿病史;吸烟史40年,平均20支/日,未戒烟;饮酒史20年,平均每日约50ml白酒。

入院查体:体温37.5℃,脉搏87次/分,右上肢血压130/75mmHg,左上肢血压138/80mmHg,内科查体:颈部听诊无血管杂音,双肺呼吸音粗,双肺可闻及湿性啰音,心率87次/分,律齐,未闻及病理性杂音。神经系统查体:去皮层状态,可自行睁眼,对外界言语刺激无反应,不能交流,有觉醒睡眠周期,双侧瞳孔等大正圆,直径2.0mm,光反射灵敏,余颅神经查体不合作,双上肢屈曲挛缩,疼痛刺激后肢体有躲避反应,给予疼痛刺激后左侧上肢肌力2级,右侧上肢肌力2级,双侧下肢肌力3级,四肢腱反射亢进,下颌反射阳性,双侧Babinski征、双侧Hoffmann征、双侧Chaddock征阳性,双侧腹壁反射、提睾反射消失。

辅助检查:入院后行颅脑MRI(2010年9月9日)检查示双侧额、颞叶皮层、尾状核、壳核对称性长T_2信号,额、颞叶皮层萎缩,DWI(2010年9月9日)上述部位呈高信号。MRA(2010年9月9日)示双侧大脑中动脉闭塞,右侧颈内动脉狭窄(图1.10-1)。

诊断:缺血缺氧性脑病,双侧大脑中动脉狭窄合并过敏性休克致低灌注。

治疗经过:给予阿司匹林100mg鼻饲,1次/日。同时给予抗感染、营养支持、维持水电解质平衡等治疗,患者神经系统症状无明显改善,于2010年10月21日转回当地医院继续行抗感染及对症支持等治疗,继续口服阿司匹林100mg,1次/日。未随访。

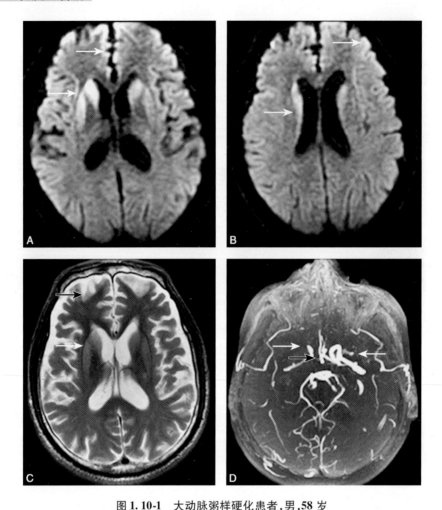

图 1.10-1 大动脉粥样硬化患者,男,58 岁

A、B. DWI 示双侧额叶皮层、尾状核、壳核高信号(箭头);C. 颅脑 MRI T_2 横断面像示双侧额叶皮层、尾状核、壳核对称性长 T_2 信号(白箭头),额、颞皮层萎缩(黑箭头);D. 颅脑 MRA 示双侧大脑中动脉闭塞(白箭头),右侧颈内动脉狭窄(黑箭头)

例2 患者男,50 岁,汉族。因"头晕 10 小时,左侧肢体力弱 4 小时"于 2007 年 12 月 19 日入我院。患者于 2007 年 12 月 19 日 6:30 起床后突发头晕,呈持续性,伴阵发性双颞区、后枕部闷痛,尚可耐受,感心慌、气短,四肢发软,视物模糊,行走 4~5 步后即跌倒,精神差,思睡,与家人对话时发现言语不清,无视物旋转、无恶心、呕吐。12:30 左右突发左侧肢体力弱,搀扶下可行走、左手可持物。

既往史:发现血压增高 2 年余,最高达 180/130mmHg,未系统监测血压及服药,无冠状动脉粥样硬化性心脏病、糖尿病。无肝炎、结核等急慢性传染病史。吸烟 33 年,约 20 支/日;饮酒 30 余年,白酒约 250ml/d,发病前一天晚入睡前无不适。

家族史:其父亲及一兄均患有脑梗死。

入院查体:体温 36.5℃,脉搏 78 次/分,右上肢血压 165/90mmHg,左上肢血压 170/90mmHg,内科查体:颈部听诊无血管杂音,双肺呼吸音清,未闻及干、湿性啰音,心率 78 次/分,律齐,未闻及病理性杂音。神经系统查体:构音障碍,记忆力、计算力、定向力均正常,左侧视野同向偏盲,左侧鼻唇沟变浅,示齿口角右偏,伸舌左偏,左侧肢体轻瘫试验阳性,左侧上下肢肌力 4⁺ 级,右侧上下肢肌力 5 级,左侧指鼻试验、跟膝胫试验欠稳准,左下肢痛觉减退,左侧膝腱反射活跃,左侧 Babinski 征、Chaddock 征阳性。

辅助检查:MRI(2007 年 12 月 19 日)示右侧丘脑、颞叶内侧及枕叶多发长 T_1、长 T_2 信号,DWI 呈高信号。MRA 示右侧大脑后动脉未显影(图 1.10-2)。

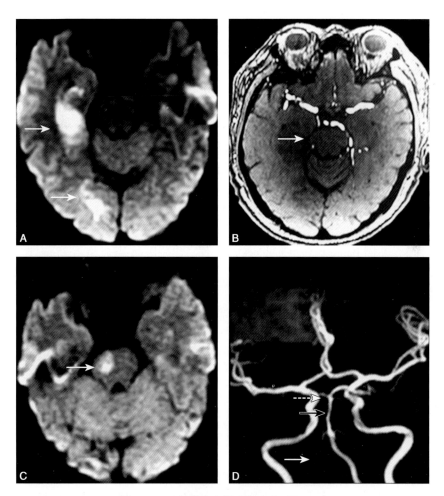

图 1.10-2   大动脉粥样硬化患者,男,50 岁
A. 第 1 次住院颅脑 DWI 示右侧颞叶内侧,枕叶高信号(箭头);B. 第 1 次住院颅 MRA 示右侧大脑后动脉未显影(箭头);C. 第 3 次住院 DWI 示右侧桥脑高信号(箭头所示);D. 第 3 次住院 MRA 示右侧大脑后动脉狭窄(虚线箭头),右侧椎动脉闭塞(白箭头),基底动脉狭窄(黑箭头)

诊断:脑梗死、右侧大脑后动脉、大动脉粥样硬化、动脉至动脉栓塞可能性大。

治疗经过:给予阿司匹林 100mg,1 次/日。治疗 10 日后出院,出院时左侧视野偏盲,左侧膝腱反射活跃,左侧 Babinski 征、Chaddock 征阳性,其他症状体征消失。嘱出院后继续服用阿司匹林 100mg,1 次/日,酒石酸美托洛尔 12.5mg,2 次/日,辛伐他汀 10mg,1 次/日。

第 2 次住院:2008 年 4 月 4 日患者因上消化道大出血入我院消化科。出血量约 3000ml,急诊室测血压最低至 0mmHg。急诊胃镜检查发现十二指肠球部溃疡。经抗酸、止血、补液、输血等治疗后，休克纠正，未出现神经系统新发症状，住院期间未请神经内科会诊，神经功能缺损情况不详。

第 3 次住院：主因一过性视物模糊，左侧肢体无力、饮水呛咳于 2009 年 7 月 20 日第 3 次入我院。

入院查体：体温 36.2℃，脉搏 80 次/分，右上肢血压 100/60mmHg，左上肢血压 110/65mmHg。内科查体：颈部听诊无血管杂音，双肺呼吸音清，双肺未闻及干、湿性啰音，心率 80 次/分，律齐，未闻及病理性杂音。神经系统查体：神志清楚，构音障碍，左侧鼻唇沟变浅，示齿口角向右侧偏斜，饮水呛咳，无吞咽困难，左侧软腭活动度低，悬雍垂右偏，咽反射存在，左侧上、下肢近端肌力 4 级，远端肌力 3 级，右侧肢体肌力 5 级，左侧指鼻试验、跟膝胫试验不稳、不准。左侧 Babinski 征、Chaddock 征阳性。

辅助检查：DWI（2009 年 7 月 20 日）示右侧脑桥高信号。MRA（2009 年 7 月 20 日）示右侧椎动脉未显影，右侧大脑后动脉、基底动脉狭窄。与 2007 年 12 月首次住院时 MRI 影像对比显示，除 3 年前梗死遗留病灶及本次脑桥新发梗死外，其他部位无梗死灶（图 1.10-2）。

诊断：桥脑梗死，基底动脉狭窄导致穿支动脉开口闭塞可能性大，不排除右侧椎动脉闭塞通过动脉至动脉栓塞机制而导致桥脑梗死。

治疗经过：给予口服氯吡格雷 75mg，1 次/日，阿托伐他汀 20mg，1 次/日，法莫替丁 20mg，1 次/日治疗，住院 14 日出院。出院时无饮水呛咳，左侧肢体肌力 5⁻级，左侧指鼻试验、跟膝胫试验不稳、不准。左侧 Babinski 征、Chaddock 征阳性。出院医嘱：氯吡格雷 75mg，1 次/日，阿托伐他汀 20mg，1 次/日，法莫替丁 20mg，1 次/日。随访至今，未出现新的神经系统症状。

2 讨论

颅内或颅外大动脉粥样硬化性狭窄和闭塞是缺血性卒中发生的最主要原因，其导致脑梗死的可能机制包括动脉到动脉的栓塞、血流动力学障碍和粥样硬化斑块堵塞穿支动脉[1]。20 世纪中叶，血流动力学障碍即低灌注被认为是缺血性卒中最重要的发病机制[2]。正因如此，对大动脉狭窄或闭塞的患者的降压治疗也是临床医生经常面临的困惑之一。然而之后越来越多的证据对这一学说提出了挑战。我们的这两个病例也在一定程度上证实单纯低灌注不容易导致脑梗死的发生。

例 1 存在双侧大脑中动脉闭塞，其最初发生的右侧肢体无力可能是由于栓子脱落堵塞小的穿支，也可能是低灌流或穿支动脉本身的闭塞，由于 MRI 未发现责任病变，故不能准确判定。当患者因过敏反应，发生休克、意识障碍并最终导致患者处于持续性植物状态后，如果没有 MRI 检查的结果，临床医生最可能想到的诊断就是在双侧大脑中动脉闭塞的基础上由于低灌注导致了双侧大脑半球的大面积梗死，然而 MRI 发现的并不是脑梗死的影像特点，而是皮层灰质和深部核团出现弥散、对称性的缺血缺氧性脑病的改变。这种影像表现与心源性猝死导致的脑损害的影像表现类似。心脏停搏即使已经导致敏感区域神经元的坏死，也很少出现脑梗死的影像改变[3,4]。说明典型脑梗死的影像改变（如局灶性、多发散在或区域性的 DWI 高信号）很难用单纯的低灌注机制解释。

例 2 首次脑梗死为右侧大脑后动脉供血区的多发梗死，MRA 证实右侧大脑后动脉未显影，考虑其发病机制应为动脉到动脉的栓塞。第 2 次梗死为脑桥孤立的小面积梗死，MRA 显示基底动脉狭窄，最可能的发病机制是载体动脉堵塞穿支。而患者在后循环严重血管病变的基础上发生全身严重低灌注时并没有新的梗死发生。这与脑血流灌注的储备能力和代偿机制有关。正常状态下脑血流灌注存在比较充分的储备。在慢性血管狭窄形成时，脑血管系统能够通过 Willis 环、颈内和颈外动脉系统之间的侧支开放、闭塞动脉支配区域脑组织氧摄取量增加、血管调节性扩张以及局部动脉压迅速降低时产生的真空样效应等多种途径维持脑组织必需的血液灌注和生理功能[2]。这也解释了颈内动脉闭塞常无症状,无症状性颈内动脉闭塞患者中年卒中发生率仅为 2% ~ 3%[5]。同样也可以解释 20 世纪中叶采用结扎颈部或颅内动脉的方法治疗蛛网膜下腔出血时,多数情况下并不会导致持续性脑缺血症状;而在颈动脉内膜切除术中,阻断颈动脉 15 ~ 30 分钟,也不会导致脑梗死[2]。

在大动脉狭窄和闭塞所致的脑梗死中,低灌注不是一种主要的发病机制,单纯低灌注不容易导致严重脑梗死的发生。当然这仅是非常有限的经验,期望有更多此类病例的积累,以利于对低灌注在缺血性卒中发病机制中的地位和作用做出准确的评价。

专家点评 ——————————————————————高山

本文两例合并严重的前循环或后循环大动脉狭窄,且同时有全身低灌注诱因的情况下,但均未出现脑梗死的现象,为颅内大动脉粥样硬化性严重狭窄者单纯灌注降低不容易导致脑梗死提供了依据。其实还不只是粥样硬化性狭窄是这样,其他原因所致严重动脉狭窄,譬如动脉夹层后导致脑梗死的发病机制通常也不是单纯低灌注,而主要是动脉到动脉栓塞(夹层部位形成的血栓脱落,导致动脉到动脉栓塞)。所以,不能发现动脉有狭窄,其远端有梗死灶,就认为是狭窄部位低灌注导致的,其更大的可能是动脉到动脉栓塞(斑块栓塞或血栓栓塞)。

参考文献

1. Kang SY,Kim JS. Anterior cerebral artery infarction:stroke mechanism and clinical-imaging study in 100 patients[J]. Neurology,2008,70:2386-2393.
2. Caplan LR,Wong KS,Gao S,et al. Is hypoperfusion an important cause of strokes? If so,how? [J]. Cerebrovasc Dis,2006,21:145-153.
3. Greer DM,Styer AK,Toth TL,et al. Case records of the Massachusetts General Hospital. Case 21-2010. A request for retrieval of oocytes from a 36-year-old woman with anoxic brain injury[J]. N Engl J Med,2010,363:276-283.
4. Korn-Lubetzki I,Zilber N,Sanchez M,et al. MRI identification of early white matter injury in anoxic-ischemic encephalopathy[J]. Neurology,2001,57:745.
5. Hennerici M,Hulsbomer HB,Hefter H,et al. Natural history of asymptomatic extracranial arterial disease. Results of a long-term prospective study[J]. Brain,1987,110:777-791.

病例 11　双侧延髓内侧梗死误诊 1 例

易婷玉,陈跃鸿,吴宗忠,陈文伙,陈柏龄,郭婷辉

【关键词】　脑梗死;延髓;误诊;吉兰-巴雷综合征

1　病例简介

患者女,66 岁,以"进行性四肢麻木、无力 5 日"于 2010 年 7 月 11 日收住入院。入院前 5 日无明显诱因于安静休息时突然出现四肢远端麻木,呈针刺样,伴有四肢无力,手指活动不灵活,但双上肢尚平举过肩,可站立,搀扶下可行走。无大小便潴留、意识障碍、四肢酸痛

等症状,无视物旋转、视物模糊;未行特殊诊治,症状呈进行性加重。渐出现行走、持物不能,2 日后四肢完全不能活动,并伴有吞咽困难,可进食流质,伴饮水呛咳、声音嘶哑、沉、头晕,直立时明显,无视物旋转、呕吐等症状。门诊查颅脑计算机断层扫描(2010 年 7 月 11 日)未见明显异常,拟"吉兰-巴雷综合征(Guillain-Barre syndrome,GBS)可能"收住我科。

既往史:高血压、糖尿病病史 10 年,期间不规则用药治疗,血压波动于 140/90mmHg 左右,偶测餐后 2 小时血糖波动于 9mmol/L 左右。否认吸烟、饮酒史,否认有高脂血症病史。病前 1 周有"上呼吸道感染"病史。

入院查体:体温 36.8℃,左侧上肢血压 146/69mmHg,右侧上肢血压 154/72mmHg。双肺呼吸音粗,双下肺可闻细湿性啰音,心界向左下扩大,心率 84 次/分,心律齐,各瓣膜听诊区未闻及病理性杂音,桡动脉粥样硬化,呈条索状,左右脉搏对称 84 次/分,无脉搏短绌,周围血管未闻及杂音。神经系统检查:神志清楚,构音障碍,对答切题,双瞳孔等大等圆,直径 3mm,对光反射灵敏,双眼球活动正常,双眼球向左侧注视时可见水平眼震,双侧鼻唇沟对称,伸舌不能,双侧咽反射减退,颈软,左上肢肌力 0 级,左下肢肌力 0 级,右上肢肌力 0 级,右下肢肌力 0 级,双侧指鼻试验、跟膝胫试验检查不能配合,四肢肌张力减低,四肢位置觉、振动觉减退,浅感觉检查正常,四肢腱反射消失,双侧病理征未引出。

实验室检查:凝血四项、肝功能、血同型半胱氨酸、心肌酶、肾功能、电解质正常。血低密度脂蛋白为 4.03mmol/L。于 2010 年 7 月 13 日即病程第 7 天行脑脊液检查,脑脊液外观无色透明,压力 11mmHg,常规检查示细胞数 2×10^6/L,蛋白定量 0.39g/L,葡萄糖 4.3mmol/L,氯化物 119mmol/L。脑脊液免疫球蛋白示免疫球蛋白 IgG 稍偏高,为 55.5mg/L(正常参考值 0～34mg/L),IgA 稍偏高,为 7.49mg/L(正常参考值 0～5mg/L),IgM 正常。

2010 年 7 月 11 日急查肌电图示所检四肢近端波幅明显降低(传导阻滞),F 波潜伏期延长,出现率偶下降,H 反射缺如,肌电图结果提示神经根的脱髓鞘和轴突变性。

影像学检查:2010 年 7 月 16 日行颅脑磁共振成像(MRI)示双侧延髓内侧急性梗死(图 1.11-1);头颈三维对比增强磁共振血管成像(three dimensional contrast enhanced magnetic resonance angiography,3DCE-MRA)示右侧椎动脉细小、远端发育欠佳,右侧椎动脉信号不均

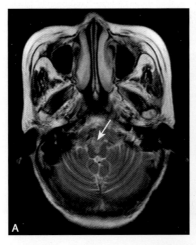
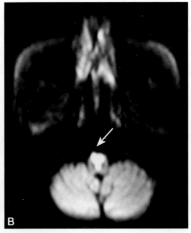

图 1.11-1 颅脑 MRI(2010 年 7 月 16 日)
A. T_2 加权像(T_2WI)示双侧延髓前内侧长 T_2 信号影,病灶呈"心形"(箭头);
B. DWI 示双侧延髓前内侧高信号影,病灶呈"心形"(箭头)

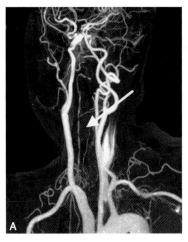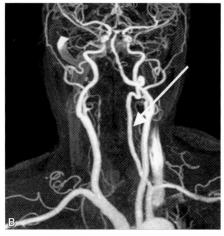

图 1.11-2　头颈 3DCE-MRA（2010 年 7 月 16 日）
A. 右侧椎动脉先天发育欠佳、细小、硬化颅内段近闭塞（箭头）；
B. 左侧椎动脉管腔信号均匀，未见明显狭窄（箭头）

匀,左侧椎动脉管腔信号均匀(图 1.11-2)。

2010 年 7 月 15 日行心脏彩色超声检查未见附壁血栓(图 1.11-3)。

诊断:双侧延髓内侧梗死(medialmedul-laryinfarction,MMI)。

病因分型:大动脉粥样硬化,责任病变血管右侧椎动脉。

发病机制:载体动脉粥样硬化斑块形成堵塞穿支口。

治疗过程:因患者表现为四肢弛缓性瘫痪,主观重于客观的感觉异常,肌电图提示神经根的脱髓鞘和轴突变性,入院后误诊为GBS。治疗上给予丙种球蛋白 20g/d 及对症处理 3 日后,症状无好转。于病程第 10天查体发现左侧 Babinski 征阳性,查颅脑

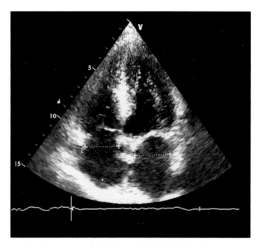

图 1.11-3　心脏彩色超声(2010 年 7 月 15 日)
四腔心切面图像:左心房、右心房未见附壁血栓信号

MRI 示双侧 MMI,并开始按脑梗死治疗,给予阿司匹林 0.1g,每天一次,阿托伐他汀钙 20mg,每晚一次,以及改善循环、营养神经等药物治疗 5 日后患者症状无明显改善,家属因经济原因要求自动出院。出院时改良的 Ranking 量表(modified Ranking Scale,mRS)评分 5 分。

出院后继续服用阿司匹林 0.1g,每天一次,阿托伐他汀钙 20mg,每晚一次,及口服适当神经营养药,3 个月后随诊 mRS 评分 4 分,患者言语清晰,吞咽好,四肢肌力恢复至 3 级。

2　讨论

本病例特点发病前有感冒病史,起病呈亚急性,疾病早期表现为四肢弛缓性瘫痪,主观重于客观的感觉异常,肌电图提示神经根的脱髓鞘和轴突变性,故被误诊为 GBS。但随着疾病的发展,四肢弛缓性瘫痪转换成上运动神经元瘫痪,及时行 MRI 示双侧延髓旁正中侧急性

梗死,才确诊为双侧 MMI。

MMI 是指因椎动脉或脊前动脉及其分支闭塞引起的延髓内侧部梗死的缺血性脑血管病[1],由 Spiller 于 1908 年首次报道,国外有报道 MMI 占延髓梗死病例的 25%,占整个椎-基底动脉系统梗死 1% 以下[2],而双侧 MMI 更为罕见,由 Davison[3] 在 1937 年首次报告 1 例尸体解剖确诊的双侧 MMI。MMI 表现为病灶对侧偏瘫、偏身深感觉障碍及病灶同侧舌瘫等[4],Ma 等[5] 对文献报道的 34 例双侧 MMI 的临床表现进行总结,四肢瘫痪占 70.6%,舌肌瘫痪占 44.6%,痛触温觉受损占 58.8%,位置觉及振动觉受损占 35.3%,眼肌麻痹占 14.7%,眼球震颤占 23.5%,构音障碍占 41.2%,吞咽困难占 17.6%,呼吸障碍占 29.4%。本患者临床表现与文献报道相符合,表现为四肢瘫痪、深感觉受损、眼球震颤、舌肌瘫痪、构音障碍。在 MMI 中由凝视诱发出的水平眼震也是较常见的临床症状。Katoh 等[6] 认为眼球水平凝视麻痹的主要原因是病灶累及了脑桥内侧纵束、脑桥旁正中网状结构,但也有文献报道出现了眼球垂直凝视麻痹,关于这些症状的机制仍是不明的。此患者出现了水平眼震,而未出现水平凝视麻痹,我们推测可能是由于脑桥旁正中网状结构受损所致。

MMI 病因与大多缺血性脑血管病一致:如动脉粥样硬化、心脏病、血液成分改变、动脉夹层、血管炎、脑膜瘤压迫等,其他少见病因如纤维软骨栓子导致栓塞[7]。MMI 主要病因是动脉粥样硬化,如椎动脉或椎-基底动脉交接处的严重狭窄或堵塞[8-10]。Kameda 等[1] 分析了 214 例 MMI 和延髓外侧梗死的患者,认为年龄和糖尿病是 MMI 的两个独立危险因素,同时认为椎动脉解剖的异常是 MMI 一个重要的原因。他们观察到大于 21% 的 MMI 患者存在着椎动脉解剖的异常,他们推测患者在血管解剖异常的基础上,形成动脉粥样硬化,二者共同作用促进了 MMI 的发生。Kim 等[8] 对 86 例延髓梗死患者进行分析,他们发现其中 12 例是双侧 MMI,与单侧 MMI 相比,双侧 MMI 的病因均是大动脉粥样硬化引起的穿支闭塞,没有 1 例是小血管病变,他们推测双侧 MMI 的发病机制可能是一侧椎-基底动脉交接处血栓形成往对侧发展或是供应延髓内侧的小血管变异,即一侧椎动脉供应双侧内侧延髓。同时 Krishnan 等[11] 也认为此处的血管易发生变异,双侧延髓内侧区可由一侧椎动脉发出供应。本患者有高血压、高龄、糖尿病等动脉粥样硬化基础,MRA 示右侧椎动脉细小、远端发育欠佳,提示右侧椎动脉发育不全,同时右侧椎动脉信号不均匀,提示动脉粥样硬化,右侧椎动脉与基底动脉交接处未见血栓信号影,左侧椎动脉管腔信号均匀;因此影像学提示左侧椎动脉无动脉粥样硬化表现,而右侧椎动脉先天发育欠佳、细小,且有动脉粥样硬化,颅内段近闭塞,结合既往文献我们考虑此患者的双侧延髓内侧均由右侧椎动脉的穿支供应。同时患者在年龄、高血压及糖尿病的影响下,造成了动脉粥样硬化导致供应延髓内侧的分支闭塞,从而发生了双侧 MMI。此患者起病并未在数小时达高峰,我们推测可能在疾病早期右侧椎动脉粥样硬化并未完全堵塞分支口,存在低灌注,随着疾病的发展,斑块完全堵塞分支口,从而造成双侧 MMI,症状达高峰。

文献报道,MMI 病变部位与预后密切相关,如 MMI 位于延髓下 2/3,则呼吸肌瘫痪和病情恶化的发生率很高[12]。梗死位于延髓上 1/3 的则预后较良好,原因考虑与呼吸中枢位于延髓下 2/3 有关。本患者没有早期出现呼吸衰竭,预后较良好,考虑与病变部位位于延髓上 1/3 有关。

颅脑 MRI 问世之前,文献报道的 13 例双侧 MMI 均由尸体解剖确诊,随着影像学的发展,由颅脑 MRI 确诊了 32 例双侧 MMI。这说明颅脑 MRI 对延髓梗死确诊具有重大意义。本例患者的梗死灶在颅脑 MRI 表现 T_2 加权像(T_2WI)、弥散成像(DWI)示双侧延髓呈高信号,形状呈现具有特征性的"心形",这与 Tokuoka 等[13]报告一致,他们认为双侧 MMI 如果累及前内侧部、前外侧部,则颅脑 MRI 上病灶可呈"心形"。

Ma 等[5]总结了双侧 MMI 易误诊为 GBS 有以下几个原因:①GBS 的发病率明显高于双侧延髓内侧梗死;②GBS 表现为进行性对称性四肢弛缓性瘫痪;③GBS 经常引起延髓麻痹及呼吸肌无力;④GBS 在发病第一周脑脊液蛋白细胞不一定分离;⑤延髓梗死急性期行普通颅脑 MRI 平扫可能是正常。但双侧 MMI 与 GBS 也有重要的鉴别点:如双侧 MMI 的患者有血管硬化危险因素,而 GBS 主要有病毒感染或免疫异常史,双侧 MMI 的发病速度较快,通常是几个小时达高峰,而 GBS 相对较慢,通常是数天。GBS 较常累及双侧面神经,而双侧 MMI 一般不累及。因此对于有动脉粥样硬化危险因素的四肢瘫痪患者,临床医生应注意观察病情演变,需多开拓临床思路,及早行颅脑磁共振检查,尤其是弥散成像系列。

专家点评————————————————————————蔡若蔚

脑梗死与吉兰-巴雷综合征(GBS)似乎风马牛不相及,但在某种特殊情况下两者需要鉴别诊断,如双侧脑桥基底部及双侧延髓内侧梗死。另外 Miller Fisher 综合征有时也可能与脑干、小脑梗死相混淆。细致的神经系统体格检查是获得准确体征的前提,体征的组合即定位诊断;病史,特别是起病形式与病情的演变过程提供了定性诊断的信息;在此基础上选择辅助检查,如影像学检查能进一步明确诊断。这就是神经科的思维模式。本病例的诊断体现了这个过程的重要性。

参考文献

1. Kameda W, Kawanami T, Kurita K, et al. Lateral and medial medullary infarction A comparative analysis of 214 patients[J]. Stroke, 2004, 35:694-699.
2. Maeshima S, Ueno M, Boh-Oka S, et al. Medial medullary infarction: a role of diffusion -weighted magnetic resonance imaging for stroke rehabilitation[J]. AmJ Phys Med Rehabil, 2002, 81:626-628.
3. Davison C. Syndrome of the anterior spinal artery of the medulla oblongata[J]. Arch Neurol Psychiatry, 1937, 37:91-107.
4. Meyer JS, Herndon RM. Bilateral infarction of the pyramidal tracts in man[J]. Neurology, 1962, 12:637-642.
5. Ma L, Deng Y, Wang J, et al. Bilateral medial medullary infarction presenting as Guillain-Barré-like syndrome[J]. Clinical Neurology and Neurosurgery, 2011, 113:589-591.
6. Katoh M, Kawamoto T. Bilateral medial medullary infarction[J]. J Clin Neurosci, 2000, 7:542-545.
7. Kase CS, Varakis JN, Stafford JR, et al. Medullary infarction from fibrocartilaginous embolism to the anterior spinal artery[J]. Stroke, 1983, 14:413-418.
8. Kim JS, Han YS. Medial medullary infarction: clinical, imaging, and outcome study in 86 consecutive patients[J]. Stroke, 2009, 40:3221-3225.
9. Fukuoka T, Takeda H, Dembo T, et al. Clinical Review of 37 Patients with Medullary Infarction[J]. J Stroke Cerebrovasc Dis, 2012, 21(7):594-599.
10. Shono Y, Koga M, Toyoda K, et al. Medial medullary infarction identified by diffusion-weighted magnetic resonance imaging[J]. Cerebrovasc Dis, 2010, 30:519-524.

11. Krishnan M, Rajan P, Kesavadas C, et al. The 'heart appearance' sign in MRI in bilateral medial medullary infarction[J]. Postgrad Med J, 2011, 87: 156-157.

12. Sawada H, Seriu N, Udaka F, et al. Magnetic resonance imaging of medial medullary infarction[J]. Stroke, 1990, 21: 963-966.

13. Tokuoka K, Yuasa N, Ishikawa T, et al. A case of bilateral medial medullary infarction presenting with "heart appearance" sign[J]. Tokai J Exp Clin Med, 2007, 32: 99-102.

病例 12　主动脉粥样硬化复杂斑块致脑栓塞 1 例

薛爽,横田千晶,铃木理惠子,荻原隆朗,梅嵜有砂,

長束一行,㙂 田一则,峰松一夫

【关键词】　主动脉,胸;栓塞;卒中;超声检查

1　病例简介

患者男,74 岁。因头晕、视物不清 1 日于 2009 年 5 月 28 日入院。患者于入院前一天在行走中突然感到头晕、视物不清,无头痛、恶心、呕吐及其他不适,次日到当地医院就诊,检查

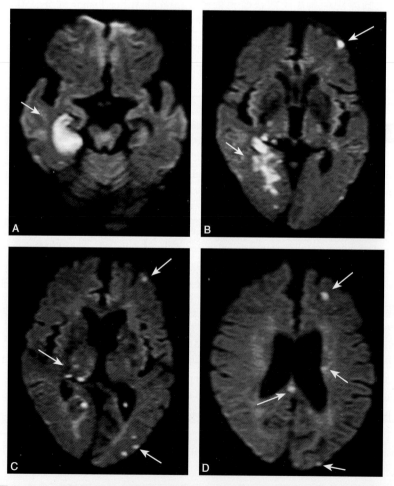

图 1.12-1　磁共振 DWI:双侧大脑后动脉(长箭头)及左侧大脑中动脉供血区域
(细箭头)的多发新鲜梗死灶,多处皮层、皮层下梗死灶(短箭头)

发现左眼视野中心暗点,颅脑 MRI:双侧大脑后动脉和大脑中动脉供血区散在新鲜梗死灶,初步诊断为左视网膜中央动脉闭塞和急性脑梗死,逐转入我院,进一步治疗。

既往史:既往有高血压病史,平日血压和治疗情况不详。7 年前行直肠癌手术。不吸烟,每日饮酒 2 两。

入院查体:血压 156/88mmHg,双侧血压无差异,心肺检查无异常。腹部可见术后改变及人工肛门。神经系统检查:神志清楚,轻度构音障碍,视力正常,左眼右上方视野缺损,其他颅神经检查未见异常。右上、下肢肌力 5⁻,双侧共济运动及感觉系统无异常,病理征(−)。

辅助检查:常规化验、血液生化及凝血系统、肿瘤标志物未见异常,口服葡萄糖耐量试验:空腹 5.4mmol/L,餐后 1 小时 10.1mmol/L,餐后 2 小时 9.9mmol/L,糖化血红蛋白 5.1%。胸部 X 线检查:心脏轻度扩大、双肺未见明显异常。心电图检查及心电监测未发现异常。

MRI 弥散加权成像(DWI)(发病后 1 日):双侧大脑后动脉及左侧大脑中动脉供血区域的多发新鲜梗死灶,多处为皮层梗死灶(图 1.12-1),MRI 液体衰减反转恢复像(FLAIR):见脑桥及前后分水岭区陈旧小的梗死病灶。MRA:右侧大脑中动脉 M1 段远端可疑狭窄,右侧大脑后动脉 P1 段远端未显影,右侧椎动脉显影不良(图 1.12-2)。

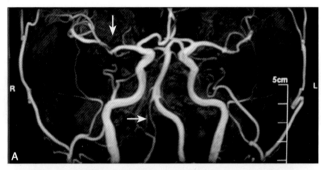

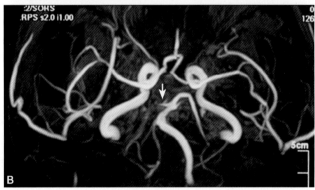

图 1.12-2　磁共振血管成像(MRA)
A. 右侧大脑中动脉 M1 段远端可疑狭窄(纵向箭头),右侧椎动脉显影不良(横箭头);B. 右侧大脑后动脉 P1 段远端未显影(箭头)

经颅多普勒彩超:可见双颞窗透声不良,基底动脉血流方向正常,左侧椎动脉流速增快。颈动脉超声:右侧颈内动脉和左侧颈动脉分叉处斑块,无溃疡性改变,右侧无明显狭窄,左侧狭窄率 57%。

经食道超声(transesophageal echocardiography,TEE)检查(2009 年 5 月 29 日):未见心内血栓及 Moya 征、静脉注射激活的生理盐水并做 Valsalva 负荷动作时右向左分流(+);升主动脉和主动脉弓见复杂斑块,斑块最大厚度 10.3mm,可见溃疡,降主动脉见到活动性斑块,随心脏搏动而运动(图 1.12-3)。

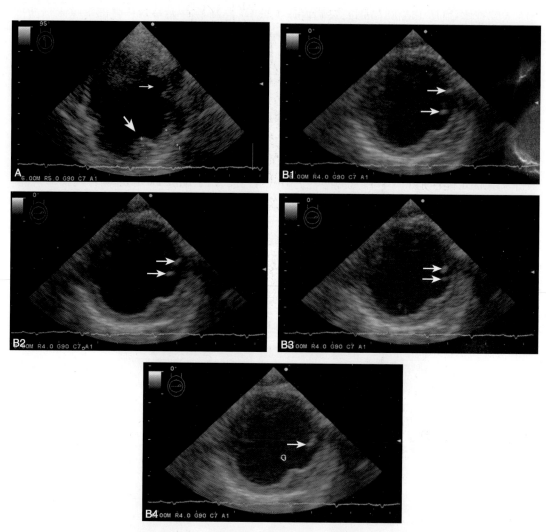

图 1.12-3 TEE 检查

A. 主动脉弓见复杂斑块,最大厚度 10.3mm(粗箭头),可见溃疡(细箭头);B1～B4. 活动性斑块(箭头)随主动脉内的血流在一个心动周期内的运动幅度和活动轨迹

下肢静脉超声:无静脉扩张及下肢深静脉血栓形成。

诊断:①多发性脑梗死(病因分型:动脉粥样硬化性,责任动脉为主动脉弓复杂斑块;发病机制:动脉到动脉栓塞);②左侧视网膜中央动脉闭塞;③左侧颈内动脉狭窄;④高血压Ⅲ级(极高危组);⑤糖耐量受损。

住院后给予微量泵持续静脉输入普通肝素 720U/h 治疗 3 日,TEE 检查确定栓塞来源后予口服阿司匹林和他汀类药物作为二级预防。经治疗患者肌力恢复正常,至出院时仅遗留视野缺损,出院给予阿司匹林 100mg/d、氟伐他汀 20mg/d、坎地沙坦酯 8mg/d 和氨氯地平

5mg/d继续治疗,并转回所居住社区医院随诊。

2 讨论

主动脉粥样硬化斑块是卒中的栓子来源之一,斑块厚度≥4mm、溃疡性斑块或活动性斑块统称为复杂斑块(complex plaques,CA),已有的研究证实近端主动脉的复杂斑块是引起卒中的高危因素[1-5]。本研究报告的老年男性患者,在活动中急性起病,有神经功能缺损的症状和体征。影像学检查见颅内前、后循环多发的新鲜梗死灶,伴多处皮层梗死灶,符合脑栓塞的影像学特点。这种在时间上几乎同时发生的、累及前后循环的多发性脑梗死可见下述情况:①心源性脑栓塞:心内血栓脱落后会随机进入双侧前循环及后循环;②来源于主动脉弓的动脉到动脉栓塞,其病灶的分布与心源性脑梗死相似;③凝血功能异常,如免疫系统疾病及恶性肿瘤等所致的易栓症、高凝状态可以导致多发病灶。除上述原因外,颅内外脑供血动脉的多发狭窄也可以导致多处梗死,但往往发生在不同的时间,多支动脉的易损斑块同时破裂导致同一时间多处栓塞的可能性很小,而一支动脉的易损斑块破裂所致前后循环同时发生栓塞的可能性是存在的,例如胚胎型大脑后动脉是由同侧颈内动脉供血,颈动脉易损斑块的破裂可以导致同一时间发生的同侧前循环和后循环的栓塞。

本例患者存在的危险因素有:高龄、高血压,既往有直肠癌史,因此上述提及的病因以及与癌症有关的高凝状态都需要检查以排除或确认相关的危险因素。血液的各项化验排除了血液系统、炎症、癌症等原因。心电图检查和监测未发现心房颤动或阵发性心房颤动,初步排除心房颤动的栓子来源。颅外动脉超声检查,双侧颈动脉有粥样硬化性斑块,左侧导致球部狭窄,但狭窄率<70%,没有溃疡性改变,从MRA看到患者的血管影像不是胚胎型大脑后动脉,因此用该病变也不能解释前后循环同时发生的栓塞。同样,MRA所见右侧大脑中动脉的可疑狭窄也不能解释多发的病变。右侧大脑后动脉P1段远端未显影,相应供血区域颞叶下面和枕叶内侧面大片和多发的新鲜梗死灶是栓子堵塞了大脑后动脉的结果。右侧椎动脉显影不良,但没有节段性狭窄改变,考虑是常见的椎动脉发育不良、左侧优势供血。上述分析基本排除由颅、颈动脉狭窄引起的脑栓塞,需要进一步向接近心脏的部位寻找原因,因此选择TEE检查以确定或排除心房颤动后还有没有其他心脏病变以及是否有主动脉弓病变来源的栓子。

TEE检查没有发现心内血栓和Moya征(类似烟雾状的、容易形成心内血栓的血流情况),检查发现患者有卵圆孔未闭所致的少量右向左分流,如果患者同时存在静脉系统的血栓,有可能通过这种反常的分流引起多部位栓塞。除此之外,发现患者有严重的主动脉弓的粥样硬化性复杂斑块,斑块的最大厚度为10.3mm,伴有溃疡,在降主动脉见到活动性斑块。活动性斑块是重叠在斑块表面的血栓成分[6-8],其形成很可能类似急性冠脉综合征斑块破裂后血栓形成的过程,斑块破裂后启动凝血过程,表面形成新鲜血栓,有些血栓已经脱落,尚未脱落的部分还未机化,是新鲜、柔软的,会随着血流的运动而活动。有活动性斑块的患者栓塞事件的发生率明显高于无活动性斑块者[7]。主动脉的活动性斑块表明可能是短时间内刚发生了斑块破裂的事件,成为栓子来源,随着主动脉血流的涡漩和反流,血栓碎片脱落随机进入弓上各支脑供血动脉导致多灶性脑梗死,活动性斑块是多血管区域多发梗死的原因之一[9]。

TEE检查的结果支持患者本次卒中的原因是由于主动脉弓复杂斑块导致的动脉到动脉栓塞[10]。但患者同时存在卵圆孔未闭,与本次卒中是否有关?文献报道卵圆孔未闭见于大约25%的成人,与卒中的关系至今仍存争议[11],当同时合并有右房压力升高和静脉系统血栓或房间隔动脉瘤的情况下，有引起栓塞的可能[12]。该患者超声检查下肢深静脉未发现血栓，也没有导致右房压力升高的疾病，因此基本排除卵圆孔未闭引起反常栓塞。

从本例患者的病因诊断过程看，对于经过常规检查仍不能明确卒中原因的患者，尤其是老年、有动脉粥样硬化危险因素者需要作进一步检查，明确是否与主动脉弓粥样硬化斑块有关，临床研究已显示活动性主动脉弓附近的斑块与多发性脑梗死相关[6]。TEE不仅在心脏的检查方面有特殊的优势，还可以清楚显示主动脉的斑块，测量斑块厚度，观察斑块表面有无溃疡。而活动性斑块只有通过TEE这种实时超声的方法才可能发现，其他检查尚不能替代。由于心源性栓塞的二级预防首选口服抗凝药物而动脉源性栓塞则选择抗血小板和他汀类药物治疗，明确病因可以使卒中的预防有的放矢。

专家点评 ——————————————————————— 高山

作者为本书送来了一个非常好的病例！

对照一下中国缺血性卒中亚型（China ischemic stroke subtype，CISS）诊断主动脉弓粥样硬化性脑梗死的标准：①急性多发梗死病灶，特别是累及双侧前循环和（或）前后循环同时受累——这条完全符合；②没有与之相对应的颅内或颅外大动脉粥样硬化性病变（易损斑块或狭窄≥50%）的证据——这条完全符合；③没有心源性卒中潜在病因的证据——这条也完全符合[患者虽有卵圆孔未闭（patent foramen ovale，PFO），但不伴有原位血栓，在脑梗死前也不伴有肺栓塞或深静脉血栓形成，因此，虽有PFO，不认为有心源性卒中的潜在病因证据]；④没有可以引起急性多发梗死灶的其他病因如血管炎、凝血异常以及肿瘤性栓塞的证据——这条是否完全符合呢？患者有直肠癌病史，血液化验正常。但如果这个患者主动脉弓没有发现可解释病灶的复杂斑块，或不能做主动脉弓斑块检查，我们会怎样考虑患者的病因呢？⑤存在潜在病因的主动脉弓动脉粥样硬化证据[经高分辨磁共振/磁共振血管造影和（或）经食道超声证实的主动脉弓斑块≥4mm和（或）表面有血栓]——这条完全符合！

参考文献

1. Di Tullio MR，Russo C，Jin Z，et al. Aortic Arch Plaques and Risk of Recurrent Stroke and Death for the Patent Foramen Ovale in Cryptogenic Stroke Study Investigators[J]. Circulation，2009，119：2376-2382.

2. Montgomery DH，Ververis JJ，McGorisk G，et al. Natural history of severe atheromatous disease of the thoracic aorta：a transesophageal echocardiographic study[J]. J Am Coll Cardiol，1996，27：95-101.

3. Toyoda K，Yasaka M，Nagata S，et al. Aortogenic embolic stroke：a transesophageal echocardiographic approach[J]. Stroke，1992，23：1056-1061.

4. Hiratzka LF，Bakris GL，Beckman JA，et al. 2010. ACCF/AHA/AATS/ACR/ASA/SCA/SCAI/SIR/STS/SVM guidelines for the diagnosis and management of patients with thoracic aoratic disease：a report of the American College of Cardiology Foundation/American Heart Asssociation Task Force on Practice Guidelines，American Association for Thoracic Surgery，American College of Radiology，American Stroke Association，Society of Cardiovascular Anesthesiologists，Society for Cardiovascular Angiography and Interventions，Society of Inter ventional Radiology，Society of Thoracic Surgeons，and Society for Vascular Medicine[J]. Circulation，2010，121：e266-e369.

5. Barazangi N, Wintermark M, Lease K, et al. Comparison of Computed Tomography Angiography and Transesophageal Echocardiography for Evaluating Aortic Arch Disease Journal of Stroke and Cerebrovascular Diseases[J]. J Stroke Cerebrovasc Dis, 2010, 19:1-7.

6. Ueno Y, Kimura K, Iguchi Y, et al. Mobile Aortic Plaques Are a Cause of Multiple Brain Infarcts Seen on Diffusion-Weighted Imaging[J]. Stroke, 2007, 38:2470-2476.

7. Vaduganathan P, Ewton A, Nagueh SF, et al. athologic correlates of aortic plaques, thrombi and mobile "aortic debris" imaged in vivo with transesophageal echocardiography[J]. J Am Coll Cardiol, 1997, 30:357-363.

8. Karalis DG, Chandrasekaran K, Victor MF, er al. Recognition and embolic potential of intraaortic atherosclerotic debris[J]. J Am Coll Cardiol, 1991, 17:73-78.

9. Tenenbau m A, Mot ro M, Fei nberg MS, et al. Retrograde flow in the thoracic aorta in patients with systemic emboli: a transesophageal echocardiographic evaluation of mobile plaque motion[J]. Chest, 2000, 118:1703-1708.

10. Kronzon I, Tunick PA. Aortic Atherosclerotic Disease and Stroke[J]. Circulation, 2006, 114:63-75.

11. Pompilio F, Silvia F, Piergiuseppe P, et al. Low cerebrovascular event rate in subjects with patent foramen ovale and different clinical presentations. Results from a prospective non randomized study on a population including patients with and without patent foramen ovale closure[J]. Int J Cardiol, 2010, 10:1026-1031.

12. Caplan R. Caplan's stroke: a clinical approach[M]. 4th Edition. Philadelphia: Saunders, 2009, 316-350.

病例 13　主动脉弓源性栓子致双侧大脑前动脉区梗死 1 例

徐子奇,罗本燕,袁敏,梁辉

【关键词】　脑梗死;主动脉,胸;动脉粥样硬化;易损斑块;大脑前动脉

1　病例简介

患者男,47 岁,主因"头痛伴左侧肢体力弱 2 日"于 2010 年 7 月 18 日收住入院。患者于 2010 年 7 月 16 日出现两侧颞部疼痛,持续性,伴头晕,视物模糊,无黑矇,左侧肢体乏力,左上肢不能持物,行走跛行,无视物旋转,无复视,无恶心呕吐,无意识丧失。患者未及时就诊,次日患者左侧肢体力弱加重,不能行走,同时伴有言语不利,来我院急诊就诊,查颅脑 MRI 及 DWI(2010 年 7 月 18 日)示:左侧额叶及右侧顶叶急性多发性脑梗死(图 1.13-1),以"急性脑梗死"收入院。

既往史:否认高血压、糖尿病及高脂血症病史、心脏病史及肾病史。

个人史:吸烟 2 年,每天 3~5 支,无饮酒习惯。右利手。

家族史:父母亲均死于卒中。

入院查体:血压:140/104mmHg,双侧血压无差异,心肺腹检查无异常。神经系统查体:神清,运动性失语,理解力及定向力正常,精神软,颈软,双瞳孔等大等圆,对光反射灵敏,左侧鼻唇沟变浅,伸舌右偏,左侧上肢肌力 1 级,左侧下肢肌力 1 级,右侧上肢肌力 5 级,右侧下肢体肌力 5 级,双侧深浅感觉对称,共济运动无异常,左侧 Babinski 征阳性,右侧 Babinski 征阴性。美国国立卫生研究院卒中量表(NIHSS)评分:9 分。

辅助检查:化验检查血常规、血糖、血脂、ESR、抗核抗体全套、抗中性粒细胞胞浆抗体均正常范围。

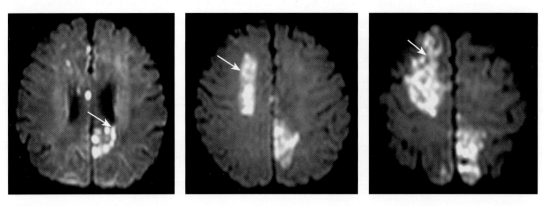

图 1.13-1　磁共振弥散成像（DWI）（2010 年 7 月 18 日）提示右侧额叶及左侧顶叶急性脑梗死（箭头）

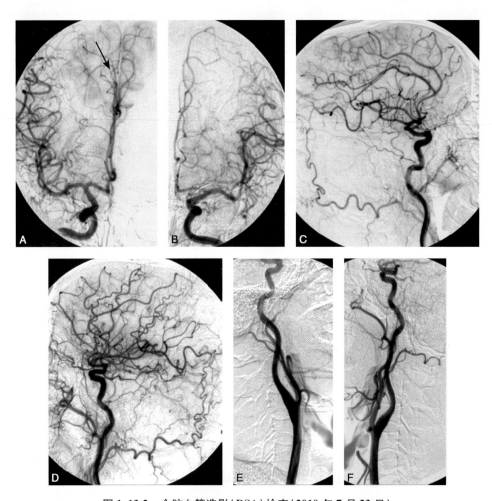

图 1.13-2　全脑血管造影（DSA）检查（2010 年 7 月 23 日）

A、C：右颈内动脉颅内段正侧位成像，前交通动脉未开放，右侧大脑前动脉为优势大脑前动脉（箭头）；B、D：左颈内动脉颅内段正侧位成像，未见明显血管狭窄；E. 右颈内动脉颅外段侧位成像未见颈内动脉狭窄；F. 左颈内动脉颅外段侧位成像未见颈内动脉狭窄

彩色多普勒超声心动图(2010 年 7 月 20 日):左室舒张功能减退,二三尖瓣轻度反流。
颈动脉多普勒超声(2010 年 7 月 20 日):未见异常。

颅脑 MRA(2010 年 7 月 21 日):未见明显异常。

全脑血管造影(DSA)(2010 年 7 月 23 日):颅内外血管未见明显异常(图 1.13-2)。

经食管彩色超声(TEE)(2010 年 8 月 3 日):主动脉弓后壁探及 2.1cm×0.7cm 的低回声
斑块,合并血栓形成(图 1.13-3)。

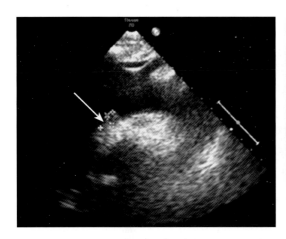 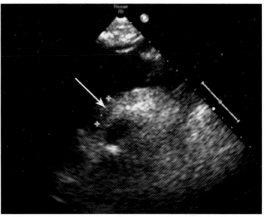

图 1.13-3　经食管心脏彩色超声图像(2010 年 8 月 3 日):主动脉弓后壁低回声斑块(箭头),
斑块大小:2.1cm×0.7cm,合并血栓形成

诊断:急性多发性脑梗死、双侧颈内动脉系统。
病因分型:动脉粥样硬化性,责任动脉为主动脉弓溃疡斑块。
发病机制:动脉到动脉栓塞。

患者入院(2010 年 7 月 18 日)后按照常规脑梗死急性指南推荐方案给予稳定斑块治
疗:阿托伐他汀片 20mg,每天一次;抗血小板治疗:阿司匹林片 300mg,每天一次;抗凝治疗:
在经食管超声确定栓子来源后给予低分子肝素针 0.4ml,每 12 小时皮下注射。经过治疗 3
周,患者左侧肢体肌力恢复至 3 级,言语功能好转,NIHSS 评分 5 分。后转康复科行肢体康
复治疗,以氯吡格雷片 75mg/d,阿托伐他汀片 20mg/d 带药出院,出院 1 年后随访,患者已可
独立行走,生活基本自理。

2　讨论

本例患者为升主动脉弓远端后壁溃疡斑脱落所致的脑栓塞。研究发现动脉弓上易损斑
块与脑梗死的发生及复发关系密切[1-3],主动脉弓上斑块与脑梗死的相关性研究证实,当主动
脉弓斑块≥4mm 时脑梗死的发生率较斑块<4mm 明显升高[4],该患者升主动脉弓斑块大
小 2.1cm×0.7cm(>4mm),与既往的报告一致。当然亦有研究发现,主动脉弓上的斑块为漂
浮性,一旦斑块脱落后斑块就消失,辅助检查很难再次发现[5],可见主动脉弓斑块性质与脑
梗死之间的相关仍需进一步的探讨和研究。该患者颈动脉多普勒超声及全脑血管造影均未
发现颈动脉斑块的存在,进一步证实了该患者主动脉弓的溃疡斑块脱落造成脑梗死。

主动弓上的易损斑块作为脑梗死的病因之一,已经逐渐被神经科医师认同和重视[6]。
同时,伴随临床检查技术的发展,主动脉弓源性脑梗死的检出率愈来愈高。该患者为青壮年

男性,有卒中家族史,本身无明显脑梗死的危险因素,影像提示颅内多发急性脑梗死,其病灶分布与额叶、颞叶皮层,发病机制首先考虑为栓塞性,难以解释的是,患者病灶的分布集中于双侧大脑前动脉供血区。为此我们进行了颅脑 MRA,结果未发现动脉狭窄;此后 DSA 未发现颅内外血管狭窄,血流动力学方面造影提示右侧大脑前动脉为优势大脑前动脉,且其前向血流速度快于左侧大脑前动脉。这解释了脑梗死的病灶分布。遗憾的是,该患者在行 DSA 时并未发现主动弓上斑块影像,可见 DSA 对于主动脉弓斑块的展示的局限性。

主动脉弓源性栓塞的抗栓治疗,目前究竟是抗凝还是抗血小板仍存在较大争议,中国缺血性卒中二级预防 2010 年指南推荐"非心源性缺血性脑卒中和短暂性脑缺血发作患者,某些特殊情况下可考虑给予抗凝治疗,如主动脉弓粥样硬化斑块、基底动脉梭形动脉瘤、颈动脉夹层、卵圆孔未闭伴深静脉血栓形成或房间隔瘤等(IV级推荐,D 级证据)[7]。推荐级别非常低,可见,对于主动脉弓源性栓塞的抗栓治疗仍需进一步的研究。本患者明确为主动脉弓源性脑栓塞后,治疗上给予低分子肝素抗凝治疗,患者病情稳定好转,肌力较前恢复。

综上所述,对于青年性脑梗死患者,要积极寻找脑梗死的病因,主动弓源性斑块所致的脑梗死应该受到更多的重视。一旦确诊应给予积极的抗栓治疗,防止栓子的再次脱落。同时,建议对于怀疑主动弓源性的脑梗死患者,减少 DSA 检查,以免造成手术相关性栓塞。

专家点评 ————————————————————刘春风

这是一个非常有意思的病例,尽管主动脉弓源性的脑梗死已有报道,但该病例经验仍有值得总结之处。升主动脉和主动脉弓的粥样硬化斑块脱落可造成脑栓塞,中国缺血性卒中分型(CISS)也对其进行了具体定义。随着现在诊断技术的进步,主动脉弓源性脑栓塞已经愈发常见,因此在临床工作中应重视主动脉弓源性脑栓塞。该病例行全脑血管造影术(DSA),排除了颅内外血管病变,确立主动脉弓源性脑栓塞的诊断。在行脑血管造影过程中,所幸没有造成再次脑梗死,也说明 DSA 在主动脉弓动脉粥样硬化诊断上的局限性。因此,在病因不明确的脑梗死患者时,尤其是青年性卒中患者,需谨慎排除主动脉弓病变,再行DSA 术。对于主动脉弓源性脑栓塞的抗栓治疗,目前尚缺乏抗凝与抗血小板的比较研究,但是无论选择抗凝或抗血小板均能降低卒中风险。

参考文献

1. Amarenco P, Cohen A, Tzourio C, et al. Atherosclerotic disease of the aortic arch and the risk of ischemic stroke[J]. N Engl J Med, 1994, 331:1474-1479.

2. Sen S, Hinderliter A, Sen PK, et al. Aortic arch atheroma progression and recurrent vascular events in patients with stroke or transient ischemic attack[J]. Circulation, 2007, 116:928-935.

3. Yoshimura S, Toyoda K, Kuwashiro T, et al. Ulcerated plaques in the aortic arch contribute to symptomatic multiple brain infarction[J]. J Neurol Neurosurg Psychiatry, 2010, 81:1306-1311.

4. The French Study of Aortic Plaques in Stroke Group. Atherosclerotic disease of the aortic arch as a risk factor for recurrent ischemic stroke[J]. N Engl J Med, 1996, 334:1216-1221.

5. Caplan LR. Caplan's stroke: a clinical approach[M]. 4thediton. Saunders, 2009:344-345.

6. Barbón García JJ, Rodríguez Blanco V, Alvarez Suárez ML, et al. A retinal embolism subsequent to atheroma in aortic arch[J]. Arch Soc Esp Oftalmol, 2001, 76:735-738.

7. 中华医学会神经病学分会脑血管病学组缺血性脑卒中二级预防指南撰写组. 中国缺血性脑卒中和短暂性脑缺血发作二级预防指南 2010[J]. 中华神经科杂志, 2010, 43:154-160.

病例 14   Stanford A 型主动脉夹层致青年脑梗死 1 例

郭旭, 汤永红, 华齐

【关键词】 主动脉夹层; 颈动脉夹层; 脑梗死; 青年

1 病例简介

患者男, 38 岁。因"突发言语不能、右侧肢体无力 10 天"于 2010 年 4 月 22 日入院。2010 年 4 月 12 日患者吃晚饭时突然出现言语不能, 但家人说话患者可以点头表示理解, 伴右侧肢体无力, 约 30 分钟后上述症状完全缓解, 但患者出现胸痛、腹痛, 疼痛剧烈, 家属将患者送至当地医院就诊, 查心肌标志物、血尿淀粉酶、心电图、腹部 B 超未见明显异常, 胸部 CT 平扫(图 1.14-1)提示双下肺炎性病变, 予以抗炎等治疗后, 患者胸痛、腹痛缓解, 言语不清及右侧肢体无力完全恢复。患者返回家中休息。

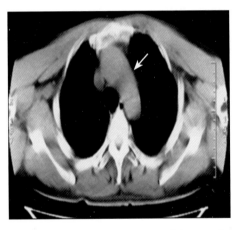

图 1.14-1   2010 年 4 月 12 日胸部 CT 平扫, 主动脉内腔完整, 未见撕裂内膜片影及双腔现象(箭头)

2010 年 4 月 20 日患者休息时突然出现头晕、视物模糊, 言语含糊不清, 右侧肢体无力, 就诊于外院急诊, 血压 113/68mmHg, 行颅脑 MRI 检查未见明显异常, 患者言语不清、头晕症状明显缓解, 仍有右侧肢体无力, 患者及家属拒绝留院观察, 当天返回家中。次日晚间, 患者右侧肢体活动不利较前加重, 再次出现言语不能, 患者就诊于南华大学附属第二医院急诊, 血压 130/70mmHg, 颅脑 CT(图 1.14-2)提示左侧颞、顶、枕叶低密度灶, 考虑为"脑梗死", 行颅脑 MRA 检查(图 1.14-3)提示左侧颈内动脉未显影。患者及家属为求进一步诊治转入神经内科。

既往史: 近 1 个月来发现血压升高, 最高 160/90mmHg, 未系统诊治。患者 10 余年前曾因打架头部外伤, 伤及左枕部, 当时未系统诊治, 此次发病外院颅脑 MRI 检查提示左枕部头皮下占位, 显影不清, 神经外科会诊后考虑异物所致, 不除外患者头部外伤异物占位可能。否认近期头、颈部外伤史。吸烟 20 余年, 每日 10 余支; 饮酒 20 年, 每日饮白酒约 200ml。家族史: 父亲已故, 晚年死于脑梗死, 余无家族及遗传病史。

入院查体: 右利手。左臂血压 132/68mmHg, 右臂血压 128/65mmHg。双颈动脉波动正常, 听诊未闻及杂音, 双侧桡动脉搏动良好。心、肺、腹部查体(-)。

神经科查体: 嗜睡, 记忆力、计算力及定向力正常。不完全性运动性失语, 视力正常, 粗测视野无缺损。双侧瞳孔等大等圆, 直径约 3mm, 对光反射灵敏。各向眼动充分, 未见眼震。

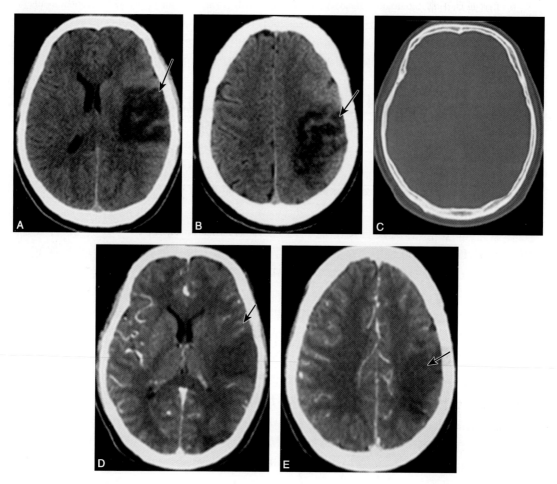

图 1.14-2　2010 年 4 月 22 日颅脑 CT(平扫+增强)显示:左侧颞叶、顶叶皮质、白质大片状低密度影(A、B 图箭头),病灶无明显强化(D、E 图箭头),中线结构略右移(A 图);骨窗显示颅骨未见明显异常(C 图)

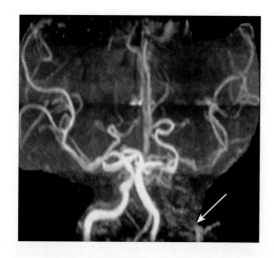

图 1.14-3　2010 年 4 月 22 日颅脑 MRA 显示:左侧颈内动脉颅内段未见明确显影,左侧大脑中动脉较右侧显影浅淡,分支较右侧少(箭头)

双侧颞动脉搏动正常,颞区无压痛,颞肌对称,无萎缩;张口、咀嚼有力,下颌无偏斜。右侧鼻唇沟浅,悬雍垂居中,双侧软腭抬举正常,咽反射存在。双侧耸肩、转颈有力。伸舌居中。右侧肢体肌力 0 级、肌张力低、腱反射(+++),Babinski 征(+)。左侧肢体肌力 5 级,肌张力、腱反射正常,病理征(−)。躯干、四肢深浅感觉及共济查体未见异常。脑膜刺激征(−)。

实验室检查:血、尿、便常规未见明显异常。丙氨酸转氨酶 55U/L、γ-谷氨酰转肽酶 76U/L、总胆固醇 2.97mmol/L、低密度脂蛋白胆固醇 2.17mmol/L、C 反应蛋白 6.64mg/L,其余血糖、电解质、肾功能正常范围。动态红细胞沉降率、类风湿因子、抗链球菌溶血素"O"及心肌标志物均未见明显异常。血浆同型半胱氨酸 16.7μmol/L(正常值 6.0～16μmol/L),凝血功能未见明显异常。乙肝、丙肝、梅毒、艾滋病抗体(−)。

诊断:脑梗死。

病因分型:左侧颈内动脉夹层。

入院后查颈动脉椎动脉锁骨下动脉超声(图 1.14-4)提示:横弓部至双侧颈内动脉以及右锁骨下动脉起始夹层动脉瘤形成,经 CTA 确诊 Stanford A 型主动脉夹层,并提示主动脉夹层

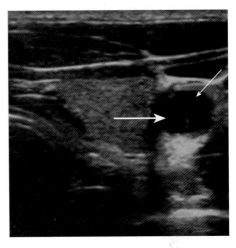

图 1.14-4　2010 年 4 月 29 日颈动脉椎动脉锁骨下动脉超声显示:左侧颈总动脉可见剥脱内膜,将颈动脉分为真(粗箭头)、假(细箭头)两腔,假腔内充满血栓

累及双侧颈总动脉、左侧锁骨下动脉血栓形成或狭窄(图 1.14-5、图 1.14-6)。心外科会诊,拟行主动脉弓全弓置换术,但术中需肝素化,因脑梗死面积较大,颅内出血风险高,存在手术禁忌;患者存在双侧颈动脉夹层,本科拟行全脑血管造影术,家属因手术风险及经济原因拒绝。

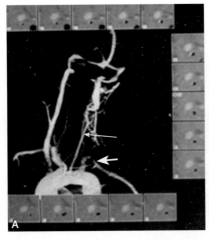
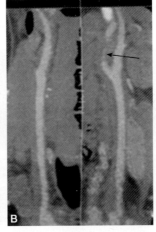

图 1.14-5　2010 年 5 月 11 日颈动脉 CTA 显示:左颈总动脉近段(A 图白色细箭头、B 图黑箭头)、左锁骨下动脉(A 图白色粗箭头)近段重度狭窄-次全闭塞

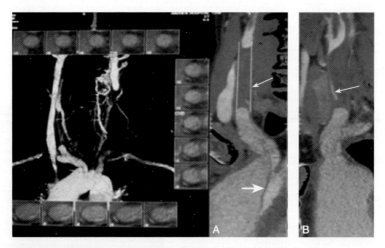

图 1.14-6　2010 年 5 月 11 日颈动脉 CTA 显示：右侧颈总动脉中远端管腔内见大量低密度血栓影（**A** 图白色实线区，细箭头所示）及线样高密度造影剂影（**B** 图白箭头），主动脉弓内可见线样低密度内膜片影（**A** 图粗箭头）

一年后（2011 年 5 月）随访，患者轻度构音障碍，右侧肢体肌力明显恢复（5⁻级），生活可完全自理，还可从事游泳等轻、中等体力的有氧运动。患者仅服用阿司匹林抗栓及血管紧张素转换酶抑制剂降压治疗。已于心外科查胸腹动脉 CTA（图 1.14-7），仍存在升主动脉、腹主

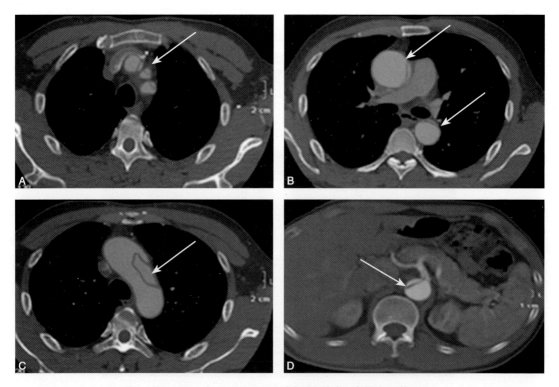

图 1.14-7　2011 年 3 月 7 日（随诊复查）胸部、腹部大血管 CTA

A. 由上至下头臂动脉、左侧颈总动脉、左侧锁骨下动脉内可见撕裂内膜片（箭头）；B. 由上至下升主动脉、降主动脉内可见撕裂内膜片，升主动脉管径明显扩张，管径约 49mm（箭头）；C. 主动脉弓内可见撕裂内膜片（箭头）；D. 腹主动脉内可见撕裂内膜片（箭头）

动脉夹层,无手术指征,建议患者随诊观察。因经济原因及考虑手术风险,家属仍拒绝患者行全脑血管造影术。

2 讨论

主动脉夹层多为动脉粥样硬化等动脉壁层退行性病变、动脉炎及外伤等原因引起内膜撕裂,经血压作用导致血流通过破损的血管内膜流入血管壁,致血管壁内膜及中层分离而造成血管管腔狭窄甚或闭塞。流行病学资料显示主动脉夹层年发病率为 0.5/10 万 ~ 3/10 万[1]。Stanford 将主动脉夹层分为两型:①A 型:夹层累及升主动脉,无论撕裂起源于何处,即归为 A 型,原发破口(出口)多位于主动脉窦管交界以远 1 ~ 2cm 处的升主动脉前壁;②B 型:累及主动脉远段至左侧锁骨下动脉处。

主动脉夹层的神经系统表现是因颈动脉、椎动脉、脊髓动脉或周围神经的滋养动脉狭窄或闭塞,或是由于低血压及相应颅内动脉灌注不足所致。Gaul 等[2]研究显示,仅 2/3 的患者出现典型的胸痛,94% 患者出现疼痛症状而不伴有神经系统表现,以神经系统症状为首发临床表现的 Stanford A 型主动脉夹层患者约为 29%,其中包括缺血性卒中(16%)、脊髓缺血(1%)、缺血性神经病(11%)、晕厥(6%)、强直-痉挛性癫痫发作(3%)、缺氧性脑病(2%),另外可出现类似于短暂性全面性遗忘(transient global amnesia,TGA)的表现等,疾病的总死亡率为 23%,死亡率在伴有和不伴神经系统损害的患者中无明显差异。国内学者研究发现主动脉夹层合并神经系统损害的发病率为 30.7%,其中 12.0% 的患者以神经系统症状为首发,合并神经系统损害者病死率为 36.4%,远高于不合并神经系统损害者[3]。本例患者以发作性运动性失语及右侧中枢性肢瘫的中枢神经系统损害为首发临床表现,因上述症状在短时间内恢复,随后出现急性胸、腹疼痛,急诊医生将关注点更多地放在对急性心肌梗死、急性肺梗死等急性凶险疾病引起的胸、腹痛的鉴别诊断上。如能尽早识别主动脉夹层,及时进行外科手术干预,则有可能阻止患者从短暂性脑缺血发作卒中进展致脑梗死。此外,合并神经系统症状的主动脉夹层还要与急性脊髓炎、脊髓出血等疾病鉴别。结合患者临床表现,加之经胸超声心动图(TTE)、经食管超声心动图(TEE)、颈动脉椎动脉锁骨下动脉超声、颈动脉及胸部大血管 CTA、心脏 MRI、数字减影血管造影术(DSA)等检查技术应用于主动脉及颈动脉夹层的诊断,可有效提高该病诊断的及时性和准确性。

A 型主动脉夹层的急性期应急诊手术治疗(Ⅰ级证据)[4],需注意的是:①A 型主动脉夹层合并卒中的患者,如卒中进展,紧急外科手术治疗将提供良好的预后;②对于既往卒中的患者出现急性 A 型主动脉夹层,由于体外循环中应用肝素将诱发出血性梗死的风险,因此应从药物上积极干预;③如果梗死时间≥4 小时,或是 CT 扫描证实相当大面积的急性梗死,应避免手术治疗。药物治疗的主要目的是强化降低血压及左心射血分数,主要药物包括 α 和 β 受体阻滞剂及血管紧张素转换酶抑制剂类降压药物,如普萘洛尔、拉贝洛尔、依那普利等,血压达标的目标值为收缩压 100 ~ 120mmHg 或平均动脉压 60 ~ 75mmHg。其次是针对并发症的治疗,如疼痛可静脉注射吗啡,积极纠正低血容量性休克,处理心包填塞等[5]。本例患者来本院就诊时发病时间远超过 4 小时,且脑梗死面积大,存在手术禁忌。心外科会诊后建议将血压控制在 120/70mmHg 以下,因患者入院时心室率<60 次/分,故未应用 β 受体阻滞剂,因患者持续头痛,给予口服尼群地平片 30mg/次 3 次/日,因患者双侧颈动脉夹层、颈总动脉狭窄,为避免发生颅内低灌注,住院期间血压维持在 129 ~ 136/71 ~ 92mmHg。

Standford A 型主动脉夹层是急诊手术的适应证,如发生颈动脉夹层致缺血性卒中,是否采取或如何采取溶栓、抗凝、抗血小板聚集的治疗值得深思。Engelter 等对颈动脉夹层导致卒中的溶栓治疗研究表明,伴有颈动脉夹层静脉溶栓治疗患者的预后并没有像不伴有颈动脉夹层的患者那样好,而两组间颅内出血率及卒中复发率大致相似[6]。Cochrane 图书馆 2010 年发布《颈动脉夹层的抗栓药物治疗》,比较了抗凝药物与抗血小板聚集药物的疗效及不良结局事件,对已发生卒中、短暂性脑缺血发作及局灶神经功能缺损的颈动脉夹层患者,抗凝药物与抗血小板聚集药物治疗两组患者死亡率及缺血性卒中复发率差异无显著性,但症状性颅内出血及颅外出血的风险仅出现在服用抗凝药物的患者组中。因为没有任何的随机对照试验将抗凝药物或抗血小板聚集药物与对照组比较,因而上述药物不能作为颅外段颈动脉夹层的常规治疗[7]。本患者入院时已超缺血性卒中超急性期时间窗,未予溶栓治疗;住院期间予以阿司匹林抗血小板聚集,未予抗凝药物。但上述药物是否能对患者卒中二级预防起到作用,需更多设计合理的随机对照试验进一步验证。另外患者二级预防中是否应包括颈动脉夹层的介入治疗,仍有待商榷。

除大动脉粥样硬化外,青年缺血性卒中的病因值得深入探究。流行病学资料显示,颈动脉夹层年发病率为 2.6/10 万[8];Larrue 等对 16～44 岁缺血性卒中病因研究发现,颈动脉或颅内动脉夹层(占 14.5%)为仅次于卵圆孔未闭合并房间隔动脉瘤(占 15.3%)的主要病因;而 45～54 岁的前两位病因为大动脉粥样硬化(占 19.8%)和卵圆孔未闭合并房间隔动脉瘤(patent foramen ovale-atrial septal aneurysm,PFO-ASA)(占 12.3%)[9]。本例患者具有吸烟、饮酒史,但颅内外血管检查未提示动脉粥样硬化的证据,影像学检查充分证实了主动脉夹层致双侧颈动脉夹层,因而非动脉粥样硬化性血管病也应作为青年缺血性卒中病因筛查的重点,以期尽早诊断,及时干预。

专家点评————————————————————于逢春

这是一例很好的青年脑卒中病例,从诊断思路到病因学分析给我们很多启示:

首先,患者的疾病过程是以 TIA 起病,8 天后出现不可逆的神经功能损害,提示大血管病变的可能;临床表现是失语、右侧肢体偏瘫,提示病灶累及左侧大脑半球较广泛区域,如左侧额叶 Broca 运动语言中枢及左侧顶叶皮层运动中枢或下行的皮质脊髓传导束,责任血管可能是左侧大脑中动脉主干或左侧颈内动脉或近端血管病变。患者剧烈的胸痛、腹痛,考虑心脏病或急腹症没有错,但是使患者失去早期治疗机会的原因是对 TIA 的忽视。TIA 与小卒中一样,是神经内科的急症,应该高度重视,急诊收住院并及时进行全面的血管(包括心脏)评估,及时采取针对性的治疗措施,才能避免继发的血管病事件。

第二,导致青年脑卒中的病因很多,但是最多见的是动脉粥样硬化,其次是心源性栓塞、炎性血管病及少见的其他原因。常见的危险因素是高血压、糖尿病、脂代谢异常、吸烟、饮酒、家族史等。本例患者明确诊断是 Stanford A 型主动脉夹层导致的脑梗死,但是关于引起动脉夹层的原因应该深入探讨。本例患者的危险因素有高血压、吸烟、饮酒、血管病家族史,如果能除外炎性血管病、纤维肌发育不良等,病因应该考虑动脉粥样硬化。明确病因可以使卒中的预防有的放矢。

参考文献

1. Khan IA, Nair CK. Clinical, diagnostic, and management perspectives of aortic dissection[J]. Chest, 2002, 122:311-328.

2. Gaul C, Dietrich W, Friedrich I, et al. Neurological symptoms in type A aortic dissections[J]. Stroke, 2007, 38:292-297.

3. 楼小琳, 张茁, 张菁. 主动脉夹层动脉瘤的神经系统表现[J]. 中华老年心脑血管病杂志, 2000, 2: 26-27.

4. Ince H, Nienaber CA. Diagnosis and management of patients with aortic dissection[J]. Heart, 2007, 93: 266-270.

5. Feldman M, Shah M, Elefteriades JA. Medical management of acute type A aortic dissection[J]. Ann Thorac Cardiovasc Surg, 2009, 15:286-293.

6. Engelter ST, Rutgers MP, Hatz F, et al. Intravenous thrombolysis in stroke attributable to cervical artery dissection[J]. Stroke, 2009, 40:3772-3776.

7. Lyrer P, Engelter S. Antithrombotic drugs for carotid artery dissection(Cochrane Review)[R]. Oxford, UK: Cochrane Library, 2010, Volume 10.

8. Lee VH, Brown RD Jr, Mandrekar JN, et al. Incidence and outcome of cervical artery dissection: a population-based study[J]. Neurology, 2006, 67:1809-1812.

9. Larrue V, Berhoune N, Massabuau P, et al. Etiologic investigation of ischemic stroke in young adults[J]. Neurology, 2011, 76:1983-1988.

病例 15　并发高血压脑病的穿支动脉硬化性小卒中 1 例

郑峥, 汪银洲

【关键词】 穿支动脉; 卒中; 高血压; 高血压脑病

1　病例简介

患者男, 46 岁, 主因"突发左下肢无力伴头晕 8 日"于 2010 年 7 月 6 日收住入院。患者 2010 年 6 月 28 日疲劳后突发左下肢无力, 行走略显不稳, 伴明显头晕感, 无视物旋转、恶心、呕吐, 无言语不清, 无耳鸣、听力减退, 无吞咽困难、饮水呛咳等症状, 就诊于土耳其某医院, 当日发病后 8 小时行 MRI 检查诊断为"脑梗死", 当时测左侧肱动脉血压为 212/120mmHg, 给予口服"倍他乐克、苯磺酸氨氯地平、甲磺酸多沙唑嗪、吲达帕胺、莫普洛尔、阿托伐他汀、氯吡格雷"等药物治疗, 具体用药方法和剂量不详。治疗后左下肢无力、头晕等症状有所缓解, 但未完全恢复正常。2010 年 7 月 5 日转诊至我院进一步治疗。

既往史: 高血压史 5 年; 2 型糖尿病史 2 年; 均未规律服药治疗, 未按时监测血压、血糖。无冠状动脉粥样硬化性心脏病、心房颤动、高血脂病史, 无吸烟、饮酒史。父母均有高血压、糖尿病史。

入院查体: 体温 36.3℃, 脉搏 88 次/分, 右侧上肢血压 215/118mmHg、左侧上肢血压 209/115mmHg。心肺功能检查未见异常, 颈部未闻及血管杂音。神经系统查体: 神志清楚, 言语流利, 双侧瞳孔直径 2.5mm, 对光反射灵敏, 双侧眼底视乳头淡红, 边界清楚, 动静脉比

2∶3。左上肢肌力5级,左下肢肌力4级,肌张力正常,左侧偏身痛觉略减退;右侧上、下肢肌力5级,肌张力正常,共济运动、感觉功能正常。双侧Babinski征、Chaddock征阴性。采用美国国立卫生研究院卒中量表(NIHSS)评分为2分。

实验室检查:①血常规:红细胞$2.93×10^{12}$/L、血红蛋白86g/L,提示中度贫血,血凝功能正常。②血生化:甘油三酯2.2mmol/L、总胆固醇5.2mmol/L、低密度脂蛋白胆固醇3.4mmol/L、高密度脂蛋白胆固醇1.0mmol/L,提示混合性高脂血症。③葡萄糖8.4mmol/L(空腹)、13.4mmol/L(餐后2小时)、糖化血红蛋白5.9%,符合糖尿病诊断标准[1]。④尿素氮8.5mmol/L、肌酐158μmol/L,提示肾功能损害。⑤尿酸478μmol/L,提示高尿酸血症。⑥血$β_2$微球蛋白3.01mg/L、24小时尿蛋白1.87g、尿微白蛋白310mg/L、24小时微白蛋白1054mg,提示肾小球、肾小管功能损伤。⑦血皮质醇8∶00Am∶304μg/L;4∶00Pm∶141μg/L,提示皮质醇增多,可疑肾上腺皮质腺瘤。24小时尿香草苦杏仁酸、血同型半胱氨酸、抗核抗体等自身免疫抗体全套、中性粒细胞胞浆抗体、ESR、类风湿因子、人免疫缺陷病毒、梅毒快速血浆反应素试验均正常。

影像学检查:发病后8小时土耳其当地医院颅脑MRI检查(2010年6月28日):双侧侧脑室旁白质、双侧丘脑、中脑、脑桥、延髓广泛异常信号,呈T_1WI略低信号,T_2WI和液体衰减反转恢复(FLAIR)序列高信号,弥散加权成像(DWI)呈等或略高信号,表观弥散系数(apparent diffusion coefficient,ADC)图高信号,提示可能为脱髓鞘病变或脑水肿;右侧基底节区、侧脑室旁急性梗死灶(图1.15-1)。

发病后9日颅脑MRI检查(2010年7月7日):双侧侧脑室旁白质、双侧丘脑、中脑、脑桥、延髓多发病变,脱髓鞘病变或脑水肿可能,较2010年6月28日表现明显好转;右侧基底节内囊后肢附近急性梗死灶;增强后病灶均无明显强化(图1.15-2)。

胸片检查(2010年7月7日):左心缘饱满,心尖向左下扩大,提示左心室增大。

心电图检查(2010年7月7日):心率82次/分,窦性心律,节律整齐,无期前收缩,并提示左心室肥厚。

颈动脉超声检查(2010年7月8日):左侧颈内动脉窦后壁见一等回声斑块,大小约7mm×6mm,边缘光滑,峰值流速54.8cm/s。右侧未见斑块形成。

头颈部计算机断层扫描血管成像(CTA)检查(2010年7月8日):双侧颈内动脉、椎基底动脉系统未见明显动脉狭窄。

肾动脉超声检查(2010年7月8日):双侧肾动脉血管形态结构正常,管腔内血流连续、频谱正常。

心脏彩色超声检查(2010年7月8日):提示室间隔及左室壁增厚、主动脉增宽、左房扩大。

肾脏单光子发射断层扫描(emission computed tomography,ECT)检查(2010年7月9日):右肾小球滤过率(glomerular filtration rate,GFR)25ml/min,左肾26ml/min(正常90~120ml/min),提示双肾GFR降低。

肾上腺CT检查(2010年7月10日):左侧肾上腺分叶状占位,可能为腺瘤(图1.15-3)。

诊断:急性缺血性卒中,右侧基底节区急性梗死。

分型:根据中国卒中分型(CISS)归类于穿支动脉病[2]。

病因:高血压、糖尿病致穿支动脉硬化可能。

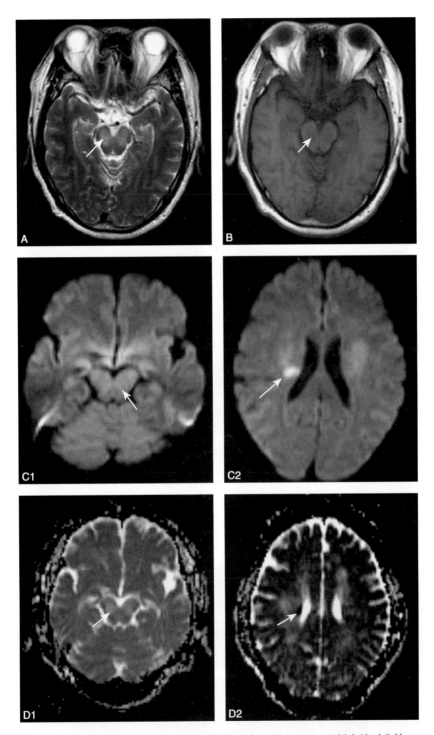

图 1.15-1　发病后 8 小时 MRI 检查(2010 年 6 月 28 日),双侧中脑对称性
异常信号,右侧侧脑室旁椭圆形梗死灶

A. T$_2$WI 呈高信号(箭头);B. T$_1$WI 呈略低信号(箭头);C. DWI:C1 呈等或略高信号(箭头),
C2 梗死灶呈高信号(箭头);D. ADC:D1 呈高信号(箭头),D2 梗死灶呈低信号(箭头)

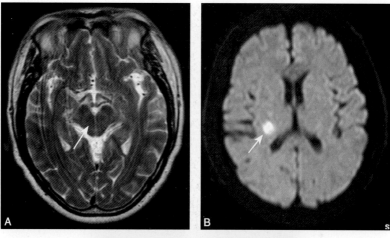

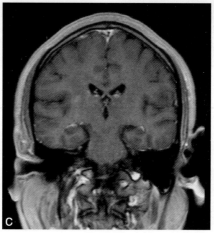

图 1.15-2　发病后 9 日颅脑 MRI 检查(2010 年 7 月 7 日)
A. T₂WI 横断位显示中脑病灶明显消散(箭头);B. DWI 显示右侧基底节区
高信号梗死灶(箭头);C. 增强扫描显示各病灶无明显强化

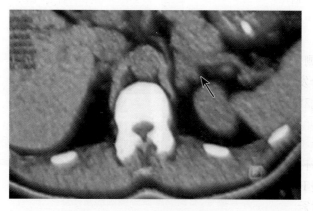

**图 1.15-3　肾上腺 CT(2010 年 7 月 10 日)检查:示左侧肾上腺
分叶状占位,可能为腺瘤(箭头)**

发病机制:右侧大脑中动脉穿支动脉硬化闭塞。

病理生理分型及风险评估:非心房颤动缺血性卒中患者卒中复发的预测模型——Essen卒中风险评分量表(Essen stroke risk score,ESRS)评分 3 分[3],ABCD^2 评分 6 分,属于高危患者。

其他诊断:高血压性脑病、可逆性后部白质脑病综合征(posterior reversible leucoencephalopathy syndrome,PRLS)、继发性高血压、左侧肾上腺腺瘤可能性大、糖尿病、慢性肾脏病、高血压性心脏病、混合性高脂血症、肾性贫血。

治疗过程:入院后给予氯吡格雷(75mg,1 次/日)、阿托伐他汀(20mg,1 次/日),先后给予硝酸甘油(20~30μg/min)和乌拉地尔(10~20mg/h)静脉微量泵入控制血压,后改为硝苯地平控释片(30mg,2 次/日)、厄贝沙坦氢氯噻嗪片(150mg,2 次/日)和比索洛尔(5mg,1 次/日)联合降血压;生物合成人胰岛素注射液和精蛋白生物合成人胰岛素控制血糖治疗。2010年 7 月 29 日于泌尿外科行左侧肾上腺肿瘤切除术,术后病理证实为腺瘤。出院时患者左下肢肌力恢复至 5 级,NIHSS 评分 0 分,无头晕、头痛。出院后患者长期应用氯吡格雷 75mg/d、阿托伐他汀 20mg/d、硝苯地平控释片 30mg/d、生物合成人胰岛素注射液(早餐前 16U,晚餐前 10U 皮下注射)治疗。随访至今患者血压、血糖、血脂水平控制达标,未再发生卒中事件。

2 讨论

患者是中年男性,突发起病,主要表现左下肢轻瘫和左偏身痛觉减退,结合发病当日颅脑 MRI,右侧基底节区急性脑梗死诊断明确,虽 NIHSS 评分≤3 分,符合小卒中的诊断标准,但血管病变程度可能较严重[4]。受害血管为右侧大脑中动脉的穿支动脉,但责任血管和发病机制未明确,大动脉粥样硬化导致的动脉到动脉栓塞、穿支动脉病还是心源性脑栓塞均有可能。入院后颈动脉超声和头颈 CTA 未发现前后循环颅内外血管严重的粥样硬化性易损斑块证据,心脏彩色超声未发现心腔内附壁血栓,心电图无心房颤动等所致的心律失常,因此缺血性卒中的病因考虑为穿支动脉病,发病机制为高血压、糖尿病导致的颅内穿支动脉硬化、闭塞。

最初的颅脑 MRI 还发现了远比急性脑梗死更为严重的病变:双侧侧脑室旁白质、丘脑、中脑、脑桥、延髓广泛异常信号,呈现 T$_1$WI 略低信号、T$_2$WI 高信号,尤其在脑桥、中脑层面双侧病灶十分对侧,与脑桥中央髓鞘溶解症十分类似,但患者临床症状轻微与影像学病灶的广泛性、严重性极不相称。颅脑 MRI 其他序列为上述病灶的定性提供了有价值的证据。疑似脱髓鞘的对称性病灶于 T$_2$WI、FLAIR、ADC 图呈高信号,DWI 呈等或略高信号,符合血管源性脑水肿特征;右侧基底节区梗死病灶于 DWI 呈高信号,ADC 图呈低信号,符合细胞毒性脑水肿特征[5]。结合发病时血压显著增高,经过积极的降压治疗后,复查颅脑 MRI 发现疑似脱髓鞘的病灶发生戏剧性改变,显著消散好转,进一步证实病变性质为可逆性的血管源性水肿。因此附加诊断高血压脑病、PRLS,同时出现了高血压慢性和急性病理生理过程导致的脑血管损害表现。PRLS 常见的病因有子痫、先兆子痫、高血压脑病、伴有高血压的肾病和应用免疫抑制剂(如环孢霉素 A)等,高血压是最常见的临床征象。临床症状和神经影像学改变的完全可逆性是 PRLS 主要的特征,病变往往较广泛,呈双侧对称性,常累及顶枕叶、颞叶后部、基底节、放射冠、脑干和小脑等部位,多位于皮质下白质,于 MRI 的 DWI 呈现等或高信号,ADC 图高信号,为典型的血管源性脑水肿征象[5]。根据肾上腺 CT 和病理证实左侧肾上腺腺瘤,经过手术切除治疗后,患者术前顽固的高血压得以控制,继发性高血压诊断成立。

患者存在高血压、糖尿病、高脂血症等高危因素，结合 ESSEN 和 ABCD^2 评分均说明患者为卒中的高危人群，根据《中国缺血性脑卒中和短暂性脑缺血发作二级预防指南 2010》推荐[6]，给予氯吡格雷抗血小板和阿托伐他汀强化降脂治疗。针对血压，《中国急性缺血性脑卒中诊治指南 2010》推荐"缺血性卒中后 24 小时内血压升高应谨慎处理"，"收缩压 ≥ 200mmHg 或舒张压≥110mmHg，或伴有严重心功能不全、主动脉夹层、高血压脑病，可予谨慎降压治疗"[7]。指南中两个"谨慎"告诫临床医师卒中急性期降压治疗应建立在完善的血管评估、严密的血压监测、合理的应用指南、个体化的用药原则四大基石之上。

专家点评 ——————————————— 方玲

小卒中与缺血性卒中急性期血压管理是本年度备受关注的热点问题。本例患者为小卒中，根据患者病史特点及影像学表现考虑为穿支动脉病，如能进行颅内血管高分辨率成像则证据更加充分。进而根据患者颅脑 MRI 所示脑部多发病灶 T$_2$WI、FLAIR、DWI 和 ADC 图各序列病灶特点，推论出血管源性脑水肿病变，且不同时期的 MRI 提示为可逆性病变，考虑存在高血压脑病、可逆性后部白质脑病综合征。作者并未满足此诊断，积极查找高血压原因，最终发现患者疾病的始发原因是左侧肾上腺腺瘤。本例患者同时存在高血压慢性和急性病理生理过程导致的脑血管损害表现，根据指南推荐制订治疗策略，经过规范抗血小板聚集，调控血脂、血糖、血压和手术治疗，取得理想的治疗效果。通过本例患者的诊治经过，说明细致的影像学检查会给临床辨证治疗提供更多的线索，急性缺血性卒中的降压治疗要遵循指南提出的"临床医师卒中急性期降压治疗应建立在完善的血管评估、严密的血压监测、合理的应用指南、个体化的用药原则四大基石之上"。

参考文献

1. World Health Organization. Definition and diagnosis of diabetes mellitus an intermediate hyperglycemia：Report of a WHO/IDF consultation[J]. Geneva：World Health Org,2006.

2. Gao S,Wang YJ,Xu AD,et al. Chinese Ischemic Stroke Subclassification[J]. Front Neurol,2011,2：6.

3. Fitzek S,Leistritz L,Witte OW,et al. The Essen Stroke Risk Score in one-year follow-up acute ischemic stroke patients[J]. Cerebrovasc Dis,31：400-407.

4. Fischer U,Baumgartner A,Arnold M,et al. What is a minor stroke？[J]. Stroke,2010,41：661-666.

5. Finocchi V,Bozzao A,Bonamini M,et al. Magnetic resonance imaging in Posterior Reversible Encephalopathy Syndrome：report of three cases and review of literature. Arch Gynecol Obstet,2005,271：79-85.

6. 中华医学会神经病学分会脑血管病学组缺血性脑卒中二级预防指南撰写组. 中国缺血性脑卒中和短暂性脑缺血发作二级预防指南 2010[J]. 中华神经科杂志,2010,43：154-160.

7. 中华医学会神经病学分会脑血管病学组急性缺血性脑卒中诊治指南撰写组. 中国急性缺血性脑卒中诊治指南 2010[J]. 中华神经科杂志,2010,43：146-153.

二、颅内静脉系统血管病

病例1 侧窦血栓合并脑出血1例

方力群,刘慧敏,郑伟

【关键词】 侧窦血栓形成;脑出血

侧窦血栓临床较少见,发病率低,临床表现复杂多样,缺乏特异性,容易误诊和漏诊而影响预后。现将本病例分析如下。

1 病例简介

患者男,21岁,学生,因"头痛、呕吐、发热半月余,精神异常3日",于2008年11月10日入我院治疗。患者半月前有上呼吸道感染史,之后一直伴左侧头部钝痛,还伴有恶心、呕吐,自觉发热(体温不详),近期体重下降约10kg。3日前出现精神异常,表现为不认人,语无伦次,体温39.7℃。近期无头部或颈部外伤,无近期或复发的耳部感染史。既往无类似头痛史。病初服去痛片,头痛无明显缓解。入院前10日前在当地医院查颅脑CT未见异常(图2.1-1)。入院前3日在当地医院行腰椎穿刺检查,脑脊液初压200cmH$_2$O,脑脊液外观无色透明,潘氏反应弱阳性,氯化物108mmol/L;糖4.14mmol/L,蛋白1.1g/L,细胞数1个。

既往史:既往体健,否认结核病史,否认外伤史。无已知药物过敏史。

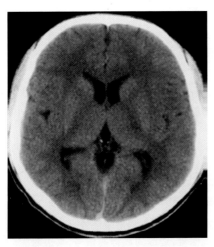

图2.1-1 入院前颅脑CT(2008年11月1日):未见异常

内科系统检查:脉搏87次/分,体温38.7℃,呼吸18次/分。精神异常,人物定向障碍,言语幼稚,所答非所问。体型消瘦,乳突无异常。无口腔黏膜病灶。无颈部包块或头皮静脉充盈。心脏和双肺正常,腹软,肝脾无肿大。

神经系统检查:精神异常,左眼睑略下垂,双眼球活动正常,光反射对称存在。四肢肌力和肌张力正常,双下肢腱反射消失,双下肢病理征(±),皮肤痛觉过敏,颈强(++++),Kernig征(+)括约肌障碍。

辅助检查:入院当天行腰椎穿刺检查:脑脊液初压110cmH$_2$O,终压90cmH$_2$O。抗酸杆菌涂片检查(−),结核杆菌DNA定量低于检测下限。血常规:白细胞16.74×10^9/L,中性粒细胞13.25×10^9/L。血生化:指标正常。丙型肝炎病毒抗体IgG(−),乙肝

71

五项正常。尿检查:正常。凝血时间:凝血酶原时间(PT):18.4 秒,国际标准化比值(INR)1.51,纤维蛋白原(FIB):4.7g/L,部分活化凝血酶原时间(APTT):34.8 秒(表 2.1-1)。

表 2.1-1　脑脊液常规和生化结果

项　目	结　果	项　目	结　果
蛋白	1.32(0.20～0.40)g/L	细胞计数	280[(0～5)×10^6]
糖	2.3(2.50～4.50)mmol/L	细胞分类	
氯	118.2(120.0～130.0)mmol/L	多个核细胞	40%
外观	微红混浊	单个核细胞	60%
蛋白定性	阳性(+)		

注:括号内为正常值

胸片:心肺未见明显异常。骨盆正位片未见异常。

颅脑 CT(2008 年 11 月 11 日)(图 2.1-2):左颞区脑血肿。

颅脑 MRI(2008 年 11 月 11 日)(图 2.1-3):脑出血(急性期)改变,建议必要时做增强磁共振血管成像(MRA),以除外血管畸形出血。

MRA+磁共振静脉血管成像(MRV)(2008 年 11 月 12 日):MRA 示左侧大脑中动脉外压性改变(图 2.1-4),MRV 示左侧横窦及乙状窦显示不佳,左侧横窦及乙状窦静脉血栓(图 2.1-5)。

根据病史及临床表现,有感染诱因,发热、头痛、呕吐半个月,说明有高颅压症状,加上精神症状,膝腱反射消失,脑膜刺激征,尿潴留,脑脊液中

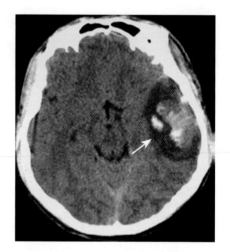

图 2.1-2　入院后颅脑 CT(2008 年 11 月 11 日):左颞区脑血肿(箭头)

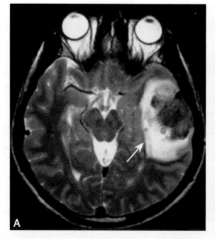
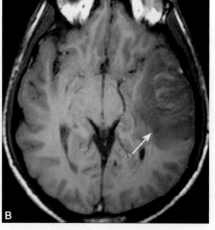

图 2.1-3　颅脑 MRI(2008 年 11 月 11 日):左颞叶及岛叶可见不规则形混杂信号,T₂WI 低信号为主,周边为片状高信号(A)(箭头),T₁WI 呈略低信号,边缘为线样高信号,其边缘可见较粗流空血管影,与病灶关系密切(B)(箭头);该部位脑回肿胀,脑沟变浅,左侧脑室及环池受压变窄,左侧基底节区及中脑轻度受压。脑中线轻度偏右,脑室系统无扩张

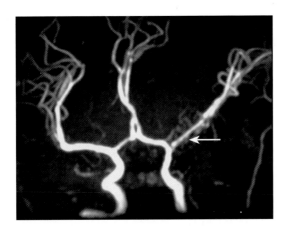

图 2.1-4　颅脑 MRA（2008 年 11 月 12 日）：
左侧大脑中动脉外压性改变（箭头）

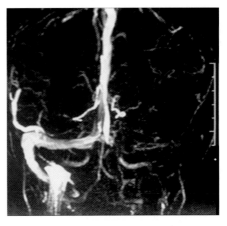

图 2.1-5　颅脑 MRV（2008 年 11 月 12 日）：
左侧横窦及乙状窦显示不佳，左侧横窦及
乙状窦静脉血栓

糖、氯化物含量低，蛋白和细胞数高，临床上符合结核性脑膜炎的诊断，但患者的颅脑 MRI 示脑出血（急性期），颅脑 CT 示左颞区脑血肿。脑外科会诊意见：脑血肿，根据影像学表现推测脑出血的原因有 3 种可能：①脑外伤；②肿瘤；③动静脉畸形。患者与家属均否认脑外伤史。肿瘤可能性也没有，因为相隔 10 日的两张颅脑 CT 可以证实。动静脉畸形无法解释脑脊液的改变。颅脑 MRA+MRV 结果回报证实左侧横窦及乙状窦静脉血栓。

2　讨论

Ribes 在 1825 年最早描述了大脑静脉和脑膜静脉窦血栓，其发病机制有两种可能：一是静脉的血栓形成造成血管的阻塞，引起脑组织局部水肿和静脉性梗死[1,2]。二是主要的静脉窦血栓形成，造成脑脊液回收和引流障碍，导致颅内压增高，但由于蛛网膜下腔和脑室之间不存在压力梯度，故早期脑室并不扩张。

本病例影像学和临床症状不统一，患者左侧颞叶出血量较通常静脉窦血栓出血大，提示血栓周围的小血管破坏较为严重。静脉窦血栓经常导致脑实质、蛛网膜下腔和脑膜下腔的出血，这种出血倾向是由于血栓导致静脉和毛细血管压力增高引起的。静脉窦血栓影像学特征性改变为大脑镰和小脑镰增强、条索征、δ 征（指增强的颅脑 CT 上脑膜窦内产生充盈缺损所致三角征）等异常。颅脑 CT 显示脑水肿、脑梗死、出血性脑梗死等间接征象，MRI+MRV 是最好的无创性检查。

脑静脉窦血栓治疗主要包括保守治疗、内科血管治疗和外科手术治疗[3]。目前认为，在没有其他禁忌证的情况下，肝素应作为治疗的一线药物[4,5]。在充分肝素化病情仍持续恶化者，建议导管介入溶栓治疗。预后不良有关的因素包括血栓进展很快、患者的年龄（婴儿和老年人病死率高）、感染性因素、出现局灶症状和昏迷、在扫描时发现是出血性梗死和累及小脑静脉或大脑深静脉的血栓。如果患者在疾病的早期能存活，其预后会明显优于动脉源性缺血。

总之，侧窦血栓临床表现复杂，缺乏特异性，容易误诊和漏诊，在疾病早期应尽快行影像学检查，早期诊断和治疗可望获得良好预后。

专家点评—————————————————————————————张卓伯

　　该病例是较为典型的横窦和乙状窦血栓,并同时伴有脑出血。在诊断过程中提示我们,在颅内压增高或怀疑静脉窦血栓的患者中,神经影像学检查十分关键。在紧急情况下需要检查颅脑 CT 可以排除急性出血或肿瘤。MRI 相对而言,能够更好的显示脑实质病变,可以直接看到血栓。但结果仍是模棱两可的时候,MRA 和 MRV 检查必不可少。

参考文献

1. Corrol JC, Oppenheim C, Mana R, et al. Diffusion-weighted magnetic resonance imaging in a case of cerebral venous thrombosis[J]. Stroke,1998,29:2649-2652.
2. Yoshikawa T, Abe O, Tsuchiya K, et al. Diffusion-weighted magnetic resonance imaging of dural sinus thrombosis[J]. Neuroradiology,2002,44:481-488.
3. Diaz JM, Schiffman JS, Urban ES, et al. Superior sagittal sinus thrombosis and pulmonary embolish:a syndrom rediscovered[J]. Acta Neurol Scand,1992,86:390-396.
4. 李存江,王桂红. 脑静脉窦血栓形成的早期诊断和治疗[J]. 中华神经科杂志,2002,35:65-67.
5. Wasay M, Azeemuddin M. Neuroimaging of cerebral venous thrombosis[J]. J Neuroimaging,2005,15:118-128.

病例2　脑膜癌合并静脉窦血栓1例

赵金星,韩会军,韩娣

【关键词】 脑膜肿瘤;窦血栓形成,颅内;颅内高压

1 病例介绍

　　患者男,49 岁,主因"反复头痛伴呕吐、一过性视物不清 1 个月余"于 2007 年 7 月收入院。患者 1 个月来反复头部胀痛,以后枕颈部为著,每次持续数分钟,发作时常伴喷射性呕吐,为胃内容物,偶有一过性双眼视物不清。患者入院前于外院诊断为"脑血管痉挛",予神经营养及对症治疗(具体不详),头痛、呕吐未见好转,遂来我院。门诊考虑"颅内高压",行脱水治疗,头痛稍缓解。为进一步诊治,以"头痛原因待查"收入院。

　　既往史:2003 年 10 月因肺癌行"右肺上叶切除、淋巴结清扫术",病理提示中分化腺癌,术后化疗 10 疗程(具体剂量不详)。否认心脏疾患、高血压、糖尿病、腹痛、咯血、便血史。

　　入院查体:双侧血压 110/70mmHg。营养中等,皮肤干燥。右胸手术瘢痕 15cm,双肺未闻明显啰音,心律齐,未闻杂音,腹软,无压痛,双下肢无水肿。神志清楚,言语流利,精神弱。双瞳等大等圆,光反应灵敏,眼动充分,双眼视力1.2,眼底:双视乳头水肿、色淡,边界不清,静脉迂曲,动静脉比1:4,可见片状出血,状若"火山口"(图2.2-1)。颈项强直 3 横指。面纹对称,伸舌居中。四肢肌力、肌张力正常。

　　检查回报:血清铁蛋白(肿瘤标志物之一)360μg/L,升高。腰穿提示脑脊液压力>330mmH$_2$O,细胞总数 4 个/μl,白细胞数 2 个/μl,糖正常,氯化物 111mmol/L,降低,蛋白120mg/dl,升高。细胞学检测可见散在异形大细胞,可疑肿瘤细胞。颅脑磁共振(2007 年 7

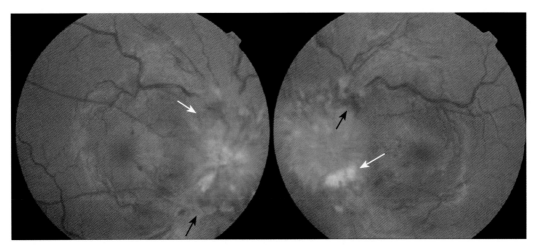

图 2.2-1　眼底照相：双视乳头水肿、色淡（白箭头），边界不清，静脉迂曲，可见片状出血（黑箭头）

月 4 日）平扫提示脑实质未见异常，幕上脑室略扩大，增强后提示部分脑膜强化，静脉相提示上矢状窦末端及直窦血管粗细不均，似有部分血栓（图 2.2-2）。经 DSA（2007 年 7 月 12 日）证实下矢状窦、直窦未显影，上矢状窦中段显影差，考虑静脉窦血栓形成（图 2.2-3）。

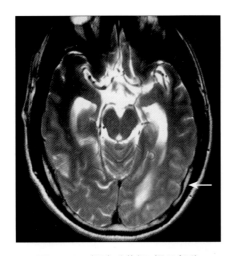

图 2.2-2　颅脑磁共振：提示部分脑膜强化（箭头）

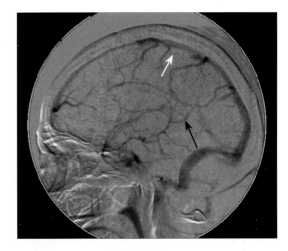

图 2.2-3　颅脑血管造影：下矢状窦、直窦未显影（黑箭头），上矢状窦中段显影差（白箭头）

　　诊断：患者主要为颅高压症状，结合既往肺癌病史、影像学表现，考虑为脑膜癌合并静脉窦血栓。

　　治疗：入院后完善检查同时，予"甘露醇"250ml，每 6 小时 1 次脱水治疗，并予葡萄糖盐水、氯化钾补充液体及电解质。患者头痛稍缓解，效果欠佳。脑脊液细胞学检测提示可疑肿瘤细胞后，患者放弃进一步细胞学复查，出院。

2　讨论

　　脑膜癌是肿瘤细胞弥漫性或多灶性、局限性浸润脑和脊髓的软脑（脊）膜的中枢神经系统转移瘤。临床表现复杂多样，但因累及脑脊液循环系统，多有颅内高压，而以头痛、呕吐为首发症状。颅内静脉窦血栓形成后,脑脊液静脉回流受阻,也会出现颅内高压症状。上述两种疾病在临床上通常仅具有高颅压的表现,既相对独立,又有一定的联系,个别患者同时患有上述两种疾病,正确认识二者关系、及时明确诊断对疾病的治疗有指导意义。

脑膜癌合并颅内静脉窦血栓是多种因素的作用结果[1],考虑存在以下原因:肿瘤细胞直接激活凝血系统,使血液处于高凝状态;肿瘤细胞损伤血管内皮,致内皮抗凝作用减弱;其与血小板接触后可诱导血小板参与凝血;肿瘤细胞浸润破坏组织引发组织因子释放的同时,其特异性抗原及分泌的促凝物均可启动凝血途径;患病后卧床时间延长,活动减少,从而导致血流缓慢,加之大量脱水药物应用导致血液浓缩亦增加了血栓形成机会。此外,化疗可造成抗凝物质的减少,同时化疗药物对血管壁的损伤也是形成静脉血栓的肯定危险因素。

本患者的临床特点是以头痛伴喷射性呕吐为主要症状,查体眼底"火山口"样改变,高度提示颅内高压。结合既往肺癌病史、影像学表现,考虑为脑膜癌,这在入院后脑脊液细胞学检验得到了初步印证。唯一能够在患者生前确定脑膜癌的金标准是在脑脊液中找到癌细胞及其他全身检查的肿瘤证据。有文献报道,检查次数越多则阳性率越高,并且特异的免疫细胞化学反应可协助诊断脑膜癌病[2,3]。本患者首次脑脊液细胞学即见到可疑肿瘤细胞,支持了脑膜癌的诊断。这时,需要高度警惕的是千万不要以为找到了病因,单纯的脑膜癌可继续进行放、化疗治疗,于是将患者转至相关科室进行脑膜癌的治疗。患者磁共振的静脉相提示上矢状窦末端及直窦血管粗细不均,若存在颅内静脉窦血栓则考虑先抗凝治疗,再行化疗。虽然脑膜癌合并静脉窦血栓的发病率不高,但考虑到恶性肿瘤后血液的高凝状态,亦应考虑到二者同时存在的可能。本患者经 DSA 证实静脉窦血栓形成。这对下一步的治疗计划具有决定性意义。此外,与脑膜癌患者因交通性脑积水致脑室扩大不同[4],本患者脑室稍扩大,考虑同时出现交通性脑积水和间质性脑水肿,但以前者为主。这更区别于大多数由于脑水肿致脑体积增加,脑室受压变小的单纯脑静脉窦血栓患者[5]。临床若发现脑室这种变化,也应考虑到二病共存的可能。

脑膜癌与颅内静脉窦血栓均可表现出非特异性的颅内高压症状,单纯脱水治疗效果不佳,临床诊治时应注意鉴别,并考虑到二者合并的可能:①对于以颅内高压症状为主要表现的中老年患者,尤其既往有恶性肿瘤病史的,应高度警惕脑膜癌,生前诊断主要依靠脑脊液细胞学诊断,多次抽液化验可提高检查的阳性率;②以高颅压为主要表现的患者,脱水治疗效果欠佳时,应考虑静脉窦血栓可能,DSA 可确诊;③对于临床找到脑膜癌证据,影像学提示脑室扩大程度与临床单纯脑膜癌不符时,应考虑二病共存。

脑膜癌合并静脉窦血栓时,传统的抗凝或溶栓效果欠佳,有文献报道此类患者可进行脑室-腹腔分流术,虽然存在肿瘤种植或脑脊液蛋白高致堵管可能,但是可很大程度上缓解患者症状,对提高患者生存质量有很大帮助[6]。很遗憾,本患者放弃了进一步治疗,未予追踪。

专家点评————————————————————张在强

该患者突出的临床表现可总结为以下几点:①肺癌病史,手术治疗后化疗;②颅内高压综合征;③颅脑磁共振成像显示脑膜增厚,数字减影血管造影提示颅内静脉窦显示差;④脑脊液细胞学发现异形肿瘤细胞。临床符合脑膜癌诊断,肿瘤细胞可浸润硬脑膜、脑脊膜、颅神经、脑室系统和静脉窦。静脉窦闭塞的原因可为肿瘤细胞性栓塞;或者肿瘤细胞及其释放的因子累及血管内皮细胞,激活凝血机制,血栓形成。

诊断的关键在于寻找颅高压形成的原因,对于有肿瘤病史的颅内高压综合征患者,脑脊液常规生化可能提示葡萄糖水平极度降低,首先应该疑诊脑膜癌,积极寻找肿瘤的证据,如寻找原发灶、脑脊液肿瘤细胞,同时寻找肿瘤神经系统损害的证据,如影像学发现:脑膜增厚强化、沿着脑沟粟粒样或点片样强化、团块样病变、脑室扩大、静脉窦闭塞等,可得到对疾病全面的评估。

脑膜癌累及静脉窦系统的病例少见,本文提供了详尽的病史和影像学资料,有利于提高对脑膜癌的认识。

参考文献

1. Karimi M,Cohan N. Cancer-associated thrombosis[J]. Open Cardiovasc Med J,2010,4:78-82.
2. 丁岩,董会卿,朴月善,等.脑膜癌病并颅内静脉窦血栓形成的临床与病理[J].北京医学,2007,29:135-138.
3. 关鸿志,陈琳,管宇宙,等.脑膜癌病的脑脊液细胞学与临床观察[J].中国神经免疫学和神经病学杂志,2005,12:111-113.
4. Chamberlain MC. Neoplastic meningitis[J]. The Oncologist,2008,1:967-977.
5. Ganeshan D,Narlawar R,McCann C,et al. Cerebral venous thrombosis-a pictorial review[J]. Eur J Radiol,2010,74:110-116.
6. 吴培,史怀璋,高成,等.脑膜癌合并静脉窦血栓一例并文献复习[J].中华神经外科杂志,2011,27:305-307.

病例3 Churg-Strauss综合征合并颅内静脉窦血栓形成1例

齐冬,赵莹莹,王瑞金,赵伟秦

【关键词】 Churg-Strauss综合征;嗜酸性粒细胞增多症;高凝状态;颅内静脉窦血栓形成

1 病例介绍

患者女,43岁,主因"左足无力16天,右手麻木无力13天,右下肢近端麻木疼痛3天"于2011年3月28日入院。患者于16天前静脉滴注"阿奇霉素、氨溴索"治疗"支气管哮喘"过程中逐渐出现左足力弱,伴踝部麻刺样疼痛、尚可耐受,伴左膝以下麻木,可自行站立、行走,无视物模糊、言语不清、大小便障碍,就诊于当地县医院,行颅脑CT检查未见异常,考虑诊断"周围神经病变",给予维生素B_{12}营养神经治疗,症状无好转,13天前出现右手麻木无力、握拳不牢,伴胀痛,可耐受。3天前出现自右腹股沟至膝关节麻木、刺痛,远端踝部出现红色皮疹,我院急诊查血常规示白细胞计数20.66×10^9/L,嗜酸性粒细胞计数8.92×10^9/L,嗜酸性粒细胞百分比43.2%。体温37.3℃,诊断为"周围神经病变",给予维生素B_1、B_{12}营养神经及对症治疗。2天前出现右上肢自肩部至手疼痛,呈间断性、麻刺感,尚可忍受,1天前出现左足水肿、红色皮疹,无胸闷、喘憋、头晕、恶心、呕吐、肢体抽搐、肉跳、尿便失禁等症状,为进一步治疗,收住我院。

既往史:支气管哮喘病史8年,发病前4天支气管哮喘发作伴肺炎,接受"阿奇霉素"抗感染及化痰治疗。胆囊炎、脂肪肝病史2年。有青霉素、氨茶碱过敏史。

个人史及家族史:否认口服避孕药物,否认家族遗传病史。

入院查体:BP 120/80mmHg,心率87次/分,呼吸16次/分,心律齐,心音有力,各心脏瓣膜听诊区未闻及杂音,双肺呼吸音粗,未闻及干湿啰音。全身未触及肿大淋巴结,左足水肿。双下肢踝以下足背处可见散在紫癜样皮疹。神经系统查体:神清,语利,双侧瞳孔等大等圆,对光反射灵敏,双侧鼻唇沟对称,伸舌居中,余颅神经查体未见异常。四肢肌肉容积及肌张力正常。左上肢肌力5级,右上肢近端肌力5级,远端肌力4级,握力差,左下肢近端肌力5级,足背屈肌力0级,跖屈3级,右下肢肌力5级。双上肢肱二头肌腱反射(++),桡骨膜反射(+),肱三头肌腱反射(+),双下肢腱反射未引出。双侧Babinski征阴性。右上肢远端尺神经分布区针刺痛觉减退,尺侧音叉振动觉减退,左下肢腓浅神经分布区皮肤针刺痛觉减退,右下肢股神经分布区皮肤针刺痛觉减退。左足位置觉减退,余大致正常。右侧指鼻试验欠稳准,左侧指鼻试验稳准,双侧跟膝胫试验稳准。颈软,无抵抗,Kernig征阴性。

实验室检查:外周血常规(2011年3月28日)白细胞计数 $25.30×10^9/L$,嗜酸性粒细胞百分比33.0%,血小板计数 $378×10^9/L$;血分片(2011年3月29日)示血嗜酸性粒细胞百分比78%;骨髓细胞学检查(2011年4月1日):嗜酸性粒细胞增多;生化全套(2011年3月28日)示白蛋白28.5g/L,超敏C-反应蛋白14.37mg/L;凝血全套(2011年3月29日):国际标准化比值(INR)1.21,抗凝血酶原Ⅲ(antiprothrombin-Ⅲ)62.7%,纤维蛋白降解产物(fibrin degradation product,FDP)6.10μg/ml,D-二聚体(D-dimer)5.9mg/L;免疫系列:C-反应蛋白(2012年3月29日)71.2mg/L;ESR(2011年4月1日):66mm/h,类风湿因子、抗中性粒细胞胞质抗体、淋巴细胞亚群、血免疫球蛋白及补体未见异常;生化全套(2011年4月26日):白蛋白33.6g/L。

腰穿检查(2011年3月31日):腰穿压力 $280mmH_2O$;脑脊液常规:无色,清澈透明,潘氏试验阴性,白细胞 $20×10^6/L$,单个核细胞60%,多核细胞40%;脑脊液生化:蛋白及糖正常,氯化物117mmol/L。

辅助检查:脑电图(2011年3月29日)未见异常。肌电图(2011年4月2日):右侧正中神经、右侧尺神经、左侧腓神经、右侧腓神经、双侧胫后神经传导速度及波幅下降。

双下肢静脉超声(2011年4月1日):双下肢深静脉血流通畅。

胸部X线片(2011年4月1日):右下肺少许炎症。

胸部CT增强(2011年4月1日):左肺上叶局限性肺大疱。右肺下叶及左舌叶炎症。两侧肺门区及纵隔内多发小淋巴结。少量心包积液。

颅脑MRI(2011年4月11日):右侧额叶皮层下脑白质点状脱髓鞘改变(图2.3-1)。颅脑MRV

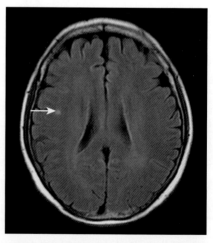

图2.3-1 颅脑MRI(2011年4月11日):T₂液体衰减反转恢复序列(FLAIR)像提示右侧额叶皮层下白质点状脱髓鞘改变(箭头)

（2011 年 4 月 14 日）：①双侧横窦血流信号变细减弱，血栓形成可能性大；②上矢状窦内信号不均，血栓形成不除外（图 2.3-2）。

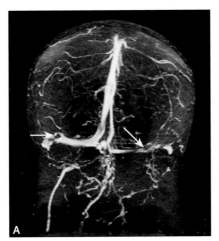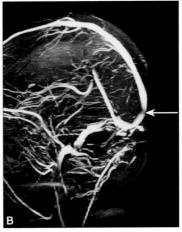

图 2.3-2　颅脑 MRV（2011 年 4 月 14 日）
A. 双侧横窦血流信号变细减弱，血栓形成可能性大（箭头）；B. 上矢状窦内信号
不均，血栓形成不除外（箭头）

入院诊断：周围神经病、Churg-Strauss 综合征、支气管哮喘。

诊疗经过：入院后（2011 年 4 月 3 日）给予甲泼尼龙 1000mg/d 静脉滴注冲击治疗，分别于用药 3 天后及 6 天后减为 500mg/d、250mg/d，9 天后停止静脉滴注，以甲泼尼龙 48mg/d 口服维持 2 周治疗，同时给予营养神经、改善循环、补液支持、镇痛等治疗。激素治疗第 6 天（2011 年 4 月 8 日）患者右上肢及双下肢疼痛有所好转，1 周后再次逐渐加重，肢体无力无明显改善。给予环磷酰胺 400mg/w 静脉滴注共 4 次（分别于 2011 年 4 月 15 日、2011 年 4 月 22 日、2011 年 4 月 28 日、2011 年 5 月 5 日）调节免疫治疗，静脉滴注环磷酰胺第 2 次后，患者肢体感觉恢复正常，疼痛基本消失，左上肢肌力 5 级，右上肢近端肌力 5 级，远端肌力 4 级，握力稍差，左下肢近端肌力 5 级，足背屈肌力 1 级，右下肢肌力 5 级，明显好转。复查血常规（2011 年 4 月 28 日）白细胞计数 10.20×10^9/L，嗜酸性粒细胞百分比 5.6%，血小板计数 421×10^9/L。复查凝血全套（2011 年 4 月 27 日）FDP 及 D-二聚体均恢复正常。

患者入院后出现头痛、呕吐（2011 年 4 月 10 日），查颅脑 MRV（2011 年 4 月 14 日）提示：双侧横窦、上矢状窦血栓形成可能性大（见图 2.3-2）。考虑诊断颅内静脉窦血栓形成，给予低分子肝素皮下注射（0.3ml 12 小时一次）抗凝 1 周后改为口服氯吡格雷 75mg 每日一次抗栓治疗（因考虑患者出院后缺乏监测凝血指标的条件故未使用华法林）、甘露醇脱水降颅压治疗（腰穿颅内压 $280mmH_2O$），经治疗患者头痛、呕吐完全缓解。复查腰椎穿刺（2011 年 4 月 22 日），压力 $160mmH_2O$，脑脊液常规、生化均正常。

出院诊断：Churg-Strauss 综合征、颅内静脉窦血栓形成、低白蛋白血症。

患者出院后继续口服糖皮质激素（初始为 44mg/d，每 2 周递减 4mg/d，出院后口服甲泼尼龙共 23 周后停药）及氯吡格雷 75mg 每日一次，随访 1 年 5 个月，患者左下肢无力及右上肢无力继续有所好转：双上肢肌力 5 级，左下肢近端肌力 5 级，足背屈肌力 4 级，右下肢肌力 5 级。四肢针刺痛觉基本对称。哮喘无发作，肢体麻木及头痛、呕吐无发作。现已停用免疫治疗,持续口服氯吡格雷 75mg 每日一次。

2 讨论

Churg-Strauss 综合征（Churg-Strauss syndrome, CSS），也称变应性肉芽肿性血管炎（allergic granulomatous angitis, ASA），以哮喘、坏死性肉芽肿样血管炎、血管外肉芽肿、外周血嗜酸性粒细胞增多和多器官组织嗜酸性粒细胞浸润为特征。CSS 是一种变态反应性疾病，病因尚不明确，诊断主要依靠临床表现、外周血嗜酸性粒细胞增多和全身性血管炎的组织改变[1]。1990 年美国风湿协会（American College of Rheumatology, ACR）制定了传统的 CSS 诊断标准：①哮喘；②不论白细胞总数多少，嗜酸性粒细胞>10% 或绝对值≥1.5×10⁹/L；③单神经炎（包括多神经炎）或多发性神经炎；④鼻旁窦异常；⑤X 线表现为非固定性肺部浸润；⑥活检提示血管外的嗜酸性粒细胞浸润。符合以上条件中的 4 项即可诊断[1]。

自 1996 年 Ames PR 等人[2]报道了 3 例 CSS 患者合并血管闭塞性疾病以来，CSS 与高凝状态、血栓形成之间的关系引来越来越多的关注，相继报道了不少相关病例，血栓几乎可遍及全身各个血管的分布区域[3]。对于 CSS 如何引发血栓性疾病的问题，近年来的研究结果指出[4-8]，嗜酸性粒细胞增多症作为参与 CSS 病理生理过程的一个重要机制，会引起患者的高凝状态，可能与动静脉血栓事件风险性增高相关。2010 年，Paul R 等人[3]对 CSS 合并嗜酸性粒细胞增多症、高凝状态的临床病例及病理机制的研究进展进行了综述，综合近 30 年的病例报道指出 CSS 可合并各种血栓形成性疾病，其中包括急性心肌梗死、脑梗死、主动脉血栓形成、视网膜动脉血栓形成、深静脉血栓形成、肠系膜动静脉血栓形成以及颅内静脉窦血栓形成；CSS 合并血栓性疾病的患者 5 年死亡率可达到 32%。近年的基础研究发现[7,8]，CSS 可能的病理生理机制为嗜酸性粒细胞增多症导致的内皮细胞损害、血小板的激活以及凝血途径的激活，从而引发高凝状态；因此，建议对于所有诊断 CSS 的患者都应该考虑其血栓形成的高风险性，并依据情况进行抗栓的一级或二级预防。值得一提的是，近 30 年来国内外仅对 1 例 CSS 合并颅内静脉窦血栓形成的病例进行了报道[9]，患者为 46 岁女性，主要表现为突发双眼失明，经颅脑影像学诊断"双侧枕叶脑梗死、颅内静脉窦血栓形成"，通过激素、环磷酰胺治疗后，症状得到了部分缓解，此病例虽以急性卒中起病，但诊治过程及转归与本例患者相似。

结合本例患者，中年女性，既往有支气管哮喘病史，本次亚急性起病，出现哮喘发作、多发性单神经病，外周血检查示嗜酸性粒细胞比例明显升高，结合胸部 CT 表现，符合诊断标准中的 4 项[1]，故临床诊断 Churg-Strauss 综合征。除此之外，患者还出现了头痛、呕吐、腰穿压力升高等颅高压表现，结合颅脑 MRV 检查诊断颅内静脉窦血栓形成。患者自发病时血常规检查即提示嗜酸性粒细胞升高，血 FDP、D-二聚体水平亦升高，提示存在血栓形成的高危风险，经免疫调节、抗凝、抗血小板聚集等治疗后，嗜酸性粒细胞水平及 FDP、D-二聚体水平均恢复正常，支持上述文献复习中指出的嗜酸性粒细胞升高与高凝状态可能存在一定相关性。对本例患者随访近 1 年半，目前的转归提示长期口服免疫调节剂及抗血小板药物对控制颅内静脉窦血栓形成的发展可能有效。

关于 CSS 的患者，除常规免疫治疗外，应对其凝血状态进行完整的评估及监测，根据患者的临床特征完善相应的血管检查，对于个别病例（如有颅高压征象）还需颅内静脉检查。若存在血栓性疾病，在积极治疗原发病基础上考虑给予抗凝和（或）抗血小板聚集治疗。结合本例患者的随访情况，对存在颅内静脉窦血栓的患者，坚持抗凝或抗血小板聚集治疗对于控制颅内静脉窦血栓的发展可能是有效的,但仍需进一步相关研究。

专家点评——————————————————————————李继梅

　　Churg-Strauss 综合征以外周血、组织嗜酸性粒细胞增多为典型特征,是一种累及中小动脉、毛细血管及静脉的坏死性血管炎,临床上较少见。近来对 Churg-Strauss 综合征合并动脉栓塞性疾病报道越来越多,如冠状动脉粥样硬化性心脏病、肺栓塞等,为内科医生对该病的全面管理提供了很好的指导。但是,Churg-Strauss 综合征合并颅内静脉窦血栓的病例罕有报道,本病例临床资料较为详细,其中包括详尽的诊疗过程以及为时一年半的随访信息,作者针对其发病机制进行了一定的讨论,报道后有助于提高神经内科医生对本病的认识和管理,具有一定的参考价值。另外,也可能为本病发病机制的探索提供一些新的思路。

参考文献

1. Masi AT, Hunder GG, Lie JT, et al. The American College of R heumatology 1990 criteria for the classification of Churg-strauss syndrome (alleric gmnulomatous and angitis) [J]. Arthritis Rheum, 1990, 33: 1094-1000.

2. Ames PR, Froes L, Lupoli S, et al. Thrombosis in Churg-Strauss syndrome. Beyond vasculitis? [J]. Br J Rheumatology, 1996, 35: 1181-1183.

3. Ames PR, Margaglione M, Mackie S. Eosinophilia and thrombophilia in churg strauss syndrome: a clinical and pathogenetic overview[J]. Clin Appl Thromb Hemost, 2010, 16: 628-626.

4. Liao YH, Su YW, Tsay W, et al. Association of cutaneous necrotizing eosinophilic vasculitis and deep vein thrombosis in hypereosinophilic syndrome[J]. Arch Dermatol, 2005, 141: 1051-1053.

5. Liapis H, Ho AK, Brown D, et al. Thrombotic microangiopathy associated with the hypereosinophilic syndrome[J]. Kidney Int, 2005, 67: 1806-1811.

6. Ogbogu PU, Rosing DR, Horne MK 3rd. Cardiovascular manifestations of hypereosinophilic syndromes [J]. Immunol Allergy Clin North Am, 2007, 27: 457-475.

7. Lippi G, Mont ag nana M, Salvag no GL, et al. Eosinophilia and first-line coagulation testing[J]. J Thromb Thrombolysis, 2009, 28: 90-93.

8. Moosbauer C, Morgenstern E, Cuvelier SL, et al. Eosinophils are a major intravascular location for tissue factor storage and exposure[J]. Blood, 2007, 109: 995-1002.

9. Dinc A, Soy M, Pay S, et al. A case of Churg-Strauss syndrome presenting with cortical blindness[J]. Clin Rheumatol, 2000, 19: 318-320.

病例 4　婴幼儿 Galen 大脑大静脉瘤栓塞术护理 1 例

武化云,李娟,陕海丽,公静,孟瑞静,高杨,王晓龙

【关键词】　儿童;动静脉瘤

1　病例简介

　　患儿女,7 岁,因"左侧肢体无力伴头痛、头晕 3 日,突然加重 1 日"于 2009 年 3 月 27 日坐轮椅入院。患儿于 2009 年 3 月 23 日前开始出现左侧肢体无力,行走不稳,伴间断头痛、

头晕,在当地医院颅脑 CT 平扫和增强提示大脑大静脉瘤伴轻度脑积水。2009 年 3 月 25 日头痛持续性加重,并发呕吐,左侧肢体无力进展至完全不能动,转至我院治疗。

入院查体:体温 36.7℃,脉搏 98 次/分,左侧肢体血压 88/56mmHg,右侧肢体血压 95/60mmHg,呼吸 23 次/分。神志清楚,精神差,体格发育正常,双肺听诊无干湿性啰音,心律齐,未闻及杂音,双侧桡动脉搏动对称,颈部血管未闻及杂音。神经系统查体:双侧瞳孔等大等圆,直径约 2.0mm,对光反射灵敏,语言流利,颅神经查体无异常,左侧上肢肌力 0 级,左下肢 1 级,肌张力稍低,右侧上下肢肌力肌张力正常,感觉查体未见异常,颈软,无抵抗,双侧病理征(±)。

实验室检查:血常规、生化、凝血结果正常。

全脑血管 DSA 检查:大脑大静脉呈瘤样扩张,由左侧大脑前动脉、椎动脉及后交通动脉向其供血(图 2.4-1)。

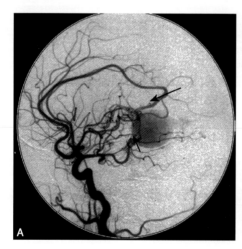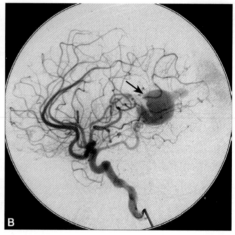

图 2.4-1　Galen 大脑大静脉瘤患儿全脑血管 DSA 检查结果
A. 左颈总动脉正位术前(短箭头示大脑大静脉瘤样扩张,长箭头示左侧大脑前动脉向静脉瘤供血);B. 左颈总动脉侧位术后(箭头示左侧大脑前动脉向静脉瘤的供血关闭)

诊疗经过:于 2009 年 3 月 30 日,在全麻下经动脉途径行静脉瘤栓塞术,选用 α-氰基丙烯酸正丁酯(N-butyl 2-cyanoacrylate,NBCA)和弹簧圈栓塞左大脑前动脉、右椎动脉及后交通动脉瘘口处。最后造影显示脑供血良好,脑的静脉血液经正常的上矢状窦和直窦引流(图 2.4-1)。术后持续监护,常规应用肝素,硝普钠持续降压和人工冬眠镇静,收缩压控制在 90mmHg 左右,严格控制液体入量等措施。两周后出院,出院时左侧上肢肌力恢复为 2 级,左下肢为 3 级,出院后持续随访,患儿病情逐渐好转,未再复发。

诊断:大脑大静脉瘤

2　讨论

Galen 大脑大静脉瘤临床上很少见,多发生在新生儿及婴幼儿期,约占颅内血管畸形 1%[1],是一种危及儿童的较为少见的血管性疾病。除 Galen 大脑大静脉瘤外,还被称作大脑大静脉扩张、大脑大静脉瘘。它是由于动静脉短路,使高流量的动脉血通过动静脉之间的瘘道直接冲击大脑大静脉;或后天的因素硬膜静脉窦狭窄、闭塞、缺如,造成流出道梗阻,使其瘤样扩张。扩张的静脉压迫大脑导水管,同时由于颅内静脉高压,引起脑脊液循环和吸收障碍而产生脑积水、颅内压增高的一系列症状,致残率和死亡率很高。临床表现可因年龄不同而异。婴儿期由于导水管受压而出现以脑积水为主的临床症状,可以伴有癫痫发作,有时颅内可听到血管性杂音[2]。由于"盗血"产生肺动脉高压和慢性脑缺血,可引起心功能不全和智力低下,很多并发心功能不全的患儿因未得到及时的诊治在婴幼儿期死亡。该病内科治疗无效,外科治疗难度大、风险高,目前公认血管内栓塞治疗效果最好,并且比较安全[3,4]。大脑大静脉瘤临床病例少,但病情重且并发症多,且婴幼儿患儿多,临床护理观察非常重要,所以对护理的要求高。

2.1 术前护理

2.1.1 心理护理 患儿年龄小,给予安置于单人间,父母陪护。严格限制探视,保持病房安静。通过图书、讲故事等交流形式,与患儿建立良好的护患关系,消除其紧张、恐惧心理,稳定情绪,以取得与医护的配合。对患儿父母进行健康教育,告知绝对卧床休息的重要性,避免激惹哭闹引起血压升高造成瘤体破裂出血。

2.1.2 严密监测病情 注意有无瘤体破裂出血症状、癫痫发作的先兆及四肢活动障碍情况。完善术前检查,术前8小时禁食水。记录患儿血压、视力、肢体活动及足背动脉搏动情况,以便术后对照。

2.1.3 术前用药 按医嘱术前24小时持续静脉注射尼莫地平,持续监测血压,根据血压调节滴速,收缩压控制在90mmHg左右,防止因输入过快,造成血压过低,而致脑血流灌注不足。术前30分钟按医嘱给予苯巴比妥钠50mg肌注。

2.2 术中护理 由护理人员陪送患儿到导管室。术中护理包括:①留置尿管,监测患儿的瞳孔、血压、脉搏及肢体活动情况,及时向手术医师汇报;②注胶栓塞后立即检查患儿,如发现血压不稳、呼吸异常、抽搐等症状及时汇报并按医嘱采取相应的处理措施。

2.3 术后护理

2.3.1 术后护理常规 观察患儿意识、生命体征及穿刺部位有无出血、渗血情况。穿刺部位予1kg沙袋加压包扎6小时,穿刺侧肢体制动8小时,卧床24小时,勿剧烈晃动头部,保持情绪稳定及大小便通畅,必要时使用约束带。监测血压,观察双下肢的足背动脉搏动、皮肤温度、颜色、血液循环(趾体色泽、趾温)、痛触觉情况,与术前比较,如有异常及时报告医师处理。

术后4~6小时如无呕吐可给予多饮水以促进造影剂排出。多吃蔬菜和水果,避免食用甜食、鸡蛋、豆浆等,防止便秘和胀气。多与患儿及家属交流,询问患儿有无不适感。患儿需严格平卧24小时,穿刺肢体处制动,可能引起背痛难忍,给予向患侧翻身60°,健侧翻身20°~30°,交替更换体位,保持患侧髋关节伸直,对侧下肢自由弯曲。尿管于术后2日拔除,拔管前夹闭尿管做膀胱充盈功能训练,拔管后观察患儿排尿情况。

2.3.2 术后血压控制及人工冬眠 术后24~72小时控制收缩压在90mmHg左右。为了保持血压的稳定以及预防癫痫的发生,术后24小时对患儿进行人工冬眠:生理盐水46ml加盐酸氯丙嗪50mg和盐酸异丙嗪50mg,以3~4ml/h持续泵入,使患儿保持在呼之能醒的安静状态。术后连续3日给予苯巴比妥钠50mg肌肉注射,每8小时1次,预防癫痫。注意观察癫痫发作先兆,一旦发作及时控制。使患儿成功度过术后危险期,本组病例冬眠效果理想,血压控制较好,无癫痫发生,情绪稳定。

2.3.3 头痛的护理 脑血管栓塞后,各种管道刺激血管引起脑血管痉挛以及脑积水致颅内压增高等,患儿于术后易出现头痛症状。术后用20%甘露醇快速静脉输注,连续3~6日。按每日液体总量30ml/kg,控制每日液体总量。积极治疗脑积水,降低颅压。同时静脉滴注尼莫地平,根据血压严格控制输入速度。严密观察患儿意识、瞳孔及生命体征的变化,注意头痛发生的时间、性质以及伴随的症状。发现异常及时通知医生进行处理。

2.3.4 肢体功能锻炼 患儿起病急,病情重,年龄小,且出现肢体功能障碍,患儿易出现恐惧心理,家属更担心预后。这时护士首先要建立良好的护患关系,及时进行心理疏导,为其制订早期康复计划,取得其配合。①良姿位的摆放:保证正确的卧床姿势,且经常更换体位,仰卧位由于受紧张性颈反射和迷路反射的影响,异常反射活跃,可以加重挛缩模式[5]。实际工作中,主要采取健侧卧位与平卧位交替,尽量减少患侧卧位,预防患肢受压受损。②被动运动和主动运动:有规律的运动瘫痪的关节,3~4次/日,每次每个动作10次左右,活动顺序由上至下,由大关节到小关节,循序渐进,幅度由小到大牵伸挛缩的肌肉、肌腱及关节周围组织,多做与挛缩方向相反的运动,直到主动运动恢复。③按摩:对肌张力高的肌群采取安抚性质的推摩使其放松,对肌张力低的肌群则予以擦摩和揉捏。

2.4 出院指导 经介入栓塞治疗,患儿病变血管破裂出血的风险减小,但并不等于疾病治疗的终止。告知患儿家属出院后继续行康复治疗;并让患儿注意休息,避免精神刺激和情绪激动;保持良好的生活习惯,饮食应低盐、易消化,注意少量多餐,保持大便通畅,避免用力排便,保证营养的摄入和良好的睡眠;避免单独外出,同时告知患儿定期门诊随访。

大脑大动脉瘤病例较少见,故临床护理经验少,而此类患者医疗措施复杂,也增加了护理的难度。我们通过对本病例的护理总结,以期为护理工作者在护理类似患者时提供一定的借鉴。

专家点评————————————————————刘佰运

Galen 大脑大静脉瘤临床上很少见,多发生在新生儿及婴幼儿期。该病内科治疗无效,外科治疗难度大、风险高,目前公认血管内栓塞治疗效果最好。本文作者对病例进行了术前评估,制订了详细护理计划,并早期介入康复治疗,取得了令人满意的临床效果。由此可以看出,临床护理是一项既要求有扎实理论基础、丰富的临床经验,又需要科研创新能力的一项工作。

参考文献

1. Gupta AK,Varma DR. Vein of galen malformations:Review[J]. Neurol India,2004,52:43-53.

2. Taverns JM,Wood EH. Diagnostic neuroradiology Von[M]. 2rd Ed. London:Balthnore Williams of Wikms Co,1997:962-965.

3. Lyly KP,Vinmela F,Dion JE,et al. Therapeutic alternatives for vein of Galen vascular malformations[J]. J Neurosurg,1993,78:438.

4. Lasjaunias P,Garcia-Monacor R,Rodesch C,et al. Vein of Galen vascular malformations. Endovascular management of 43 cases[J]. Childs Nerv Syat,1991,7:360.

5. 王耀群,徐德宝,丁玉兰. 实用专科护理[M]. 长沙:湖南科技出版社,2004:151.

三、特殊类型或少见病因的脑血管病

病例1　脑-颞肌-动脉贴敷术治疗脑底异常血管网病1例

玉石,刘卫平,张鹏颖,伊西才,魏礼洲

【关键词】　脑底异常血管网病;EDAS术;儿童;脑血管重建术;癫痫

1　病例简介

患儿女,7岁,因"反复发作性抽搐9个月,左侧肢体乏力6个月"于2007年11月17日入院。患儿于9个月前无明显诱因下被发现突发双眼向左凝视,嘴角向右抽动,伴傻笑,对周围事物无反应,约20秒后自行缓解,之后间断出现3次类似症状。约6个月前,家人发现患儿行走时左下肢拖曳,行走欠平稳,左上肢握物易掉落,但无摔倒等情况,未治疗。4日前突发双眼上翻,嘴角歪斜,双拳紧握,左上肢及右下肢抽动,神志不清,经按压"人中穴",持续约15分钟逐渐清醒。为进一步诊治来我院就诊。

既往史:患儿既往体健,无特殊病史,无发热及外伤史。家族中亦无类似发作患者。

查体:双上肢血压正常,生命体征平稳,神志清楚,对答切题,发育正常,双侧瞳孔等大等圆,直径约2.5mm,对光反射灵敏,颅神经查体无异常发现,左侧肢体肌张力低,左上肢肌力4级,左下肢肌力5⁻级,余肢体肌力肌张力正常,左侧上下肢腱反射减弱,双侧病理征未引出,脑膜刺激征(-),深浅感觉查体均未发现异常。

辅助检查:入院后行颅脑MRI检查示:T_2像可见右颞顶叶高信号区域,右额、颞、顶部脑沟裂及脑外间隙明显增宽(图3.1-1);MRA:右额颞部皮质内、双侧额叶白质内及放射冠区、右颈内动脉及大脑后动脉异常血管网(图3.1-2),考虑脑底异常血管网病(烟雾病),右侧颞顶叶脑梗死。血常规及凝血象、血糖、血脂均未见异常。

诊断:脑底异常血管网病;脑梗死。

治疗:明确诊断后,于2007年11月23日于全麻下行右颞浅动脉-脑-硬脑膜贴敷术(encephalo-duro-arterio-synangiosis,EDAS),将病灶侧颞浅动脉主干连带两侧筋膜游离,远端不离断,再沿颞浅动脉走行切开颞肌并分成两瓣掀起,沿游离颞浅动脉主干两端行颅骨钻孔,做游离骨瓣,接着切开硬膜容纳颞浅动脉,将颞浅动脉缝合到硬膜上使其贴在脑表面。术程顺利,术后经抗炎、神经营养等药物治疗,术后给予丙戊酸钠(德巴金)口服,1周后停用。患儿恢复良好,于2007年11月30日出院。

2008年10月6日患儿至我院复诊,未再出现癫痫发作,肢体肌力较术前恢复,左侧上肢

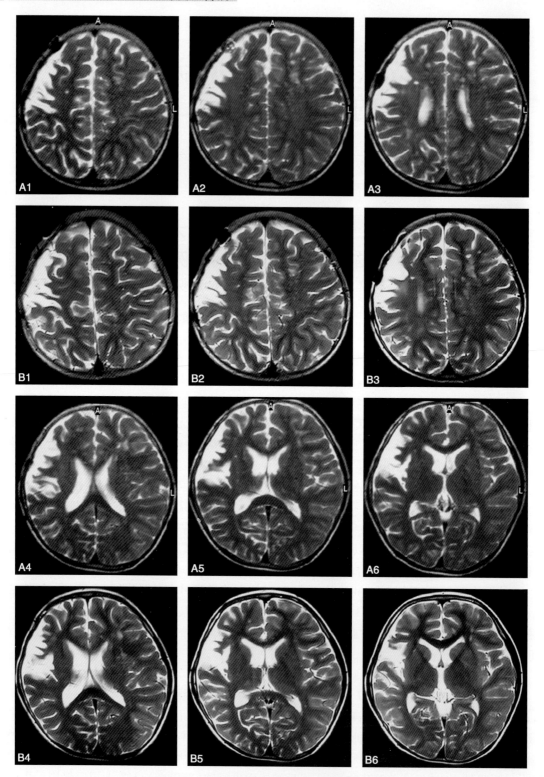

图 3.1-1　脑底异常血管网病患者颅脑 MRI

A1 ~ A6. 治疗前：T$_2$ 像可见右颞顶叶高信号区域，右额、颞、顶部脑沟裂及脑外间隙明显增宽；B1 ~ B6. 治
疗后：T$_2$ 像可见右颞、顶、额高信号区较术前无明显变化，脑沟裂及脑外间隙宽度无明显变化

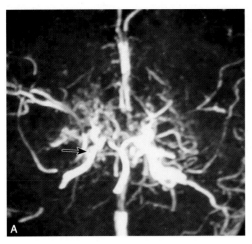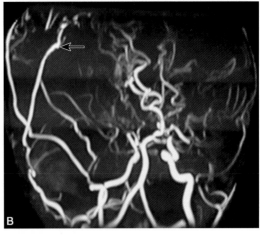

图 3.1-2　脑底异常血管网病患者颅脑 MRA
A. 治疗前:可见右额颞部皮质内、双侧额叶白质内及放射冠区、右颈内动脉及大脑后动脉异常血管网(箭头);B. 治疗后:患侧血管重建成功,右侧颞浅动脉与大脑中动脉分支吻合(箭头)

肌力 5⁻级,左下肢肌力 5 级。复查颅脑 MRI 结果示:右颞顶、额叶梗死灶面积较术前无明显变化(见图 3.1-1)。复查 MRA 结果示:患侧血管重建成功,右侧颞浅动脉与大脑中动脉分支吻合(图 3.1-2)。

2　讨论

儿童脑底异常血管网病特征为脑梗死多见,脑缺血症状又以一侧肢体乏力及癫痫发作多见。该病例症状及影像学特点比较典型,诊断明确,治疗效果佳,手术后复查 MRA 可见明显颅内外血管吻合,症状消失,手术效果明确,可作为 EDAS 的典型治愈病例。脑底异常血管网病的外科治疗主要通过血管重建的手术方式,使血管闭塞区血流恢复[1],目前主要分为直接血管重建及间接血管重建两种方法,间接血管重建术里有:脑-颞肌贴敷术(encephalo-myo-synangiosis, EMS)、脑-颞肌-动脉贴敷术(encephalo-myo-arterio-synangiosis, EMAS)、EDAS[2]、颅骨钻孔术等手术方式,EDAS 手术是目前治疗脑底异常血管网病主要的手术方式,具有适应证广泛、操作简便、危险性低、效果确切的优点,缺点是不能改善大脑前动脉供血。国内外广泛开展该手术进行治疗脑底异常血管网病,尤其是小儿脑底异常血管网病,单独或者联合应用均有报道取得了较好的效果。直接血管重建术如颞浅动脉-大脑中动脉血管吻合术(superficial temporal artery-middle cerebral artery, STA-MCA)也有人采用,其优点是见效快,可以迅速解决血管闭塞状况,改善缺血症状,但缺点是难度大、成功率低,尤其对于儿童,因小儿大脑中动脉直径小,且梗死范围较大,单根血管难以解除多处的梗死,因而适应证狭窄。本病例采用 EDAS 手术方式,术后未发生并发症,1 年后复查,患儿癫痫症状消失,肌力也有所恢复,影像学检查显示血管重建成功。该病例的治愈说明 EDAS 是治疗小儿脑底异常血管网病的良好的手术方式。但患儿右大脑前动脉缺血无明显改善,右额叶无明显变化,应进一步研究改进手术方式或联合颅骨多处钻孔术治疗,效果可能会更佳。

专家点评 ——————————————————————————————————————刘卫平

　　由于脑底异常血管网病病变动脉闭塞进程的影响,直接血管重建术如颞浅动脉-大脑中动脉血管吻合术(STA-MCA)不能使局部脑微循环得到长期的灌注。脑底异常血管网病广泛采用非直接血管吻合术,绝大部分患者术后能够改善短暂性脑缺血发作(TIA)及其他脑缺血症状,超过1/3的患者脑微循环局部得到重建;但仍有部分患者不能耐受此种术式。另外,由于EDAS的手术区域通常局限于颞浅动脉的顶部分支走行区,因此EDAS的术后侧支循环改善范围受到限制,不能阻止部分脑缺血的进展。

参考文献

1. Ishii R, Koike T, Takeuchi S, et al. Anastomosis of the superficial temporal artery to the distal anterior cerebral artery with interposed cephalic vein graft[J]. J Neurosurg, 1983, 58:425-429.

2. Matsushima Y, Fukai N, Tanaka K, et al. A new surgical treatment of moyamoya disease in children: a preliminary report[J]. Surg Neurol, 1981, 15:313-320.

病例2　经颅多普勒超声首检出烟雾病患者1例

王伟,潘速跃,袁惠娟,刘国娥

　　【关键词】　脑底异常血管网病;超声检查,多普勒,经颅;诊断

　　烟雾病(Moyamoya disease)具有特征性的经颅多普勒超声(TCD)改变,应用其对疑似患者进行筛查,具有经济、无创及易操作的优点,特别对以缺血或非典型脑血管病为临床表现的患者的检出具有重要意义。笔者2007年12月至2008年2月期间,在对广州市南方医院神经内科所有门诊及住院患者的TCD检查中,共筛查出2例烟雾病患者,其中1例经MRA检查确诊,现报道如下。

　　1　病例简介

　　患者女,18岁,主因"反复发作性右上肢麻木半年,症状再发伴言语障碍3日"于2008年1月7日入院。患者于入院前半年开始反复出现发作性右上肢麻木,每次持续1~2小时,不伴有头晕、视物双影、构音障碍及肢体无力等,未予重视。入院前3日再次出现右上肢麻木,并伴有失语,言语理解正常。

　　既往史:出生时羊水色黑,有无粪便污染、是否有窒息史不详;个人史:两岁会讲话,自幼学习成绩差,不能做简单的算术题;13岁初潮,月经史正常;家族史:父母及祖父均曾罹患"卒中",具体不详。

　　入院查体:发育落后,身材矮小,营养尚可,双侧血压115/70mmHg,心肺腹无明显异常,颈部未闻及血管杂音,双侧桡动脉搏动对称有力,无脉搏短绌,双足动脉搏动对称有力;神清,言语含糊,不完全运动性失语,反应迟钝,计算力差。定向力、记忆力、判断力无明显障碍。伸舌右偏,右上肢远端肌力4级,右上肢近端肌力及右下肢肌力5级,肌张力正常,左侧上下肢肌力、肌张力正常。右上肢痛觉减退,左侧感觉查体无异常,右下肢膝腱反射亢进,右

侧病理征阳性,左侧病理征阴性,共济运动正常。

辅助检查:

(1) CT:2008 年 1 月 5 日外院颅脑 CT 示左侧外侧裂周围低密度影。

(2) TCD(2008 年 1 月 8 日):双侧颈内动脉末端(terminal portion of the internal carotid artery,TICA)、双侧大脑前动脉(anterior cerebral artery,ACA)重度狭窄,双侧大脑中动脉(middle cerebral artery,MCA)呈狭窄后血流频谱表现;双侧大脑后动脉(posterior cerebral artery,PCA)血流速度代偿性增快,眼动脉(ophthalmic artery,OA)侧支循环未开放。疑诊"烟雾病"(图 3.2-1)。

(3) 颅脑 MRI 和 MRA(2008 年 1 月 13 日):左侧颞顶叶脑梗死;双侧 MCA、TICA、ACA 及 PCA 管径变细,分支减少,基底动脉环周围及间脑周围,可见大量侧支循环血管形成(图 3.2-2)。

(4) 血常规、生化、凝血功能、感染指标及自身免疫全项均未见异常。

入院诊断:烟雾病

诊疗经过:因经济原因患者家属拒绝进一步行 DSA 检查,经前列地尔、尼莫地平改善循环、维生素 B₁ 及甲钴胺营养神经等治疗后,患者右上肢麻木症状消失,右手肌力恢复正常,言语表达有所恢复,好转出院。

2 讨论

烟雾病是一种病因未明的慢性进行性非炎症性颅内动脉的狭窄或闭塞性疾病。病变主要累及双侧 TICA、MCA 及 ACA,并在颅底软脑膜和穿通动脉形成细小密集的吻合血管网,在脑血管造影时酷似吸烟时吐出的烟雾,故名烟雾病。

一直以来,DSA 被认为是确诊烟雾病的金标准,随着医学影像技术的发展与普及,近年 MRA 也成为确诊烟雾病的主要检查手段。但是由于 DSA 的高费用及有创操作限制了其在临床实际诊断过程中的应用,尤其对于以缺血或非典型血管病表现如癫痫、智力障碍、头痛等的烟雾病患者,临床上往往不常规进行 DSA 检查,而 CT 或普通 MRI 扫描并不能显示异常的脑血管,从而造成部分病例的漏诊。TCD 是一项无创的脑动脉狭窄或闭塞的检查方法,与 DSA 和 MRA 相比有较好的敏感性和特异性,其中与 DSA 相比,敏感性和特异性分别可达 86% 和 98%[1],同时又具有经济、易操作的特点。应用 TCD 对疑似患者进行筛查,对烟雾病尤其以缺血或非典型脑血管病为临床表现的患者的检出具有重要意义。烟雾病具有特征性的 TCD 改变:①双侧 TICA/MCA/ACA 狭窄血流频谱或颅内动脉闭塞的相应频谱;②颅底部有烟雾血管时,可在 MCA 起始部及 TICA 深部检测到两条以上血流速度、频谱形态和方向不同的血流信号;③如果眼动脉参与供血,则其方向正常,频谱颅内化;④如果颅外动脉参与供血,则在其某些分支如颞浅动脉可以检查到颅内化的频谱[2]。在高山等[3]的一项研究中,共有 37 例患者先经 TCD 筛查发现双侧颈内动脉系统颅内闭塞性病变或疑诊烟雾病,结果全部经 DSA 或 MRA 证实确诊。故熟悉及掌握烟雾病的 TCD 表现,增加对脑梗死、短暂性脑缺血发作(TIA),特别是头痛、头晕、癫痫等非典型血管病患者的 TCD 筛查,有助于烟雾病患者的早期检出。目前,以血管重建术为主的外科治疗在国内已有开展,已证实其能明显改善烟雾病患者长期预后[4],故尽早检出烟雾病患者有助于患者早接受治疗,具有重要的临床意义。

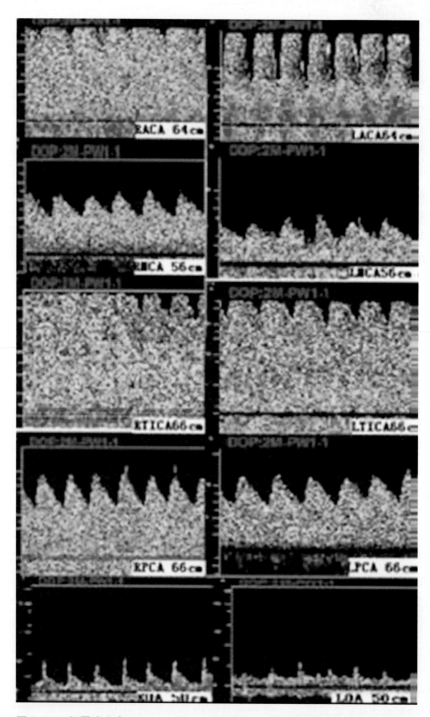

图 3.2-1　烟雾病患者经 TCD 图像示:双侧 TICA 血流速度增快,频谱紊乱,频窗消失,上界显示不清,伴涡流及杂音;双侧 MCA 血流频谱低平,呈狭窄后血流频谱表现;双侧 ACA 血流速度增快,频谱紊乱,频窗消失,伴涡流及杂音;双侧 PCA 血流速度增快,频谱基本正常;双侧 OA 血流速度、方向及频谱形态正常

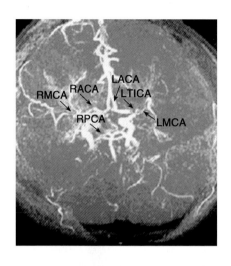

图 3.2-2 烟雾病患者颅脑 MRA 示:左侧 MCA 重度狭窄接近闭塞,左侧 ACA 起始部重度狭窄;右侧 MCA 重度狭窄,右侧 ACA 起始部局限性狭窄,右侧 PCA 的 P2 段狭窄(箭头)

专家点评————————————————————高山

如果大家看这个病例的 MRA 和 TCD 频谱,会觉得图片不是期待中那么清晰和漂亮,但这样的影像已经可以诊断烟雾病或烟雾综合征了。TCD 可以筛查出颅内动脉狭窄或闭塞,MRA 也能够诊断颅内动脉狭窄或闭塞,两者的结合可以提高颅内动脉闭塞性病变的诊断。

这个病例可以说明以下几个问题:①TCD 能够筛查颅内动脉狭窄和闭塞,通过进一步 MRA 的检查可以诊断烟雾病或烟雾综合征。也就是说,烟雾病并不是一定要 DSA 才能诊断的,小小的 TCD 就能够筛查出来。②烟雾病的检出对缺血性卒中二级预防策略的制定很重要,因为目前没有任何药物可以阻挡烟雾病的自然病程,抗血小板和抗凝治疗都不适合烟雾病患者,外科手术是首选的治疗方法。③鼓励更多的医院开展无创的 TCD 检查,有助于提高对相对少见的烟雾病的诊断。

参考文献

1. 黄一宁,高山,黄莉娟,等.闭塞性血管病经颅多普勒超声和脑血管造影的比较[J].中华神经科杂志,1997,30:98-101.
2. 高山,黄家星.经颅多普勒超声(TCD)的诊断技术与临床应用[M].北京:中国协和医科大学出版社,2004:254-272.
3. 高山,倪俊,黄家星,等.烟雾病临床特点分析[J].中华神经科杂志,2006,39:176-179.
4. 段炼,孙伟健,王芙昱,等.国人烟雾病临床特征探讨[J].中华神经外科杂志,2005,10:269-271.

病例3 误诊为病毒性脑炎的烟雾病一例

黄光,唐煜,赵涵,王海亮,杨明,刘兴洲

【关键词】 发热;脑炎,病毒性;脑底异常血管网病

1 病例简介

患者女,23岁。因"言语不清伴右侧肢体无力10个月,视力下降8个月,头痛2个月"于2006年10月27日入院。患者2005年12月下旬突然出现右侧肢体无力,在当地医院就诊,因患者发病3周前有咳嗽、头痛、乏力及发热,体温最高达38.9℃,发病2周前出现口周疱疹,并不能言语,当地医院以"病毒性脑炎"治疗,1周后患者右侧肢体无力症状恢复。2006年2月,患者言语功能逐渐恢复,可回答简单问题,但对部分问话内容不能理解,记忆力、计算力及理解力明显下降,生活不能自理,同时诉双眼视物不清,只能看到中间部分的物体,不能看清周围物体。4月份患者双眼视力恢复正常,可完成一般家务劳动及骑摩托车外出等,但仍然言语不清。8月中旬,患者无明显诱因出现右侧头顶部隐痛,呈阵发性,症状逐渐加重,1周后出现全头部胀痛,伴恶心。9月20日,患者再次出现双眼视物不清,呈发作性,逐渐加重出现双眼完全看不见东西,同时出现反应迟钝、自笑,不认识家人。

查体:左上肢血压120/80mmHg,右上肢血压130/80mmHg,言语欠流利,反应迟钝,表情欣快,定向力(时间、空间、人物)障碍,理解力、记忆力减退,尤其近记忆力明显减退,计算力下降,双眼仅有光感,双侧瞳孔对光反射略迟钝,双眼向左注视时可见顿挫眼震,颈软、无抵抗。四肢肌力、肌张力正常,双侧足背动脉搏动存在,右侧病理征(±),左侧(−)。

实验室检查:入院后血常规、生化、ESR及梅毒学检查结果正常。腰穿压力正常,脑脊液无色透明,细胞总数28个/L,白细胞6个/L,蛋白0.5g/L,余正常。脑脊液寡克隆带阴性,脑脊液细菌学检查阴性。

颅脑CT:左侧额叶见两片低密度灶(2005年12月31日);左侧颞顶枕额叶脑软化灶形成并左侧脑萎缩(2006年9月18日)。

颅脑MRI:左侧颞顶枕叶长T_1、长T_2信号(2006年1月3日);颅脑MRI,右枕叶长T_1、长T_2信号,DWI可见高密度影,左侧颞顶枕叶长T_1、长T_2信号(2006年10月25日)(图3.3-1)。MRA示双侧颈内动脉起始段狭窄、大脑前中后动脉显影不良。

全脑DSA:双侧颈内动脉入颅段狭窄,颈内动脉远端闭塞,大量新生血管呈烟雾状增生,基底动脉尖及双侧大脑后动脉狭窄并见烟雾状血管增生(图3.3-2)。

诊断:颈内动脉和基底动脉系统烟雾病(Moyamoya病)

患者入院后给予血管扩张剂、抗血小板聚集、改善脑循环、促进脑代谢等治疗,3日后,头痛症状消失,7日后言语不清较前好转,住院14日出院,出院时言语理解力明显好转。

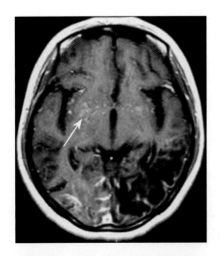

图3.3-1 颅脑MRI强化检查轴位像示双侧鞍上池周围、外侧裂、基底节区多发细小血管见强化(箭头)

2 讨论

Moyamoya病即脑底异常血管网病,是1957年由日本Takeuchi和Shimizu[1]首先描述,并根据

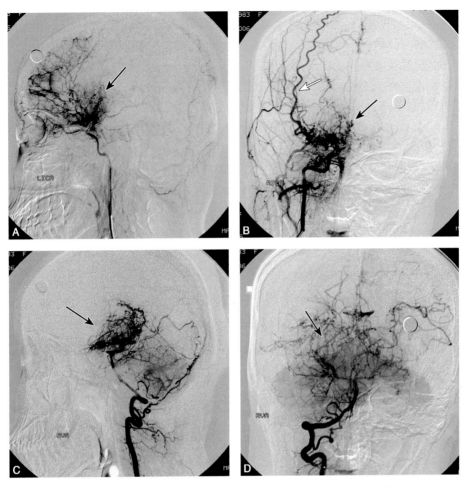

图 3.3-2　全脑 DSA 示左侧颈内动脉 C2 段狭窄远端烟雾样血管增生(黑箭头)(A);右侧颈内动脉 C2 段狭窄远端烟雾样血管增生(黑箭头),颈外动脉代偿向大脑前动脉供血(白箭头)(B);基底动脉尖大脑后动脉狭窄远端烟雾样血管增生(黑箭头)(C、D)

其脑血管造影显示的烟雾状血管异常而命名的临床放射学综合征。烟雾病与遗传因素,先天性血管发育异常,脑外伤、动脉炎、钩端螺旋体感染等的继发病变有关。主要病理改变是颈内动脉床突上段狭窄或闭塞,脑底部形成代偿性异常血管网[2]。本病临床表现复杂多样,但常以卒中样发作起病,如突发偏瘫、左右交替性偏瘫等或以精神异常、智能障碍等症状发病。儿童和青少年以缺血多见,表现为偏瘫、失语、昏迷、视力障碍、头痛和短暂性脑缺血发作(TIA)等。青壮年以出血多见,包括脑实质出血、蛛网膜下腔出血及原发性脑室出血。全脑血管造影有确诊的价值,多表现为颈内动脉虹吸段及大脑前、中动脉起始段狭窄或不显影,基底节区可见烟雾状的细小血管团,还可见颅内外的侧支循环[3,4]。

本例患者以上呼吸道感染和发热为首发症状,体温升高持续 2 周后缓解,随后患者出现口周疱疹,伴有言语障碍、右侧肢体偏瘫。当地医院诊断为病毒性脑炎,虽然 1 周后患者右侧肢体无力症状明显恢复,但总体治疗效果不明显。2 个月后患者逐渐出现智能减退,生活不能自理。9个月后智能严重受损，表现为反应迟钝、自笑、不认识家人。回顾患者发病全过程，我们发现患者的临床表现为急性起病，分别以偏瘫、言语障碍、视力减退为表现形式，经一段时间临床症状可以部分缓解，但总体表现为进行性加重的过程，伴有智能减退，同时抗病毒治疗无效，这些临床表现均不能用病毒性脑炎解释。发病10个月后患者再次出现双眼视物不清，呈发作性，逐渐加重出现双眼完全看不见东西，同时出现反应迟钝、自笑、不认识家人。复查颅脑MRI示右枕叶长T_1、长T_2信号，DWI可见高密度影，左侧颞顶枕叶长T_1、长T_2信号。立即行全脑血管造影检查见双侧颈内动脉C2段高度狭窄远段闭塞，大量新生血管呈烟雾状增生。双侧颈外动脉代偿向大脑前动脉供血，基底动脉系统通过皮层支及后胼周动脉向大脑前动脉及大脑中动脉区供血。基底动脉尖和大脑后动脉近段狭窄，大脑后动脉为了代偿性地参与相应缺血区的供血，其远端不断地增生、扩张，遂形成DSA所见的异常烟雾状血管增生。此例患者告诉我们病史和临床体征是神经系统疾病诊断治疗的基础，患者虽然是以上呼吸道感染和发热为首发症状，但几次发作均有血管机制的参与，每次发作后均遗留一定程度的神经系统体征，最后患者出现精神智能障碍。调整诊断思路后发现患者外侧裂、基底节区有多发细小异常血管影像，全脑血管造影检查发现颈内动脉和椎动脉系统均有异常烟雾状血管增生，符合烟雾病的诊断。

专家点评 ——————————————————————张通

这是一例很有意思的病例，病史中提供的信息量很多，如果不仔细推敲，很容易误诊。当地将该病诊断为病毒性脑炎，其原因可能是没有对临床信息进行认真仔细的梳理，纵观病程全过程，我们可以发现患者的神经系统症状出现的特点是：①卒中样发病；②发病形式多样；③经一段时间可以缓解；④抗病毒治疗无效。虽然病程中患者出现了疱疹、咳嗽、头痛、乏力及发热等症状，但作为一名临床医生，应该仔细对病例进行定位定性分析并仔细分析其病程演变特点，从中找出病毒性脑炎支持点和不支持点。本文作者在对病例进行了仔细分析后，发现其病程演变过程不是病毒性脑炎的特点，进一步发现了患者的神经系统病变是由烟雾病所致。由此可以看出，临床是一项既要求有扎实基本概念，又需要缜密的临床思维并具备相当的临床经验积累的工作。

参考文献

1. Takeuchi K, Shimizu K. Hypoplasia of the bilateral internal carotid arteries[J]. Brain Nerve, 1957, 9: 37-43.

2. Su IC, Yang CC, Wang WH, et al. Acute cerebral ischemia following intraventricular hemorrhage in moyamoya disease: early perfusion computed tomography findings[J]. J Neurosurg, 2008, 109: 1049-1051.

3. Kuroda S, Houkin K. Moyamoya disease: current concepts and future perspectives[J]. Lancet Neurol, 2008, 7: 1056-1066.

4. Scott RM. Moyamoya[J]. J Neurosurg Pediatrics, 2008, 2: 158.

病例4 显性遗传性脑动脉病伴随皮层下梗死和白质脑病1例

张巍,吕鹤,王朝霞,袁云

【关键词】 脑动脉疾病;痴呆,血管性

1 病例简介

患者女,51岁,以"反复发作头昏、右侧肢体无力8年,伴随记忆力减退5年"于2008年3月入院。

8年前无明显诱因出现头部不适感和头昏,不伴视物旋转、视物成双及耳鸣,不伴头痛、恶心及呕吐,次日患者出现右侧上、下肢无力,走路不稳,上述症状在住院治疗后出现好转,但遗留右侧上、下肢轻度力弱。此后因类似发作性头昏或肢体无力而先后5次住院治疗。5年前因肢体活动障碍和记忆力下降而停止工作。4年前再次发作言语不利、吞咽困难以及饮水呛咳,治疗后好转,遗留言语不利,偶有饮水呛咳。3年前再次因右下肢无力加重而入院治疗,治疗后好转,由于吞咽困难和饮水呛咳而被迫进行鼻饲饮食。2年来未再出现肢体无力,发作过3次头昏,治疗后好转,记忆力下降更为明显,反应较前迟钝,有时词不达意,仍可认识家人,生活可以自理。

既往史:既往体健,不嗜烟酒,否认高血压、高血脂、心脏病和糖尿病病史。

家族史:家族中多人出现类似症状(图3.4-1)。Ⅰ1:曾祖父在40岁左右出现"缺血性卒中",早年死亡,原因不详;Ⅱ1:祖父的哥哥:40岁左右出现头昏和缺血性卒中;Ⅱ3:祖父的哥哥,70岁左右出现缺血性卒中;Ⅱ6:患者祖父,40岁左右出现缺血性卒中以及智能下降;Ⅲ7:患者母亲,在50岁左右出现头昏;Ⅲ10:患者舅舅,在50岁左右出现发作性头昏;Ⅲ8:患者大姨,在40岁左右出现发作性头昏;Ⅲ1、Ⅲ2和Ⅲ4分别为患者大表舅、二表舅和四表舅,三者均在50岁左右出现头昏发作和缺血性卒中;Ⅳ4:患者表弟,在30岁左右开始出现头昏发作;Ⅴ1:患者儿子,18岁,携带有C108R突变,目前尚无临床症状。上述家族成员均

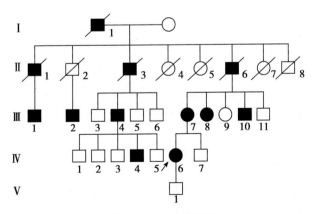

图3.4-1 患者家系图

○:女性;□:男性;⊘:女性非发病死亡者;⊘:男性非发病死亡者;●:女性发病者;■:男性发病者;⊘:女性发病死亡者;⬛:男性发病死亡者;↗:先证者

无高血压、心脏病、糖尿病以及偏头痛发作病史。

查体:血压 100/70mmHg,神志清楚,构音障碍,近记忆力差,理解力正常,计算力差。近视力 Jr3(耶格近视力表)。手试法粗测视野正常。双眼视乳头边界清楚,A∶V=1∶3,动脉反光,未见动脉周围白色血管鞘。双眼球各向运动充分,未见眼震,无复视。面纹等深,伸舌居中。右上下肢肌力 5 级,左上下肢肌力 4 级。四肢痛觉正常,左下肢较右下肢音叉振动觉明显减退。左侧指鼻试验和跟膝胫试验欠稳准。左上下肢腱反射较右侧活跃,双侧踝阵挛阳性。双上肢 Hoffmann 征和 Rossolimo 征阳性,双侧掌颏反射(+)。双侧 Babinski 征和 Chaddock 征阳性,脑膜刺激征阴性。

辅助检查:血常规、尿常规、便常规、ESR 和生化全项检查大致正常。血浆同型半胱氨酸 34.18μmol/L(正常:4.45~12.42μmol/L)。超声心动检查:二尖瓣轻度关闭不全,左室收缩和舒张功能正常。24 小时血压监测提示血压波动轻度异常,夜间平均动脉压较日间下降 9.5%(正常在 10%~20% 之间)。神经电生理检查发现右腓肠神经、左胫后神经的感觉神经传导速度分别减慢 23.6% 和 32%,左胫神经的运动神经传导速度减慢 21%。视觉诱发电位正常。脑干听觉诱发电位、左耳刺激 V 波潜伏期延长。神经心理检查:许淑连记忆量表检查显示记忆商中度减退(正常 90~110,轻度减退 75~89;中度减退 60~75。<59 为重度减退)。5 年前颅脑 MRI 显示双侧丘脑、基底节、外囊和胼胝体体部多发腔隙性脑梗死(图 3.4-2)。双侧颞极等 T_1 稍长 T_2 信号,双侧额、顶、枕部以及脑室旁白质多灶性等 T_1 和长 T_2 信号。4 年前复查颅脑 MRI 显示双侧大脑半球白质呈现弥漫性等 T_1 和长 T_2 信号,缺血性卒中病灶较前无明显增多。

病理检查:入院后对患者行右腓肠神经活检。

(1)光镜:神经外膜的结缔组织中可见数个微小动脉和静脉。部分微小动脉出现血管内膜增厚,血管中层平滑肌细胞萎缩,细胞间隙加大,细胞核变圆,内弹力板不连续,可见到血管平滑肌细胞向内膜迁移现象(图 3.4-3)。血管外膜无明显增厚。小静脉结构基本正常,大部分毛细血管基底膜出现增厚。在一个小静脉周围可见到少量炎细胞浸润。血管周围无

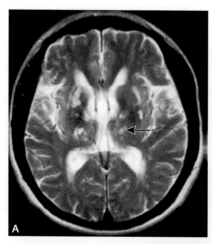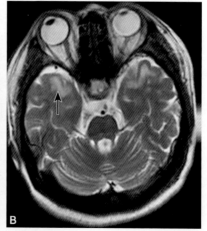

图 3.4-2　患者颅脑 MRI T_2WI

A. 显示双侧基底节、丘脑和外囊多发腔隙性梗死(箭头);B. 双侧侧脑室后角旁长 T_2 信号,双侧颞极长 T_2 信号(箭头)

刚果红阳性物质的沉积。神经束衣无明显增厚,神经束内有髓神经纤维密度无明显减少,可见个别小有髓神经纤维成簇排列现象,没有发现有髓神经纤维轴索变性形成的髓球样结构。部分有髓神经纤维的髓鞘变薄或髓鞘出现分层样改变,没有发现典型的洋葱球样结构。无髓神经纤维无明显减少。

(2)电镜:定向切片观察小动脉超微结构,微小动脉的平滑肌细胞表面看到大量嗜锇性颗粒物质(granular osmiophilic material,GOM)沉积。在 GOM 凝聚处可以看到平滑肌细胞膜出现凹陷。部分平滑肌细胞出现萎缩改变。平滑肌萎缩越严重,其表面的 GOM 越多(图3.4-4)。此外,GOM 也偶尔出现在毛细血管周细胞的基底膜内以及静脉的平滑肌细胞表面。血管的内皮细胞内可以看到聚集的微丝结构,没有致密小体的增加,在个别毛细血管周围存在大量松散排列的胶原纤维。电镜观察也进一步证实有髓神经纤维神经纤维髓鞘出现分裂样的改变。

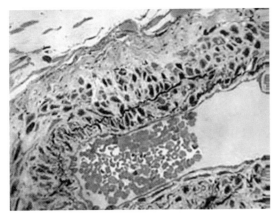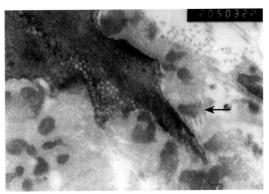

图 3.4-3　先证者微动脉平滑肌细胞萎缩,内膜增厚(半薄切片,甲苯胺蓝染色,×400)　　图 3.4-4　先证者微小动脉平滑肌细胞表面的GOM(箭头)(电镜×20 000)

Notch3 基因检查结果:对 *Notch3* 基因外显子直接扩增测序,结果显示患者存在 *Notch3* 基因的杂合性突变,符合常染色体显性遗传的特征。突变位于外显子3322 C→T 突变(核苷酸的位置从翻译起始密码子 ATG 的 A 算起),造成 Notch3 蛋白的突变为 C108R,使碱性氨基酸的精氨酸变为含硫氨基酸的半胱氨酸。该突变均经正、反两个方向的测序证实。

诊断:常染色体显性遗传性脑动脉病伴皮层下梗死和白质脑病(cerebral autosomal dominant arteriopathy with subcortical infarcts and leukoencephalopathy,CADASIL)

2　讨论

CADASIL 是一种成年发病的显性遗传性脑动脉病,致病基因定位于 19p12 的 *Notch3* 基因。临床特点为反复发作的缺血性卒中,在病程晚期出现进行性或阶梯样发展的智能减退以及精神异常,影像学特点是在颅脑 MRI 检查中发现脑深部白质和灰质核团腔隙性脑梗死以及白质脑病。病理检查证实腔隙性脑梗死和大脑白质的脱髓鞘改变,而特征性的病理改变是在电镜下发现小动脉或微小动脉的平滑肌细胞表面出现 GOM。发现 GOM 以及 *Notch3* 基因突变是目前诊断 CADASIL 的金标准[1-3]。本例患者具备反复发作的缺血性卒中伴随记忆障碍,无显著的卒中危险因素而具有显性遗传的家族史,结合颅脑 MRI、病理以及基因检查的结果,可以明确 CADASIL 这一诊断。

　　反复发生缺血性小卒中事件是该患者的特点,此现象也出现在我们所观察的其他家系患者,主要表现为锥体束和锥体外系损害的症状,较少出现浅感觉障碍。发作性头昏也是该患者的突出表现,并缺乏典型的偏头痛。而后者在以往报道的高加索患者中几乎占 1/3。这一差异提示种族差异有可能影响 CADASIL 的表型。进一步的文献回顾发现,在日本、韩国、新加坡以及泰国等的报道中,偏头痛的出现也并不如高加索患者常见。因此我们认为偏头痛症状少见可能是亚裔患者的临床特点之一[2]。本例患者记忆障碍随着病程进展逐渐加重,神经精神障碍在 CADASIL 患者中逐渐受到重视,据统计 CADASIL 患者 20%~41% 出现精神症状,甚至有仅表现为认知障碍而不出现缺血性卒中的报道[4]。除了利用神经心理量表评价认知障碍程度外,海马体积测量也是评价 CADASIL 认知改变的重要指标[5]。

　　该患者具有 CADASIL 的特征性影像学改变,双侧颞极的异常信号(见图 3.4-2),我们的一组较大样本的研究发现患者 MRI 改变和临床表现有相关性,脑弥散张量成像检查发现脑白质存在弥漫性的异常,其中颞极下降最为显著[6,7]。脑干卒中在 CADASIL 中并非少见,Rufa 等[8]认为出现双侧脑干病灶的 CADASIL 患者可能预后不良,该患者明显的脑干异常进一步验证了该观点。这些脑桥-延髓病灶可以导致临床上类似急性前庭周围性病变的表现,因此患者的反复发作头昏可能与该处病灶有关。

　　GOM 以及血管平滑肌细胞萎缩变性是本例患者的主要血管病理改变,特征性的血管病理改变 GOM 是 CADASIL 诊断的金标准,见于全身其他系统和器官的小动脉中。越来越多的基础研究证据表明,GOM 并非 CADASIL 致病的原因而是病变的结果。*Notch3* 基因突变可能影响小动脉平滑肌细胞的发育,在本例患者观察到了小动脉的内膜和中层病变,以及平滑肌细胞的异常迁移[9,10]。Stenborg 等[11]对患者前臂血管进行的舒张功能测定也表明,阻力血管的内皮依赖性血管舒张功能受累。这些依据提示临床和影像学改变可能主要源于小血管的缺血性事件。在本例患者还观察到同型半胱氨酸水平升高,尽管这一表现并非 CADASIL 患者的共性,但是在本例患者这一异常可能也是造成内皮细胞病理改变的原因之一。

　　在本病的诊断上,尽管 CADASIL 有 3 大主要临床表现,但个体之间存在很大的差异,只有结合神经影像学检查、病理检查和基因检测才能做出正确的诊断,我们总结本例患者的诊断思路如下[2]:①中年起病,有常染色体显性遗传家族史,无高血压和其他血管病危险因素;②出现反复缺血性卒中发作、进行性加重的记忆和认知功能障碍;③颅脑 MRI 检查在 T_2 像发现大脑白质和基底节区对称性的白质高信号病灶,伴有腔隙性脑梗死,颞极和外囊受累具有重要的提示诊断价值;④病理检查发现微动脉平滑肌细胞表面出现特异性 GOM;⑤基因分析发现 Notch3 基因存在突变。结合有效的基因测序和影像学检查可将诊断的敏感性提高到 100%。

　　由于该病以出现多发性腔隙性脑梗死和白质疏松为主要临床、影像学和病理改变,病变在微小动脉,也需要进一步和其他脑小血管病进行鉴别。包括常染显性遗传的家族性皮层下血管性脑病、遗传性内皮细胞病伴随视网膜病、肾病和卒中、显性遗传性颗粒性正染性脑白质营养不良、家族性偏头痛、Fabry 病(性连锁隐性遗传性溶酶体 a-半乳糖苷酶缺乏性疾病)、Moyamoya 病、线粒体脑病伴随乳酸血症和中风样发作、Sneddon 综合征、脑淀粉样血管病、弹性假黄瘤、遗传性凝血功能的障碍和纤维肌性发育不良。其他诸如家族性脂蛋白血症、家族性血小板疾病、高胱氨酸尿症等虽然也可以出现家族聚集性的卒中发作,但均有各自的生化异常而没有 CADASIL 的典型病理和基因改变。由于 CADASIL 也有散发出现的报道,所以需要和皮质下动脉硬化性脑病、中枢神经系统血管炎、多发性硬化等鉴别。

专家点评 ——————————————— 王国相

本文报告了 1 名中年女性无明显诱因在 8 年内反复发作卒中 4 次,无明显卒中危险因素,有明显的家族史,有常染色体显性遗传模式,病情发展符合常染色体显性遗传性脑动脉病伴皮层下梗死和白质脑病(CADASIL)规律的病例。本病分为 3 期:第 I 期常表现为频繁发作的偏头痛,MRI 有白质病变;第 II 期为反复发作的卒中或有精神症状,MRI 平扫下白质有明显腔隙性脑梗死;第 III 期为弥散性白质病变,可表现为假性球麻痹或皮质下痴呆。

在表现为常染色体显性遗传的卒中患者中,如先天性 C 蛋白缺乏症可有或无症状经过,多为静脉血栓或以大脑中动脉皮层梗死,遗传基因位于 2p14-21,而先天性 S 蛋白缺乏也为常染色体显性遗传,常表现为青年女性反复发作,多为静脉血栓,其遗传基因位于 3p1.1-q11.2,属家族性血凝固异常所引起的缺血性卒中。此外,CADASIL 虽从症状上与伴皮质下梗死和脑白质病的常染色体隐性遗传性脑动脉病(cerebral autosomal recessive arteriopathy/arteriosclorosis with subcortical infarcts and leukoencephalopathy,CARASIL)有相似之处,但本病为常染色体隐性遗传。

综上所述,3 种疾病在病理和基因学方面与 CADASIL 截然不同,亦无重叠之处,而本例病理检查中,微小动脉出现血管内膜增厚,大部分毛细血管出现基底膜增厚,血管周围无刚果红阳性物质沉积,电镜见到微小动脉平滑肌细胞表面有大量嗜锇性颗粒物质(GOM)沉积,这是除 CADASIL 之外其他遗传性脑血管病见不到的特征;Notch3 基因所造成的 Notch 蛋白的突变为 C108R 也是 CADASIL 独有,所以在有相似的临床症状的病例中,进行病理活检和基因学的检验是必不可少的方法。本文为 CADASIL 的诊断和鉴别诊断提供了明确的可靠的路线和方法。

参考文献

1. Dichgans M. Cerebral autosomal dominant arteriopathy with subcortical infarcts and leukoencephalopathy:phenotypic and mutational spectrum[J]. J Neurol Sci,2002,203-204:77-80.

2. 袁云. CADASIL 的诊断和鉴别诊断[J]. 中国神经精神疾病杂志,2007,33:641-643.

3. 吕鹤,姚生,张巍,等. 4 个常染色体显性遗传性脑血管病伴皮层下梗死和白质脑病(CADASIL)的临床表现[J]. 北京大学学报,2004,36:496-500.

4. Pradotto L,Azan G,Doriguzzi C,et al. Sporadic vascular dementia as clinical presentation of a new missense mutation within exon 7 of Notch3 gene[J]. J Neurol Sci,2008,271:207-210.

5. Benisty S,Hernandez K,Viswanathan A,et al. Diagnostic criteria of vascular dementia in CADASIL[J]. Stroke,2008,39:838-844.

6. 刘旸,吴元,孙冰莲,等. 常染色体显性遗传性脑血管病伴皮层下梗死和白质脑病的临床特征及其与头颅磁共振改变的关系[J]. 中华神经科杂志,2008,41:172-175.

7. 刘扬,谢晟,栾兴华,等. CADASIL 脑弥散张量成像特点与临床的关系[J]. 中国神经精神疾病杂志,2008,34:467-470.

8. Rufa A, Cerase A, Monti L, et al. Acute vestibular syndrome in a patient with cerebral autosomal dominant leukoencephalopathy with subcortical infarcts and leukoencephalopathy (CADASIL) [J]. JNeurol Sci, 2008,271:211-213.

9. 袁云,王朝霞,张巍,等.伴皮层下梗死和白质脑病的显性遗传性脑动脉病的外周血管改变规律 [J].中华神经科杂志,2005,38:7-10.

10. 张巍,吕鹤,郑日亮,等.常染色体显性遗传性脑血管病伴皮层下梗死和白质脑病的周围神经改变 [J].中华神经科杂志,2007,40:675-678.

11. Stenborg A, Kalimo H, Viitanen M, et al. Impaired endothelial function of forearm resistance arteries in CADASIL patients[J]. Stroke,2007,38:2692-2697.

病例 5 伴皮质下梗死和白质脑病的脑部常染色体隐性动脉病 1 例

孙阿萍,樊东升

【关键词】 CARASIL;脑白质病变;常染色隐性遗传

1 病例简介

患者女,25 岁,蒙古族,以"突发右侧肢体无力 1 个月余"于 2008 年 6 月 10 日收入院。患者主诉于入院前 1 个月余午睡后出现右腿麻木,无明显无力,未在意,次日晨起时发觉右侧肢体麻木加重,自觉没有知觉,伴有右侧肢体无力,易摔倒,需要人扶持方能行走,无头痛头晕、恶心呕吐、视物不清、言语不利、发热,遂到当地医院就诊,行颅脑 MRI 检查示双侧脑白质广泛病变、累及胼胝体及脑干,DWI 示左侧侧脑室旁高信号。予以"营养脑细胞"治疗(具体不详),患者近 2 周来自觉右侧肢体无力的症状有减轻,可以无需扶助行走。

既往史:否认有高血压、糖尿病、冠心病病史。2 年前居住区流行麻疹,曾患有麻疹病史,但未加治疗而自行痊愈。否认有不良的嗜好。右利手。近 3 年来开始出现脱发。

家族史:患者父母体健,系姑表亲结婚(图 3.5-1),患者有两位姐姐,一位兄长。除大姐外,其二姐和哥哥均有脱发。二姐在 23 岁时曾有外伤史,1 个月后时诉头痛,之后不治身亡,具体原因不详。哥哥 28 岁时因行走不稳考虑颈椎病的可能,行颈椎手术,术后症状无改善,现已瘫痪卧床,曾行颅脑检查示脑白质病变,并有腰痛的病史。

入院查体:BP110/60mmHg(右侧),115/60mmHg(左侧),皮肤黏膜无黄染、皮疹,表浅淋巴结未触及肿大。秃顶(图 3.5-2)。脊柱无侧弯。心肺腹检查未见异常。

神经系统查体:神志清,言语清,时间、人物定向力可,理解力欠佳,计算力欠佳,简易精神状态检查(mini-mental state examination,MMSE)评分:22 分。双侧瞳孔等大正圆,对光反射灵敏,双鼻唇沟对称,伸舌居中,余颅神经检查未见明显异常。四肢肌张力正常,右上肢肌力 5 级,右下肢肌力 4 级,右侧轻度偏瘫步态,双侧指鼻及跟膝胫试验稳准,右侧腱反射较左侧活跃,右侧 Babinski 征阳性,右侧 Chaddock 征阳性。深浅感觉未见明显异常,颈软无抵抗,脑膜刺激征阴性。

实验室检查:血常规、血生化、尿常规及 ESR 均正常;抗核抗体,抗双链脱氧核糖核酸(deoxyribonucleic acid,DNA)抗体,抗可提取性核抗原(extractable nuclear antigen,ENA)抗体均正常;抗中性粒细胞抗体胞浆抗体:阴性;血免疫球蛋白及蛋白电泳正常;C-反应蛋白 20.40mg/L(正常范围 0~8mg/L);凝血功能的凝血酶原时间 10.4 秒(正常范围 10.5~13.5

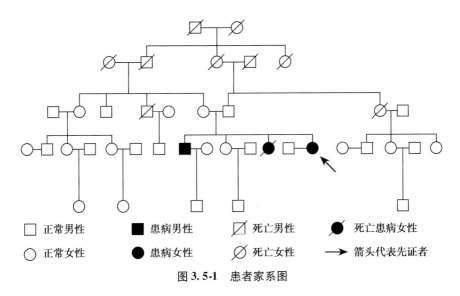

图例		图例	
□ 正常男性	■ 患病男性	⊘ 死亡男性	⦸ 死亡患病女性
○ 正常女性	● 患病女性	⊘ 死亡女性	→ 箭头代表先证者

图 3.5-1　患者家系图

秒),纤维蛋白原 4.35g/L(正常范围 2~4g/L);叶酸、维生素 B_{12} 均正常;甲状腺功能正常;免疫八项正常;脑脊液的常规、生化、涂片找细菌均正常。脑电图正常。颈部及下肢血管彩超均未见异常。

腰椎正侧位片示腰椎退行性变(图 3.5-3,2008 年 6 月 11 日)。

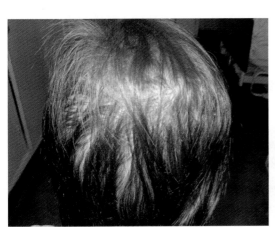

图 3.5-2　患者头顶部头发稀疏(2008 年 6 月 11 日,入院时征得患者同意拍摄)

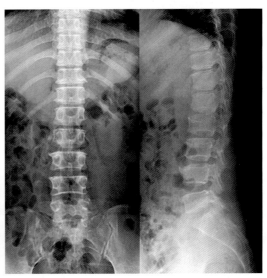

图 3.5-3　患者腰椎正侧位 X 线片(2008 年 6 月 13 日),可见腰椎退行性变

颅脑 MRI(2008 年 6 月 11 日)示:双侧皮层下白质内、脑桥内、胼胝体可见多发斑点、小片状长 T_1 长 T_2 异常信号,双侧脑白质可见弥漫异常信号,对称性分布,中线结构未见移位(图 3.5-4)。随访半年后(2008 年 12 月 5 日)复查颅脑 MRI 示:DWI 双侧中央前回可见对称点状高信号,颅内异常脑白质病变,与半年前 MRI 比较病变范围有扩大(图 3.5-5)。

101

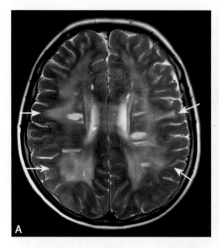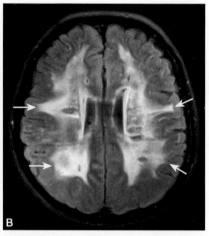

图 3.5-4　患者颅脑 MRI(2008 年 6 月 11 日)

A. MRI T_2WI 显示双侧皮层下白质内多发的缺血病灶,双侧脑白质对称性、弥漫异常信号(箭头);B. 液体衰减反转恢复(FLAIR)成像显示脑白质广泛的脱髓鞘性病变(箭头)

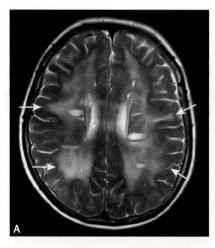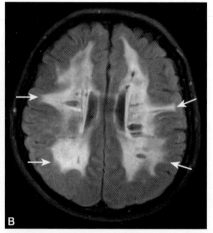

图 3.5-5　患者半年后(2008 年 12 月 5 日)随访复查,双侧
脑白质异常信号较前有扩大(箭头)
A. MRI T_2WI;B. FLAIR 像

颈椎 MRI:$C_3 \sim T_1$ 椎间盘突出,颈椎后韧带骨化,继发性椎管狭窄(图 3.5-6)。

皮肤及外周血管(小腿外侧)活检病理结果:皮肤活检未见异常。动脉血管可见内弹力板结构不清、中层弹力纤维有断裂,胶原纤维及平滑肌排列紊乱。电镜下在内皮下及平滑肌细胞层均未发现嗜锇颗粒。

入院诊断:伴皮质下梗死和白质脑病的脑部常染色体隐性动脉病、轻度认知功能障碍

诊疗经过:入院后给予阿司匹林抗血小板聚集 100mg,1 次/日。依达拉奉清除自由基 30mg,2 次/日。对症治疗,患者右侧肢体无力的症状较前有缓解,右上肢 5 级,右下肢 5⁻级;在完善实验室检查、血管检查以及病理活检后,患者出院,继续服用阿司匹林 100mg,1 次/日。

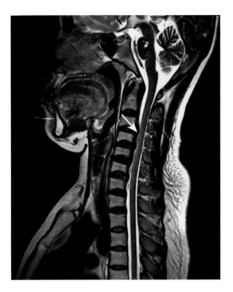

图 3.5-6　患者半年后（2008 年 12 月 5 日）随访复查颈椎 MRI，可见 $C_3 \sim T_1$ 椎间盘突出，继发性椎管狭窄（箭头）

2　讨论

伴皮质下梗死和白质脑病的脑部常染色体隐性动脉病（cerebral autosomal recessive arteriopathy with subcortical infarcts and leukoencephalopathy，CARASIL）是一种罕见的青年发病的遗传性脑血管病，1965 年日本学者首次报道[1]，临床主要表现为反复发作的卒中、进行性运动和认知功能下降，并伴秃头和腰痛的特征性症状，且缺乏脑血管疾病的危险因素。1995 年 Fukutake 等[2] 总结了 17 例病例报告，指出该病可能为常染色体隐性遗传的模式，鉴于当时国际上已存在常染色体显性遗传性脑动脉病伴皮层下梗死和白质脑病（cerebral autosomal dominant arteriopathy with subcortical infarcts and leukoencephalopathy，CADASIL）这一病名，而两者在临床、影像、病理有很多相似性，而前者符合隐性遗传的特征，故将其命名为 CARASIL[3]。到目前为止，全球共报道约 50 例患者，绝大多数病例来自日本，国内也有散在的病例报道[4]。其病理学改变主要是小动脉出现动脉粥样硬化伴内膜增厚和胶原纤维沉积、平滑肌缺乏、中膜中层玻璃样变性、管腔变窄，与非遗传性缺血性小血管病的病理改变类似。影像学上，颅脑 MRI 可见特征性的改变，脑白质弥漫性高信号和多发的腔隙性梗死，其中侧脑室旁和深部白质较常受累，而表面白质（U 形纤维）则相对保留[5]。皮层下白质在 20 岁时开始出现高信号并呈对称性融合，而此时并不发生梗死，提示白质病变的发生先于临床症状的出现。这些病变逐渐向基底节区、丘脑、脑干和小脑发展。其中 CADASIL 的特征性颞极和外囊白质的病变也可见于一些 CARASIL 的患者。

本病例患者的父母为姑舅表亲，患者无血管病的危险因素，血压也在正常范围，发病是卒中样起病的形式，表现为一侧肢体的轻偏瘫，有秃发和轻度认知功能障碍，其兄长也有可疑的病史。颅脑 MRI 检查与 CARASIL 的影像学特征相符，表现为双侧脑白质弥漫性、对称分布的异常信号，双侧皮层下白质内、脑桥内、胼胝体可见多发的梗死灶。患者在此次发病前无任何的临床症状，说明白质的广泛病变先于缺血的病灶存在；在半年后的随访发现，即使患者未有相应的临床症状，DWI 上也发现有新鲜的腔隙性缺血病灶，而且白质的病变范围也较前有所扩大，提示病变的持续性进展。患者的大血管检查均未见异常，外周动脉的病理结果则符合缺血性小血管病的病理改变，支持该病的病变是在小血管。患者的临床、影像及病理特征符合 Fukutake 等总结的 CARASIL 的诊断标准[2]。然而，本例患者未曾出现腰痛的症状，而颈椎 MRI 检查提示明确椎间盘突出，相对于腰椎病变更为明显，说明患者的椎关节病变以颈椎为主，而其兄长也曾因为颈椎病变行手术治疗，提示有可能二者都是以颈椎受累为主，这与以往日本所报道的病例不太一致，是否存在有种族的差异可能，有待病例的积累而进一步研究。

2009 年 4 月，Hara 等发表的研究表明，编码 HtrA 丝氨酸蛋白酶的高温必需因子 A-1（high temperature factor A-1，HTRA1）基因与 CARASIL 相关[6]，*HTRA1* 基因位于 10 号染色体 q25.3 ~ q26.2，HtrA 丝氨酸蛋白酶的主要功能是抑制转化生长因子 β（transformation growth factor-β,TGF-β)信号转导系统;*HTRA1* 基因的无义和错义突变将导致该蛋白酶活性下降、功能丧失,而在 CARASIL 患者发生病变的血管中膜中层上,TGF-β 表达较高。TGF-β 家族信号系统与血管生成、重塑密切相关,并且在血管内皮细胞和平滑肌细胞分化中发挥多方面的作用,TGF-β 家族信号的失调可导致遗传性血管病变,TGF-β 受体缺陷可引发遗传性出血性毛细血管扩张症,而 TGF-β 信号激活则会发生 Marfan 综合征等相关疾病[7,8];在 CARASIL 病例中发现 TGF-β 表达的异常,说明 TGF-β 信号的失调与遗传性缺血性脑小血管病变有关[6]。CARASIL 的临床常见表现除了脑小血管病变引发的相应症状之外,还出现秃顶、骨骼系统的退行性变,这些主要的临床特点也是由于抑制 TGF-β 家族成员的信号发生失调所引起的[9,10],因而推测 TGF-β 家族信号的增强是 CARASIL 发病的原因。进一步探讨 TGF-β 信号系统在小血管病中的意义对于今后疾病的治疗意义重大。

专家点评 ——————————————————————吴志英

伴皮质下梗死和白质脑病的常染色体隐性遗传性脑动脉病(CARASIL),在中国人群中报道极少。该病例报道通过临床特点、实验室检查、影像学检查、病理结果、诊治及随访等方面的详细介绍,使临床医生对 CARASIL 的认识进一步提高。*HTRA1* 是 CARASIL 的致病基因。尽管该病例未检测 *HTRA1* 基因突变,其临床特点非常符合 CARASIL,应引起临床医生重视。建议对该病例及其家族成员进行 *HTRA1* 基因突变筛查,有助于明确诊断。

参考文献

1. Maeda S,Nakayama H,Isaka K,et al. Familial unusual encephalopathy of Binswanger's type without hypertension[J]. Folia Psychiatr Neurol Jpn,1976,30:165-177.

2. Fukutake T,Hirayama K. Familial young-adult-onset arteriosclerotic leukoencephalopathy with alopecia and lumbago without arterial hypertension[J]. Eur Neurol,1995,35:69-79.

3. Bowler JV,Hachinski V. Progress in the genetics of cerebrovascular disease:Inherited subcortical arteriopathies[J]. Stroke,1994,25:1696-1698.

4. Zheng DM,Xu FF,Gao Y,et al. A Chinese pedigree of cerebral autosomal recessive arteriopathy with subcortical infarcts and leukoencephalopathy(CAR ASIL):Clinical and radiological features[J]. J Clin Neurosci,2009,16:847-849.

5. Fukutake T. Cerebral autosomal recessive arteriopathy with subcortical infarcts and leukoencephalopathy (CARASIL):From discovery to gene identification[J]. J Stroke Cerebrovasc Dis,2011,20:85-93.

6. Hara K,Shiga A,Fukutake T,et al. Association of HTRA1 mutations and familial ischemic cerebral small-vessel disease[J]. N Engl J Med,2009,360:1729.

7. Grainger DJ. Transforming growth factor b and atherosclerosis:So far,so good for the protective cytokine hypothesis[J]. Arterioscler Thromb VascBiol,2004,24:399-404.

8. Dijke P,Arthur HM. Extracellular control of TGF-βsignaling in vascular development and disease[J]. NatRev Mol Cell Biol,2007,8:857-869.

9. Hadfield KD,Rock CF,Inkson CA,et al. HtrA1 inhibits mineral deposition by osteoblasts:Requirement for the protease and PDZ domains[J]. J Biol Chem,2008,283:5928-5938.

10. Urano T,Narusawa K,Kobayashi S,et al. Association of HTRA1 promoter polymorphism with spinal disc degeneration in Japanese women[J]. J Bone Miner Metab,2010,28:220-226.

病例 6 外伤性颈动脉血栓栓塞性脑梗死 1 例

乔兴茂

【关键词】 外伤;颈动脉血栓;脑梗死

1 病例简介

患者男,68 岁,因"突发右侧肢体活动不灵伴言语不清 2 小时"于 2008 年 12 月 7 日收入我院神经内科。起病前 2 小时有反复扛重物史。既往无高血压、糖尿病及冠状动脉粥样硬化性心脏病史。查体:血压 120/80mmHg,颈总动脉、椎动脉、锁骨下动脉听诊区未闻及杂音。右侧中枢性面、舌瘫,右侧上下肢肌力 3 级,左侧 5 级。右侧足趾反射中性,左侧足趾反射阳性。窦性心律,心率 55 次/分,心电图无缺血改变。发病后 1.5 小时颅脑 CT 示左侧侧脑室前角外侧陈旧性软化灶(图 3.6-1)。诊断为脑梗死,给予口服阿司匹林 100mg/d,阿托伐他汀 20mg/d,葛根素 0.6g/d 静滴等治疗,病情平稳无加重。发病后次日颅脑 CT 示左侧纹状体、侧脑室体旁和皮层多发梗死灶(图 3.6-1),考虑栓子脱落所致,给予达肝素钠(法安明)5000U/d 皮下注射,病情同入院时比较无明显变化。发病后第 4 天病情突然加重,呈嗜睡状态,完全性失语,右侧上下肢肌力 0 级,复查颅脑 CT 示左侧大脑中动脉(left middle cerebral artery,LMCA)分布区梗死灶较前增多(图 3.6-1),考虑为栓子继续脱落所致。为了明确栓子来源,发病后第 4 天做颈部血管彩超显示左侧颈内动脉开口处有一随血流搏动、被冲击欲坠落的稍低回声影像,超声诊断为新鲜血凝块(图 3.6-2)。发病后第 5 天做颈部血管彩超显示左侧颈内动脉开口处漂浮的血凝块全部消失,血凝块全部脱落。继续给予法安明抗凝,加用适量甘露醇脱水、依达拉奉注射液清除自由基等治疗,发病后第 10 天颅脑 CT 示 LMCA 分布区梗死灶融合成片(图 3.6-1)。发病后第 23 天行头颈部 CTA 未见颅内外血管狭窄及斑块(图 3.6-3)。患者经治疗后病情逐渐平稳出院。

2 讨论

该患者起病前 2 小时有扛重物史,重物对左侧颈内动脉不断挤压,而且在扛重物时,颈部有过度强力后仰及侧屈动作,使左侧颈内动脉压在第 3 颈椎横突上,造成血管壁和内膜的损伤形成血凝块,血凝块不断脱落进入 LMCA 后,暂时停留在 LMCA 水平段,堵塞穿支血管,很快栓子自溶,形成皮层及皮层下的多发栓塞灶。之所以 LMCA 分布区有很多地方没有受累,不是因为血管代偿,而是因为 LMCA 很快再通,LMCA 主干对栓子的清除能力比较强。左侧纹状体之所以完全梗死,是因为栓子嵌顿在 LMCA 水平段,堵塞了豆纹动脉,这时候即使 LMCA 很快再通,但是因为小血管完全堵塞或者小血管代偿能力不佳或者小血管血栓清除能力非常低,所以造成纹状体完全梗死。发病后第 5 天复查颈部血管彩超左侧颈内动脉开口处漂浮血凝块消失,血凝块全部脱落。同时做心脏彩超及双下肢彩超均未见异常,更进一步证明栓子不是来源于心脏。

发病后 23 日病情好转后做头颈部 CTA 未见颅内外血管狭窄及斑块,说明患者为非动脉粥样硬化性脑梗死,进一步说明栓子来源为颈内动脉开口处漂浮的血凝块,脑梗死的发病机制为血凝块脱落造成的动脉到动脉的栓塞。

2.1 流行病学及发病机制 1872 年 Verneuil 首次报道颈部外伤后颈动脉血栓形成和脑梗死病例[1]。近几年来,由于影像技术的飞速发展,外伤后颈动脉血栓形成致脑梗死的报

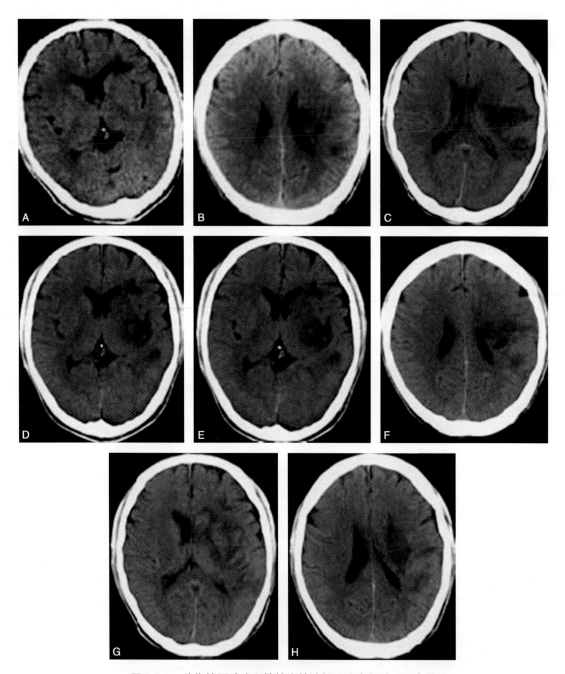

图 3.6-1　外伤性颈动脉血栓栓塞性脑梗死患者颅脑 CT 表现
A. 发病后 1.5 小时示左侧侧脑室前角外侧软化灶；B ~ D. 发病后 1 日示左侧纹状体、侧脑室体旁和皮层多发梗死灶；E、F. 发病后 4 日示左侧大脑中动脉分布区梗死灶较前增多；G、H. 发病后 10 日示左侧大脑中动脉分布区梗死灶融合成片

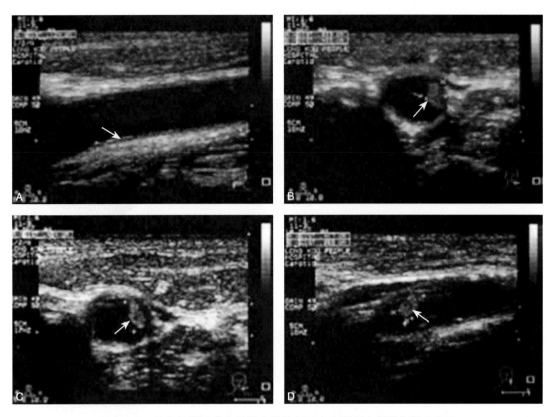

图 3.6-2　外伤性颈动脉血栓栓塞性脑梗死患者颈部血管彩色超声表现
A. 示左侧颈总动脉内膜轻度增厚；B～D. 示左侧颈内动脉开口处有一漂浮血凝块

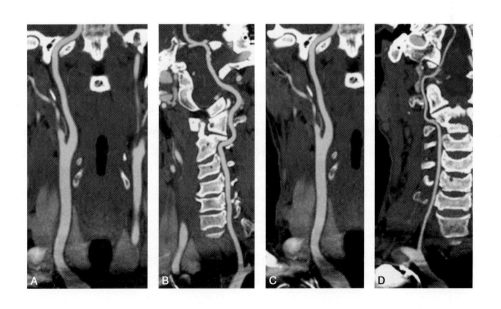

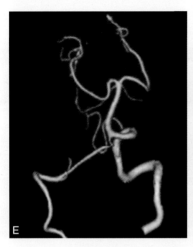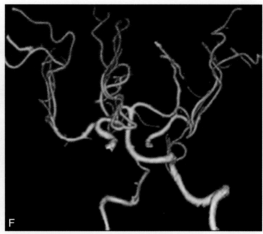

图 3.6-3　外伤性颈动脉血栓栓塞性脑梗死患者 CTA 表现

A ~ D. 颈总动脉、颈内动脉和椎动脉颅外段；E、F. 基底动脉、
大脑中动脉、大脑前动脉、颈内动脉和椎动脉颅内段

道逐渐增多。颈动脉外伤分为贯通伤及钝挫伤两种。贯通伤多十分严重，可引起失血性休克等，因而易受到外科医生的重视。而钝挫伤多为闭合性，体表症状和体征轻，又多为迟发性表现，在诊断和治疗时易受到忽视。颈动脉内膜损伤原因多见于钝挫伤，可由坠落伤、车祸伤、颈部扼伤、挥鞭样损伤、打击伤、颈部挤压伤等多种原因造成，尤其是颈部挤压伤容易被患者和医生忽视。上述钝挫伤都可以造成外伤性颈动脉血栓而致脑梗死。

外伤后颈动脉血栓形成导致脑梗死的机制有：①颈部血管内膜损伤以内膜撕裂及挫伤为主，系因血管在外力作用下过度牵拉、挤压、屈曲、扭转所致，尤其在颈内动脉经过枢椎侧块或第三颈椎横突等骨性结构时更易受损[2]。上述外力破坏血管内膜的完整性，形成粗糙面，基质暴露，血小板附壁，形成附壁血栓[3]。大的附壁血栓可闭塞血管致脑梗死。小的附壁血栓可不断脱落，脱落的栓子可随血流漂至较细小血管造成脑栓塞[3]，其机制为颈动脉外伤性非动脉硬化性动脉到动脉栓塞。有时也可能是因颈总动脉损伤，血栓形成后继续向上发展，超过颈动脉分叉而致颈内动脉闭塞。因此颈段闭塞的部位以颈动脉分叉上 1 ~ 3cm 处最多，约占 70%。②上述各种外力可以造成颈动脉内膜撕裂剥脱，撕裂剥脱的血管内膜在血流冲击下卷曲形成游离瓣或形成血块，或因其下出血形成血肿，引起管腔狭窄而致血栓形成，后者在动脉硬化时更易发生[2]。③颈部钝伤、刺伤或交通事故引起血液经撕裂的颈动脉（通常为颈动脉颅外段）内膜进入血管壁间，导致动脉管腔狭窄或闭塞称外伤性颈动脉夹层，有些女性患者的发病与家庭暴力有关。外伤性颈动脉夹层处的血管内膜可以有破损也可以没有破损，两者均可导致动脉内膜下血肿，使内弹力板与中层分离，导致管腔狭窄引起脑梗死。外伤性颈动脉夹层的血管内膜破损处也可以继发血栓形成。④Jacques 等[4]认为，任何对血管的机械性刺激均可引起内膜细胞电荷变化，吸附血小板，促使血栓形成。躯体的某些潜在因素，也常可促使本病发生，如动脉粥样硬化、外伤后血压过低、颈部或咽部炎症以及脑萎缩等。咽、颈部炎症可使颈部粘连固定，受外力作用时无伸缩余地，脑萎缩时则因颅内血管失去支持，均易受到过度牵拉的损伤。

2.2 临床表现 外伤性颈动脉血栓形成引起管腔狭窄或闭塞,最终将导致脑梗死。它的形成发展需要一个过程,需狭窄到一定程度才能影响供血。除非颈动脉内膜破口处形成大的血栓或剥脱的内膜较大,造成急性闭塞,一般脑缺血的症状和体征在伤后出现较晚。本病多发生在外伤后数小时至数天,偶有在伤后数月至一年发病者。也有统计资料显示10%的颈动脉外伤性脑梗死患者在伤后1小时后出现症状,17%的患者24小时后才出现症状。

外伤性颈动脉血栓致脑梗死的临床表现无特异性。有头、颈部外伤史,伤后有或无意识障碍,数小时或数天后再次出现剧烈头痛、呕吐、偏瘫、失语、肢体麻木、眩晕、颅神经麻痹,甚至突发昏迷,部分患者病情发展缓慢,或仅表现短暂性脑缺血发作,大动脉闭塞病情进展急骤,危及生命。外伤性颈动脉血栓致脑梗死的临床表现主要取决于:①血管损伤的程度;②继发血栓的范围;③血栓栓塞的部位及时间;④侧支循环建立的状况。据称只有6%的患者在住院时被想到颈动脉损伤的可能[1]。

2.3 辅助检查和诊断 颈内动脉夹层的辅助检查方法有:CT、CTA、MRI、MRA、颈部血管二维超声、TCD以及DSA。

医生应该详细询问病史及明确受伤方式,对于存在颈部损伤者(如扼伤、挥鞭样损伤、极度侧屈或旋转扭伤、颈椎骨折)尤其要提高警惕,当患者伤后病情逐渐加重或表现出脑缺血症状时,应及时复查CT或MRI,合并颈部损伤者一旦出现短暂性脑缺血发作(TIA),要先行颈部血管二维超声、TCD,必要时行MRI、CTA或MRA、DSA检查以查明原因。

值得一提的是超声技术在外伤性颈动脉内膜损伤诊断中的应用价值。CTA、MRA甚至DSA仅能见到血管外形与闭塞,观察血管内膜损伤与血栓影像不如超声清晰、简捷,而且颈部二维超声的检查为无创、经济、简单、易于操作并可反复进行。外伤所致新鲜血栓超声特征为稍低回声,附着在剥脱内膜下方,在屏幕上可观察到随血流搏动、被冲击欲坠影像[5],而动脉粥样硬化斑块为强回声可作为鉴别要点。颈部超声可探及变细的颈内动脉及动脉壁间的血肿,甚至可探及在血流冲击下漂浮的动脉内膜瓣。TCD检查对监测颈动脉夹层(carotid artery dissection,CAD)患者颅内动脉的血流动力学改变有较大价值,可以鉴别血栓栓塞与CAD所致血流动力学性脑缺血[6]。

MRI检查在常规颈部横断面 T_1 加权像和 T_2 加权像上MRI可清楚显示血管壁的断面,夹层表现为动脉壁的新月形高信号,敏感性和特异性分别为84%和99%[6]。MRI薄层(比如3mm)颈部横断位扫描可以帮助鉴别外伤性颈动脉血栓处内膜下是否有小的壁间血肿,即是否合并有小的颈动脉夹层。

2.4 治疗 各种治疗的目的在于恢复颈内动脉的血流,减轻或防止脑组织缺血,防止血栓脱落造成脑梗死。①抗凝和溶栓治疗:对颈动脉内膜损伤继发血栓而导致急性脑梗死主要采取抗凝和溶栓治疗。目的是预防栓塞继续发展,促使闭塞血管再通,防止栓子蔓延和发展,挽救缺血区的脑细胞。Prabhu等[7]报道,应在梗死后6小时内进行抗凝和溶栓治疗,最好进行超选择性经导管动脉内的溶栓治疗。②手术治疗:冯友贤[8]报道动脉血栓形成后3~5日或1周取血栓效果好,因为血栓与血管内膜尚未形成粘连或机化。对于颈内动脉闭塞患者,主张早期(12~24小时)行血栓剥除术,以谋求血管再通[9],但术后仍要继续抗凝治疗。③对颈动脉夹层继发血栓的患者要积极进行抗凝治疗以预防血栓形成,常用低分子肝素钠。对有抗凝禁忌的患者,可选择阿司匹林或氯吡格雷抗血小板聚集治疗。④经股动脉支架置入血管成形术可以重建颈动脉管腔,恢复对脑组织的供血,同时可以覆盖受损的颈内动脉内膜,防止血栓形成及壁间血肿形成所造成的颈内动脉狭窄。其适用于发病急性期、血流动力学稳定及药物治疗禁忌的颈动脉夹层患者。

该患者根据病史结合颅脑 CT、头颈部 CTA、颈部血管二维超声等辅助检查诊断外伤性颈动脉血栓栓塞性脑梗死明确,遗憾的是没有行颈椎薄层 MRI 检查,不能除外那种很难发现的只是内膜损伤,壁间血肿很小的动脉夹层。建议今后如果有类似病例及时做颈椎薄层 MRI 检查以明确诊断,指导治疗。

专家点评 ——————————————————高山

脑梗死可由多种不同病因所致,常见的有心源性栓塞、大动脉粥样硬化和小动脉病变,而该患者属于少见的其他病因所致。该患者起病前有明确扛包史,是造成颈动脉血管壁和内膜损伤的诱因,在此基础上形成的血凝块不断脱落致使同侧大脑中动脉分布区梗死灶逐渐增多,直至血栓全部脱落。

栓塞可以有心源性或动脉源性,该患者第一次颈动脉超声在梗死同侧颈动脉发现漂浮血凝块,此后复查颈动脉超声该血凝块消失,发病 23 日后 CTA 检查也完全正常,充分说明颈动脉漂浮的血凝块是栓塞源。动脉源性的栓塞有动脉粥样硬化性和非动脉粥样硬化性,动脉粥样硬化性的动脉到动脉栓塞多由斑块破裂的碎片脱落所致,因此其成分多为血小板颗粒,治疗以抗血小板为主,而该患者的动脉源性栓塞主要成分是新鲜血栓,因此药物治疗以抗凝为主。

该病例如能在发病当天行颈动脉超声则能更快得到诊断和采取更适宜的治疗,同时也说明对卒中患者尽快进行病因学诊断的重要性。该患者损伤后是否存在壁间血肿很小的夹层尚难完全排除,如能进行高分辨磁共振检查则有助于区分两者。

参考文献

1. 蔡晓博.二例颈动脉外伤性脑梗死治疗分析[J].中华医药学杂志,2003,2:92-93.
2. Gurdjian ES,Hardy WG,Lindner DW,et al. Closed cervical cranial trauma associated with involvement of carotid and vertebral arteries[J]. Neurosurg,1963,20:418-427.
3. 郭效东,高国栋,秦怀洲,等.外伤性脑梗死47例[J].人民军医,2003,46:256.
4. Jacques S,Shelden CH,Rogers DT Jr,et al. Posttraumatic bilateral middle cerebral artery occlusion. Case report[J]. Neurosurg,1975,42:217-221.
5. 齐岚平,李佩萱.儿童外伤性脑梗死的病因分析[J].脑与神经疾病杂志,2004,12:276.
6. 卢洁,李坤成.颈动脉夹层与脑卒中[J].辽宁医学杂志,2002,16:281-282.
7. Prabhu V,Kizer J,Patil A,et al. Vertebrobasilar thrombosis associated with nonpenetrating cervical spine trauma[J]. Trauma,1996,40:130-137.
8. 冯友贤.血管外科学[M].上海:上海科学技术出版社,1992:279-330.
9. 王忠诚.神经外科学[M].武汉:湖北科学技术出版社,1998:373-375.

病例 7　结肠癌合并 Trousseau 综合征 1 例

孙太欣,温淼

【关键词】　颅内栓塞;结肠肿瘤;肝素;血栓形成

1　病例简介

患者男,61 岁,山东人,因"左侧肢体无力 20 余天"于 2008 年 4 月 24 日由当地医院转入我院。

患者于入院前 20 日在接电话时突发头晕,伴有左侧肢体无力,无视物旋转及视物成双,无耳鸣,持续约 20 分钟后自行缓解。3 日后,患者早晨起床后出现左侧肢体无力,但尚能行走及持物,约半小时后左侧肢体无力加重,不能行走,遂送往当地医院,诊断考虑为"脑梗死",给予奥扎格雷钠、神经节苷酯、胞二磷胆碱等药物治疗及康复治疗,经治疗后患者症状稍有好转。入院前 4 日患者左侧肢体无力加重,并出现右侧上肢无力,说话语音低,语速慢,反应较迟钝,进食少,为进一步诊治遂来我院,门诊以"脑梗死"收入院。

患者自发病以来神志清楚,表情淡漠,饮食欠佳,睡眠良好,偶有小便失禁,大便正常,体重无明显变化。患者病前几日曾有左下肢水肿,发病当日有左下肢疼痛。

既往史:高血压史 10 余年,最高血压 180/120mmHg,口服硝苯地平缓释片 10mg/d,平时血压 130/80mmHg;冠心病病史 10 余年,4 年前行经皮冠状动脉支架置入术;2 型糖尿病病史 8 年;长期吸烟史。

神经系统查体:血压:右上肢 130/90mmHg,左上肢 120/80mmHg;神志清楚,语音低沉,计算力差,反应迟钝。双侧瞳孔等大等圆,直径 3mm,光反射灵敏,眼球各方向运动充分,无眼震。双侧额纹对称、面纹对称,伸舌居中。双侧软腭对称,上抬有力,咽反射存在,双侧转颈、耸肩有力。左侧上肢肌力 5 级弱,左侧下肢肌力 4 级弱,右侧肢体肌力 5 级,左侧上肢肌张力高,左手呈强握状,四肢腱反射存在(左>右),双侧掌颌反射阳性,左侧 Babinski 征阳性,右侧 Babinski 征可疑阳性。左侧面部针刺觉减退,左侧偏身针刺觉及音叉振动觉减退,共济运动检查不合作。颈软,布克征阴性。双侧颈动脉及锁骨下动脉听诊区可闻及 3/6 级收缩期吹风样血管杂音,向颅内传导。

颅脑 CT(入院后第 2 天):脑内多发梗死灶;右额点状高密度影(图 3.7-1);右侧颈内动脉 C7 段动脉壁钙化灶[外院颅脑 CT 结果(2008 年 4 月 20 日):右侧脑室前角旁低密度影,伴有出血]。

MRI(入院后第 2 天):脑内多发异常信号影,缺血梗死灶,右额顶伴渗出可能性大;快速 FLAIR:双侧小脑半球、双额顶枕、双侧室旁可见散在高信号影。DWI:双侧小脑半球、双侧额顶枕叶可见散在异常信号影(图 3.7-2)。表面弥散系数(apparent diffusion coefficient,ADC):左额顶、右额可见散在低信号影。梯度回波(gradient-recalled echo,GRE):右额顶可见低信号影。磁共振血管造影(MRA):左侧椎动脉显示不清,双侧胚胎型大脑后动脉,余各大血管走行、分布未见异常,血管粗细欠均匀。

超声心动图:左室舒张功能减退,主动脉瓣钙化。

颈部血管超声:双侧颈动脉硬化伴大量斑块形成;左侧锁骨下动脉盗血 Ⅱ 期,锁骨下动脉起始段狭窄;右侧锁骨下动脉起始处斑块形成;左侧椎动脉血流完全反向;右侧椎动脉血

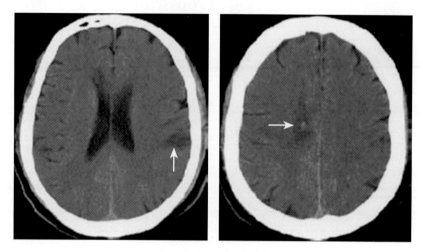

图 3.7-1　颅脑 CT 见脑内多发梗死灶伴出血(箭头)

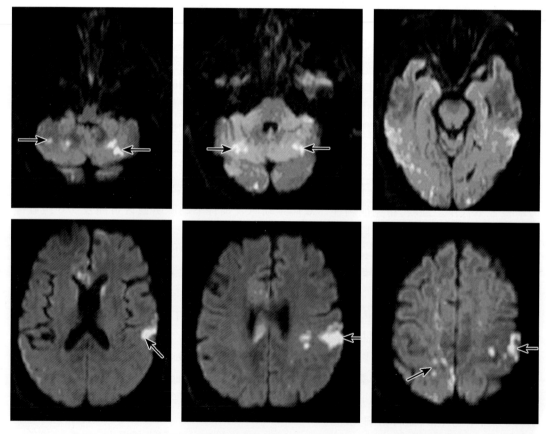

图 3.7-2　颅脑 MRI(DWI)显示双侧小脑半球、双侧额顶可见散在异常信号(箭头)

流阻力指数高。

TCD 结果:左侧锁骨下动脉狭窄合并盗血(Ⅱ期);双侧颞窗信号欠佳,未探及双侧大脑中动脉、大脑前动脉、大脑后动脉血流信号。建议:进一步检查,患者配合差,结果仅供临床参考。

双下肢血管超声:双下肢动脉粥样硬化伴多发斑点形成;双侧小腿肌间静脉血栓。

胸部 CT 平扫:气管内占位;双侧胸膜肥厚并左侧少量胸腔积液。

腹部 CT 平扫:脂肪肝;肝脏多发低密度占位,考虑为转移瘤;右肾囊肿(因患者嗜睡状,CT 室医生未行增强扫描)(图 3.7-3)。

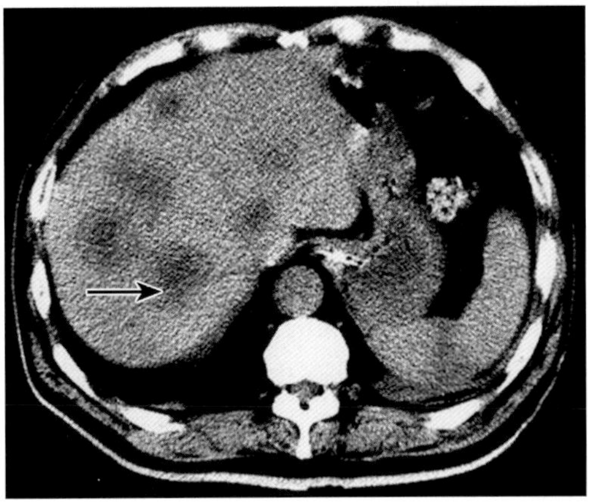

实验室检查:

血常规:见表 3.7-1。

图 3.7-3 腹部 CT 平扫见肝脏多发低密度占位影(箭头)

表 3.7-1 入院后血常规化验结果

入院日	白细胞计数 (×10⁹/L)	淋巴细胞比例(%)	中性粒细胞比例(%)	红细胞计数 (×10¹²/L)	血红蛋白 (g/L)	血细胞比容 (%)	血小板计数 (×10⁹/L)
第 2 天	16.28	7.2	81.4	4.59	146	43.3	138
第 5 天	15.13	4.3	90.8	4.62	145	42.5	120
第 6 天	20.40	4	89	3.84	123	36.7	55

入院后第 2 天:总胆红素 24.6μmol/L,结合胆红素 8.4μmol/L,非结合胆红素 16.2μmol/L,甘油三酯 2.49mmol/L,总胆固醇 4.62mmol/L,高密度脂蛋白胆固醇 1.03mmol/L,低密度脂蛋白胆固醇 2.93mmol/L,余正常。ESR15mm/60min。凝血象正常。前白蛋白 89mg/L,超敏 C 反应蛋白 13.3mg/L。

入院后第 5 天:谷丙转氨酶 53IU/L,谷草转氨酶 51IU/L,总蛋白 79.2g/L,白蛋白 40.9g/L,球蛋白 38.3g/L,血糖 12.78mmol/L,尿素氮 5.7mmol/L,肌酐 68μmol/L。抗心磷脂抗体阳性。

入院后第 6 天:弥漫性血管内凝血(DIC)全套结果:凝血酶原时间(prothrombin time,PT)14.5 秒(正常值:10.0~13.0 秒),国际标准化比值(INR)1.26(正常值:0.80~1.15),活化部分凝血活酶时间(activated partial thromboplastin time,APTT)30.6 秒(正常值:23.0~35.0 秒),纤维蛋白原(fibrinogen,Fbg)2.0g/L(2.0~4.0g/L),凝血酶时间(thrombin time,TT)16.5 秒(正常值:12.0~19.0 秒),纤维蛋白降解产物(fibrin degradation product,FDP)≥20μg/ml(正常值:0.0~5.0μg/ml),优球蛋白溶解试验(euglobulin lysis test,ELT)>90 分钟(正常值:>90 分钟),鱼精蛋白副凝固试验(plasma protamine paracoagulation test,3P)阳性。

患者入院后给予抗血小板、降脂、扩血管及抗炎等治疗,患者于入院后第 5 日病情加重,出现嗜睡,发热,体温最高39.0℃,双下肢皮肤发花。患者于入院第6日放弃进一步诊治,转回当地,复查腹部CT考虑原发性结肠癌可能大。

最后诊断:脑栓塞　心源性栓塞可能性大　非细菌性血栓性心内膜炎可能性大;结肠癌合并Trousseau综合征

2　讨论

本病例临床特点:①老年男性,急性起病,病前有短暂脑缺血发作(TIA)。②主要临床表现:头晕,左侧肢体无力,进行性加重,并出现右侧上肢无力,说话语音低,语速慢,反应较迟钝,进食少。③既往病史及辅助检查发现患者存在多种脑血管病危险因素,包括高血压、糖尿病、脂代谢紊乱、抗心磷脂抗体阳性、吸烟史等,颈动脉及锁骨下动脉听诊区可闻及血管杂音,结合患者外院颅脑CT提示右侧大脑前动脉供血区梗死伴出血,入院时曾考虑动脉粥样硬化,动脉-动脉栓塞可能。入院后行颅脑MRI检查发现患者双侧小脑半球、双额顶、双侧室旁多发梗死灶,病灶散在,大血管无狭窄,发病当天血压不低,更支持栓塞机制,但栓子到底来源于哪里? 患者双侧大脑中动脉分布区可以看到新鲜栓塞病灶,由于双侧胚胎型大脑后动脉,所以双侧枕叶多发栓塞也可以用"双侧颈内动脉栓子"解释,同时超声提示"双侧颈内动脉多发斑块";但是患者小脑多发栓塞如何解释? 遵循一元论原则,我们考虑栓子来源于主动脉弓或者心脏的可能性较大,进行了超声心动图检查并未发现栓子。但患者入院后检查发现肝脏转移瘤,气管内占位,下肢静脉血栓,并进行性血小板下降,DIC全套结果中FDP明显增高,3P试验阳性,提示患者血液处于高凝状态,回当地医院后发现原发性结肠癌,因此,我们考虑患者存在Trousseau综合征可能。Trousseau综合征引起非细菌性血栓性心内膜炎,心脏栓子脱落引起反复脑栓塞,而这种非细菌性心内膜炎引起的小栓子一般超声心动图很难监测到;尽管患者存在多种动脉粥样硬化的危险因素,但是患者病灶非常分散,同时入院后发现肝脏多发转移瘤,最终我们认为患者多发脑梗死为心源性脑栓塞所致。

Trousseau综合征是1865年由Trousseau首先报告的,他发现胃癌患者易形成静脉血栓。现在,由于医疗水平的提高,癌症患者的生存期明显延长,因此,临床医师也越来越关注Trousseau综合征的发生。Trousseau综合征是副肿瘤综合征的一种表现,可见于胰腺癌、胃癌、肺癌、结肠癌、卵巢癌等。目前将癌症患者在其发病过程中因为凝血和纤溶机制异常而出现的所有血栓、栓塞、血管炎等表现统称为Trousseau综合征[1]。肿瘤细胞可以通过释放自身生成的促凝因子或刺激其他细胞(内皮细胞、单核-巨噬细胞、血小板等)的促凝活性、激活凝血和纤溶系统[2]。肿瘤细胞自身所分泌或表达的促凝物质中最重要的是组织因子(tissue factor,TF),TF作为外源性凝血途径的启动因子而参与凝血过程,而且,TF本身也可能是Trousseau综合征的诱因之一,在多种恶性肿瘤中参与高凝状态的形成,而且即使在原发肿瘤很小的情况下也可能诱发全身的血栓形成[4-6]。另外,肿瘤的缺氧环境、抗肿瘤药物治疗等也与其形成有关[7]。Trousseau综合征的主要临床表现除游走性静脉炎外,还包括脑血管意外、心肌梗死、四周动脉闭塞、静脉血栓栓塞、特发性深静脉血栓、肝静脉闭塞性疾病、栓塞性血小板减少性紫癜、多脏器功能不全综合征及DIC等[1]。其中,DIC发生率较高的实体瘤包括胰腺癌、前列腺癌和肺癌等,静脉血栓发生率较高的为血液系统肿瘤,其次为肺癌和胃肠道肿瘤[8]。Trousseau综合征的治疗主要是肝素抗凝治疗,其目的主要目的是预防致命性的肺血栓栓塞症、血栓栓塞性肺动脉高压等并发症的发生,同时减轻急性栓塞引起的临床症状如疼痛、呼吸困难等,另外,还发现,抗凝治疗(肝素)明显提高癌症患者的总生存期[9]。

本例患者最终发现为结肠癌肝脏转移,并发有脑栓塞、下肢静脉血栓、动脉粥样硬化斑块形成、DIC等,可临床考虑诊断为Trousseau综合征,该病例给我们的启示是对于任何一例脑梗死患者,不能只单纯局限于患者是否存在动脉粥样硬化危险因素的评价,还应对患者全身进行评价,寻找潜在的危险因素。

专家点评 ——————————————————————————————————杨中华

本例患者是因反复脑栓塞就诊于神经内科,患者存在多种脑血管病高危因素,所以引起脑栓塞的原因首先考虑为动脉粥样硬化,但回顾患者病程,患者病前有左下肢水肿,发病当日有左下肢疼痛,均提示左下肢静脉血栓形成可能,这也给临床医生提个醒,不能忽视患者发病前后的任何一个症状。Trousseau综合征目前在临床上很常见,但很少因脑栓塞首诊于神经内科,多是在治疗原发肿瘤或其并发症时发生脑栓塞,及时、有效的治疗可以延长患者生存期。因此,本文提醒大家对脑血管病患者应行全身系统评价,尽早发现潜在的危险因素。

参考文献

1. Varki A. Trousseau's syndrome: multiple definitions and multiple mechanisms[J]. Blood, 2007, 110: 1723-1729.

2. Falanga A. Mechanisms of hypercoagulation in malignancy and during chemotherapy[J]. Haemostasis, 1998, 28(suppl 3): 50-60.

3. Zacharski LR, Schned AR, Sorenson GD. Occurrence of fibrin and tissue factor antigen in human small cell carcinoma of the lung[J]. Cancer Res, 1983, 43: 3963-3968.

4. Zacharski LR, Schned AR, Sorenson GD. Occurrence of fibrin and tissue factor antigen in human small cell carcinoma of the lung[J]. Cancer Res, 1983, 43: 3963-3968.

5. Rao LV. Tissue factor as a tumor procoagulant[J]. Cancer Metastasis Rev, 1992, 11: 249-266.

6. Callander NS, Varki N, Rao LV. Immunohistochemical identification of tissue factor in solid tumors[J]. Cancer, 1992, 70: 1194-1201.

7. Baronzio G, Freitas I, Kwaan HC. Tumor microenvironment and hemorheological abnormalities[J]. Semin Thromb Hemost, 2003, 29: 489-498.

8. Blom JW, Doggen CJ, Osanto S, et al. Malignancies, prothrombotic mutations, and the risk of venous thrombosis[J]. JAMA, 2005, 293: 715-722.

9. Meyer G, Marjanovic Z, Valcke J, et al. Comparison of low-molecular-weight heparin and warfarin for the secondary prevention of venous thromboembolism in patients with cancer: a randomized controlled study [J]. Arch Intern Med, 2002, 162: 1729-1735.

病例8　以卒中为表现的神经精神性狼疮4例

李国梅,边雯雯,王美,曹永亮,李建川

【关键词】　狼疮,神经精神性;症状和体征;诊断;治疗

1　病例简介

例1,中年女性,因"头晕、言语不清14日"于2009年5月1日入院。患者14日前突然出现头晕,自觉言语不清,恶心,未呕吐,饮水偶有呛咳,全身乏力,肢体活动基本同前,在当地卫生室应用丹参、苦碟子注射液静脉点滴治疗14日,病情无缓解,以"脑梗死"收入院。既往史:15年前出现不明原因低热、面部盘状红斑、双手指关节疼痛肿胀、脱发,化验示抗核抗体(ANA)(+),抗双链DNA抗体(ds-DNA)(+),确诊系统性红斑狼疮(systemic lupus erythematosus,SLE),应用激素(泼尼松)治疗后上述症状缓解,期间曾因劳累及呼吸道感染上述症状有反复,调整激素剂量后可缓解,现口服泼尼松(20mg/d)。有脑梗死史10年,遗留言语不清,左侧肢体活动不灵,现左上肢屈曲挛缩,左下肢需扶拐行走。无糖尿病、高脂血症、心律失常病史。入院查体:双侧血压150/100mmHg,肥胖体型,满月脸,面部散在盘状红斑,心肺查体未见明显异常,神志清,构音障碍,智能正常。左侧中枢性面舌瘫。左侧肢体肌张力高,左上肢屈曲挛缩,左上肢近端肌力3级,左手肌力0级,左下肢肌力4级,右侧肢体肌张力、肌力、共济运动正常。左侧Babinski征阳性,右侧病理征阴性。无脑膜刺激征。外周血管搏动正常,颈部血管听诊区未闻及血管杂音。

颅脑MRI:双侧半卵圆中心示斑片状长T_1长T_2信号影,磁共振DWI示左侧半卵圆中心点状略高信号影。MRA示右侧大脑中动脉分支减少,余动脉未见异常(图3.8-1)。入院化验:血常规:白细胞计数10.74×10^9/L,中性粒细胞数91.51×10^9/L,血小板计数331×10^9/L,余正常;免疫全套:荧光ANA(+),抗SS-A抗体(+),余结果正常;抗心磷脂抗体(ACA)(−);ESR26mm/h;抗"O"、类风湿因子、补体3、补体4均正常。

诊断:脑梗死(左侧颈内动脉系统、血管炎性)、神经精神性狼疮、脑梗死后遗症。

诊疗经过:继续应用泼尼松,20mg,每日1次,加用低分子肝素钙,0.6ml/次,每日2次,改善脑代谢、循环治疗。治疗8日后患者言语不清恢复至发病前状态,继续目前激素剂量治疗出院。近期随访患者无新发症状。

例2,中年女性,以"右上肢无力伴右手麻木4日"于2009年5月11日入院。患者4日前出现右上肢无力,伴右手麻木,持物尚稳,头晕,上述症状持续存在。以"脑梗死"收入院。既往史:7年前出现皮肤散在盘状红斑,双手关节疼痛无力,化验血常规示贫血及血小板减少、ANA(+),ds-DNA(+),确诊SLE,院外长期服用泼尼松治疗,仍不定时出现上述症状加重,期间尿蛋白(+++),血小板计数低,不规律调整泼尼松剂量,近7日减量为45mg/d治疗。高血压3年,无糖尿病、高脂血症、心律失常病史。入院查体:左侧血压190/90mmHg,右侧血压180/85mmHg,肥胖体型,满月脸,心肺腹查体正常。神志清,精神可,言语清晰,智能检查正常。颅神经检查正常。四肢肌张力正常,右上肢肌力4^+级,余肢体肌力5级。无浅深感觉障碍,双侧病理征阴性。脑膜刺激征阴性。外周血管搏动正常,颈部血管听诊区未闻及血管杂音。

颅脑MRI:左侧半卵圆中心点状长T_1长T_2信号影,DWI示高信号影。颅脑MRA未见异常(图3.8-2)。入院化验:血常规白细胞计数10.36×10^9/L,中性粒细胞计数78.91×10^9/

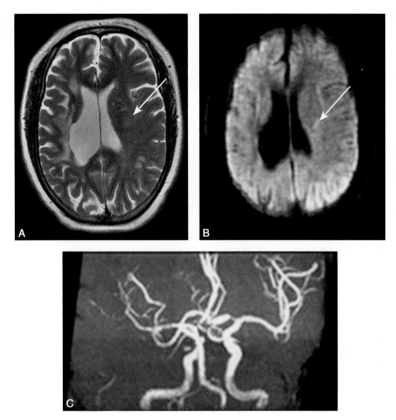

图 3.8-1　例 1 颅脑影像学检查结果

A. MRI T_1 加权像(箭头);B. 磁共振 DWI(箭头);C. MRA

左侧半卵圆中心片状长 T_2、高 DWI 信号;右侧大脑中动脉分支减少

L,血小板计数 $23×10^9$/L,余正常;免疫全套:ANA(+),ds-DNA(+),SS-A(+),余结果正常;ACA(+);ESR59mm/h;尿常规:隐血(+++),蛋白(+++),微量白蛋白>0.15g/L;抗"O"、类风湿因子、补体 3、补体 4 均正常。

诊断:脑梗死(左侧颈内动脉系统、血管炎性)、神经精神性狼疮、狼疮性肾病、抗磷脂抗体综合征、高血压。

诊疗经过:入院后激素剂量未改动,继续应用泼尼松,45mg/次,每日 1 次;加用免疫抑制剂吗替麦考酚酯,0.75g/次,口服,每日 2 次;应用改善脑代谢、循环治疗,4 日后病情明显好转,右侧肢体肌力达 5 级,未同意复查化验出院。随访患者未再出现肢体麻木无力症状,尿分析仍见尿蛋白(++),血常规示血小板计数偏低。

例 3,中年女性,因"头痛 8 小时"于 2008 年 3 月 7 日入院。患者 8 小时前睡觉时无诱因突然出现头痛,始为后枕部疼痛,后表现为全头胀痛,程度较剧烈,伴恶心、呕吐,呕吐物为胃内容物。无其他不适,以"头痛待诊"收入院。既往史:3 年前发现面部蝶形红斑、皮肤盘状红斑,反复口腔溃疡,化验 ANA(+),ds-DNA(+),诊断 SLE,一直口服泼尼松(20mg/d),上述症状缓解。无高血压、糖尿病、高脂血症、心律失常病史。入院查体:双侧血压 160/90mmHg。满月脸,心肺腹检查正常。神志清,精神可,颅神经检查正常。颈项稍强直。四肢

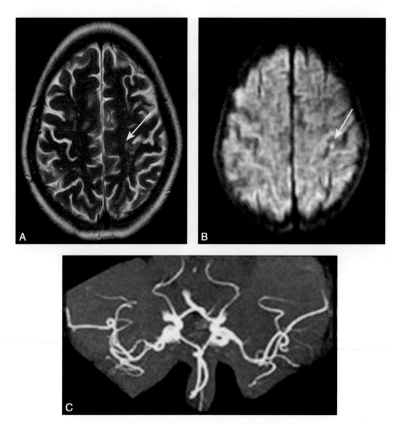

图 3.8-2　例 2 颅脑影像学检查结果
A. MRI T_1 加权像(箭头);B. 磁共振 DWI(箭头);C. MRA
左侧半卵圆中心点状长 T_2、高 DWI 信号;颅脑 MRA 未见异常

肌力肌张力、共济运动正常。深浅感觉正常。双侧病理征阴性。脑膜刺激征阴性。外周血管搏动正常,颈部血管听诊区未闻及血管杂音。

颅脑 CT:双侧放射冠区多发性腔隙性脑梗死。血常规白细胞计数 12.9×10^9/L,中性粒细胞数 10.8×10^9/L,血小板计数 308×10^9/L;尿常规蛋白(+),潜血(++);ESR11mm/h;免疫全套正常;补体 3、补体 4 均正常;脑脊液检查:红色混浊,白细胞计数 130×10^6/L,中性粒细胞率 0.6,蛋白 514mg/L,糖 2.53mmol/L,氯 127.6mmol/L。

诊断:蛛网膜下腔出血(subarachnoid hemorrhage,SAH)(动脉瘤破裂?)神经精神性狼疮。

诊疗经过:入院后给予预防再出血、预防脑血管痉挛、脱水降颅压、脑脊液置换等治疗,泼尼松改为 40mg/次,每日一次。10 日后病情明显好转,头痛消失,复查尿常规蛋白(-),潜血(-)。由于患者家属不同意做脑血管造影术,故行脑 MRA 未发现动脉瘤。1 个月后治愈,嘱激素逐渐减量治疗出院。随访患者无新症状出现,目前口服泼尼松 20mg/d。

例 4,中年男性,因"突发左肢麻木伴活动不能 3 日"于 2009 年 1 月 3 日入院。患者 3 天前在工作中无诱因突然出现不能言语伴左肢麻木无力、头晕、头痛、恶心呕吐 1 次,为胃内容物,同时伴小便失禁,经检查以"脑梗死"收入院。既往有高血压病史 5 年;面瘫病史 2 次(分别发生于 10 年前和 5 年前)。患者不明原因发热,关节痛,脱发多年,未诊治。患者侄女确诊 SLE 多年。入院查体：双侧血压 190/120mmHg，心律不齐，第一心音强弱不等，无杂音。神志清，构音障碍，左侧中枢性面舌瘫。左肢肌力 0 级，右肢肌力 5 级，左肢肌张力稍高，右肢肌张力正常。左侧偏身感觉减退。左侧 Babinski 征阳性。外周血管搏动正常，颈部血管听诊区未闻及血管杂音。

化验检查：抗"O"、类风湿因子正常。3 次血常规血小板计数均低，最低为 $54 \times 10^9/L$，余正常。免疫全套：ANA 均质型(+)、ds-DNA(+)，抗组蛋白抗体(+)，抗胃壁细胞抗体(++)，余正常。ACA(−)。颈部血管超声：双侧颈动脉硬化斑块形成(混合回声)；右侧锁骨下动脉斑块形成(等回声)；双侧椎动脉血流未见异常。颅脑 MRI：右额顶大片长 T_1 长 T_2 信号影，DWI 像为高信号影；双侧基底节、放射冠多发缺血梗死灶；MRA 示颅内动脉管径粗细不均，双侧大脑中、大脑后动脉分支减少，右侧大脑前动脉未显影(图 3.8-3)。

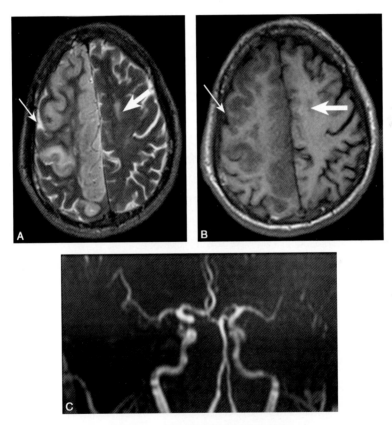

图 3.8-3　例 4 颅脑影像学检查结果
A. MRI T_1 加权像(箭头)；B. 磁共振 DWI(箭头)；C. MRA
右额顶大片状长 T_2 长 T_1 信号(细箭头)，双基底节放射冠多发缺血梗死灶
(粗箭头)，MRA 双大脑中、后动脉分支减少，颅内动脉管径粗细不均

诊断：脑梗死(右侧颈内动脉系统、血管炎性)、神经精神性狼疮、心房纤颤、抗磷脂抗体综合征、高血压。

诊疗经过：应用泼尼松，20mg/次，每日 1 次，脱水、改善脑循环治疗。复查血小板计数低，未应用抗凝及免疫抑制剂，患者入院后出现高热，精神及意识状态下降，转协和风湿免疫科专科治疗。随访未成功。

2 讨论

SLE 是一种可累及全身各个脏器和组织的免疫性疾病,当累及中枢和(或)周围神经系统,以相应的神经精神临床表现为主要症状时,则称为神经精神性狼疮(neuropsychiatric SLE,NPSLE),曾称为狼疮脑病。以往统计,SLE 患者中 NPSLE 的发生率为 14% ~70%,近年发现其发生率有所升高,仅次于肾脏受累,应引起临床医生的重视。

2.1 NPSLE 的发病机制 到目前为止,有关 NPSLE 的发病机制尚不清楚,目前认为自身抗体及炎性介质在其发病中占重要地位。

SLE 患者可自发产生大量的针对自身抗原包括胞核、胞膜和胞质的免疫球蛋白抗体,主要是 IgG。这些自身抗体可能通过直接损伤神经细胞和诱导血流动力学改变两种机制介导神经系统损伤,还可以通过对脑血管的直接作用及对凝血系统的影响而导致神经系统的病变[1]。Weinei、Alpa 等[2,3]观察发现,在 SLE 患者中抗神经元抗体阳性比例较高,血清中抗神经元抗体的出现与神经系统亚临床损害密切相关。抗磷脂抗体可导致内皮细胞的损伤,使前列环素和血栓烷的平衡发生改变,进一步导致血小板黏附、聚集和血栓形成而发生病变[4]。除了以上抗体外,其他抗体也可能参与到 SLE 的凝血异常中,这包括抗 β2 糖蛋白 I 抗体、抗膜联蛋白 V、抗活化蛋白 C 及抗氧化型低密度脂蛋白抗体[5]。

研究发现,与正常人及无中枢神经受损的 SLE 患者相比,NPSLE 患者血清及脑脊液中前炎性细胞因子升高,血清和脑部产生的细胞因子可以通过损伤血脑屏障而引起其通透性增加,脑脊液中的细胞因子及其诱导的其他炎性介质可能通过直接的细胞毒作用或通过活化内皮细胞,损伤血管等间接机制导致脑组织的损伤[1]。

2.2 NPSLE 的临床表现 NPSLE 可出现在 SLE 发病之前,也可见于 SLE 的任何时期,其临床表现复杂、变化大,病情轻重不一。1999 年美国风湿病协会(American College of Rheumatology,ACR)总结定义了 19 种 NPSLE 的临床表现。其中,累及中枢神经系统表现为头痛(包括偏头痛和良性颅内高压)、癫痫发作、卒中、无菌性脑膜炎、脱髓鞘综合征、运动障碍(舞蹈病)、脊髓病变、情绪失调、精神症状、焦虑、认知障碍及急性精神错乱(谵妄);累及周围神经系统表现为急性炎症性脱髓鞘病(吉兰-巴雷综合征)、自主神经功能失调、单神经病变、重症肌无力、颅神经病变、神经丛病及多神经病。绝大多数 NPSLE 患者符合其中的一项或多项[6]。

其中,卒中见于 12% ~30% 的 SLE 患者,其最常见的临床症状是头痛、癫痫,严重者表现包括短暂性脑缺血发作(TIA)、脑梗死、脑出血和 SAH。病变部位可发生在大脑半球、脑干或小脑。SAH 及 TIA 二者均很少见,文献报道较少。本组病例中有 3 例表现为脑梗死,临床表现轻重不一,病变均在大脑半球;1 例表现为 SAH。

2.3 NPSLE 诊断 SLE 诊断目前普遍采用 ACR1997 年推荐的 SLE 分类标准。该分类标准的 11 项中,符合 4 项或 4 项以上者,在除外感染、肿瘤和其他结缔组织病后,可诊断 SLE:①颧部蝶形红斑;②盘状红斑;③光敏感;④口腔溃疡;⑤关节炎;⑥肾脏病:蛋白尿>+++(或 >0.5g/d或细胞管型);⑦神经系统异常:癫痫或精神症状;⑧浆膜炎:胸膜炎或心包炎;⑨血液学异常:溶血性贫血或白细胞减少或淋巴细胞减少或血小板减少;⑩抗 ds-DNA 抗体(+)或抗 Sm 抗体(+)或抗磷脂抗体阳性;⑪荧光 ANA(+)。11 条分类标准中,免疫学异常和高滴度抗核抗体更具有诊断意义。ds-DNA 对 SLE 的特异性 95%,敏感性为 70%,它与疾病活动性及预后有关;抗 Sm 抗体的特异性高达 99%,但敏感性仅 25%,该抗体的存在与疾病活动性无明显关系。

目前,国际上尚无统一的诊断 NPSLE 的标准。其诊断必须综合临床、实验室以及影像学检查。以神经精神症状为首发者,NPSLE 的诊断较难,需全面检查评估狼疮活动性。另外一些特殊检查有助于 NPSLE 的诊断,如血清中抗神经元抗体、抗核糖体 P 蛋白、抗磷脂抗体、脑脊液常规及抗自身抗体的检测。NPSLE 影像学表现具多样性、非特异性,可对病变范围、判断疗效做出重要评价。梁有禄等[6]报道分析,NPSLE 发病是多种因素的综合作用,由此导致 MRI 表现多样,最常见的是小的血管炎致血管周围间隙增宽和脱髓鞘,在 MRI 呈现小斑片状病灶,这些病灶分布通常无规律性,影响较大的血管可致小片或大片区域性梗死,通常与脑动脉分布相关,若为弥漫的小血管严重病变,也可出现大片梗死,且常为多发病灶,其皮质改变更为突出。另外,须排除以下可能性:①药物:SLE 应用免疫抑制剂及激素剂量调整期可出现精神、神经症状;②中枢神经系统感染:必须行腰椎穿刺、脑脊液化验;③并发症:SLE 合并尿毒症、电解质紊乱等出现的神经精神症状。

该组 4 例病例结合病史及入院化验室检查均证实患有 SLE,前 3 例病例无明确高血压(第 2 例长期服用激素后血压升高)、糖尿病、心律失常等卒中高危因素,颅脑 MRI 示病灶不符合常见缺血性卒中血管分布区,MRA 无明显动脉粥样硬化改变表现,在排除其他中枢神经系统疾病可能后,综合临床特点符合 NPSLE 诊断。第 4 例患者高血压及免疫性疾病共存,但本次临床发病,不能用单一动脉粥样硬化性、心源性卒中解释临床所有表现,且结合病史、家族史、化验及影像学检查符合 NPSLE 诊断。该组中 2 例明确合并抗磷脂抗体综合征,提示 SLE 出现卒中与抗磷脂抗体呈强相关性[7]。本组前两例病例 MRI 影像显示小梗死,第 3 例腰穿脑脊液证实为 SAH,影像学未发现改变,第 4 例病例 MRI 显示梗死范围广泛、多发,也充分说明本病影像学无规律性,与文献报道一致。

2.4　NPSLE 治疗　NPSLE 的治疗措施主要有 3 种:对症治疗、免疫抑制以及抗凝治疗。对于轻度的神经精神表现,保守治疗或调整原有治疗方案可见效。对于有严重中枢神经系统病变的患者,因其潜在的发病机制较为复杂,甚至有多种机制合并存在,对其治疗的选择主要依靠对血栓还是非血栓机制的鉴别。对于局灶性损害,多是由血栓机制所致且与抗磷脂抗体相关的,长程抗凝治疗是其主要措施[1]。

文献报道,影像学表现正常或轻度损害与大脑免疫损伤关系密切,抗体水平增高较多见,激素治疗效果好;影像学表现以大片脑梗死、脑出血等局灶性损害为主的,主要与血管性病变关系密切,多系血管炎导致脑卒中,此型激素治疗效果不佳[7]。本组前两例属前者,激素治疗疗效好,也提示在 SLE 治疗过程中激素剂量调整不宜过快;本组中有 1 例大面积脑梗死属后者,预后差。1 例为 SAH,预后良好,因未行颅脑 DSA 不能确定 SLE 血管炎性机制所致 SAH 还是合并动脉瘤。

糖皮质激素冲击疗法仅用于激素剂量治疗不足或严重病例。需要注意,在应用大剂量激素治疗的患者,如出现精神、神经系统症状,要考虑激素本身引起的精神症状的可能。另外,环磷酰胺冲击疗法、血浆置换等疗法在 NPSLE 治疗中的疗效还需要进一步的研究。

总之,在临床工作中,我们的思路不能在诊断卒中后就终止;事实上,卒中确诊,仅仅是临床工作的开始,卒中病因复杂多样,在考虑常见病因外,我们需要考虑到其他系统疾病的神经系统并发症的可能性;这样对治疗方案、病情发展才能很好的把握。

专家点评————————————————————张在强

系统性红斑狼疮(SLE)是青年卒中的重要危险因素,占45岁以前卒中病因的3.5%。但是SLE患者发生卒中的确切发病率尚不清楚,有文献报道为4%。SLE作为一种系统性血管炎,常常累及肾脏、皮肤和关节,但是大量的脑病理学研究并未发现血管炎作为卒中病因的证据。病理学改变多为血管周围炎性细胞浸润,血管增生,多发性血管腔闭塞和再通,血管周围微出血。约75%的SLE病例存在心内膜和瓣膜病变,继发性附壁血栓是心源性脑梗死的重要栓子来源;较之于普通人群SLE患者动脉粥样硬化发生率更高,进展更为严重;由于狼疮抗凝物和抗磷脂抗体综合征的存在,SLE患者易于发生动静脉栓塞性事件。本文提供了4例SLE患者发生卒中的病例,作者详述了SLE的诊断标准、神经精神表现和卒中表现,激素和其他药物治疗,并对血管病的发生机制进行了总结,为进一步临床观察和研究开启了思路。

参考文献

1. 江从军,刘贞富.神经精神性狼疮的研究进展[J].医学综述,2007,13:446.
2. Weiner SM,Klein R,Berg PA. A longitudinal study of antibodies against central nervous system tissue and gangliosides in connective tissue diseases[J]. Rheumatol Int,2000,19:83-88.
3. Alpa M,Ferrero B,Cavallo R,et al. Anti-GM 1 and anti-sulphatide antibodies in systemic idiopathic vasculitis,systemic:lupus erythematosus and mixed cryoglobulinaemia:Serum detection and clinical and electrophysiologic correlations[J]. G Ital Nefrol,2002,19:617-621.
4. Scolding NJ,Joseph FG. The neuropathology and pathogenesis is of systemic lupus erythematosus[J]. Neuropathol Appl Neuropiol,2002,28:173-189.
5. Hanly JG. Antiphos-pholipid syndrome:an overview[J]. CMAJ,2003,168:1675-1682.
6. 梁有禄,陈琪,黄永杰,等.神经精神性系统性红斑狼疮的MRI表现与临床分析[J].实用医技杂志,2008,15:4335-4337.
7. 忻霞菲,王庭辉.神经精神狼疮的临床表现[J].现代实用医学,2008,20:831.

病例9 抗磷脂抗体综合征合并复发性脑梗死1例

颜家华,牛松涛,张在强

【关键词】 脑梗死;抗磷脂综合征

1 病例简介

患者女,40岁,因"发作性视物成双2年、言语不利8个月,眩晕伴视物变形20天"于2010年1月30日入院。2年前于妊娠期无明确诱因地反复突发性视物成双,每次症状持续约2~3分钟后自行缓解,症状反复发作约10次,发作时肢体活动正常。8个月前,患者于行走时突发言语不能,表现为不能说话和朗读,但可听懂别人讲话,视物变形,持续约1小时后症状缓解。在某医院检查发现:抗心磷脂抗体(anti-cardiolipin antibodies,ACL)阳性、血小板减少,颅脑CT发现多发性腔隙性脑梗死,考虑为抗磷脂抗体综合征(anti-phospholipid syndrome,APS)。长期给予低分子肝素4000U皮下注射,每日2次,近3个月改为2000U皮下注射,每日2次,临床症状稳定。20天前用电脑时突发头晕伴视物旋转、恶心和频繁呕吐,呕吐呈非喷射状,呕吐物为非咖啡色胃内容物,自诉视物变形,不敢睁眼及向左转头。于邻近医院住院治疗,给予低分子肝素皮下注射及倍他司汀片、盐酸地芬尼多片、硫酸羟基氯喹、阿司匹林肠溶片、丁苯肽软胶囊等药物治疗,眩晕较前缓解。

既往史:反复习惯性流产5年,最短流产孕期2个月,最长流产孕期5个月,至今共流产4次。食"螃蟹"过敏。

家族史:母亲有血小板减少、习惯性流产史。

入院查体:双侧血压100/70mmHg,心肺查体未见异常。意识清楚,言语流利,情感、智能检查粗测正常,眼底:视乳头边界清楚,色淡红,动脉反光增强呈银丝样,可见明显动静脉压痕,无局部水肿、渗出、出血样改变,无明显动脉血管中断或串珠样改变。双侧瞳孔等大等圆,直径约3mm,对光反射灵敏,眼动充分,侧视可见不持续、快相向右、粗大水平眼震,双侧额、面纹对称,眼睑闭合有力,示齿、鼓腮有力,伸舌居中,悬雍垂居中,双侧软腭活动度一致,咽反射存在,转颈、耸肩有力。四肢肌力5级,肌张力适中,膝反射活跃,双侧Hoffmann、Rossolimo阳性,双侧Babinski征阳性;共济运动检查均正常,Romberg征阴性。无深浅感觉障碍。无脑膜刺激征。右锁骨下动脉听诊区可闻及收缩期吹风样杂音。

入院前辅助检查:2009年7月27日颅脑MRI示,左侧小脑半球、左额顶叶皮质下、左基底节区多发性腔隙性梗死灶(急性-亚急性期),双侧基底节区、半卵圆中心多发软化灶。2010年1月13日颅脑MRI示,右侧小脑半球、右侧脑桥、右侧基底节、双侧放射冠、半卵圆中心多发性腔隙性脑梗死。2010年1月13日经颅多普勒超声示,双侧大脑中动脉血流速度稍减慢,右侧为著;双椎动脉血流速度减慢,基底动脉血流速度稍减慢。2009年7月27日ACL-IgG型阳性,狼疮抗凝物(lupus anti-coagulants,LA)52.1秒(正常值27~41秒)。多次血小板计数在(74~118)×10⁹/L。

入院后辅助检查:多次血小板计数在(133~147)×10⁹/L。ESR 32mm/h。ACL正常。抗干燥综合征(sjogren syndromes,SS)抗体-A(+),抗线粒体抗体(++),抗中性粒细胞胞浆抗体(-)。心电图示,窦性心律,V_1~V_5导联的T波倒置。超声心动图示,二尖瓣、三尖瓣少量反流。2010年2月2日经颅多普勒超声显示,颈部及颅内血管超声大致正常。CT灌注成像

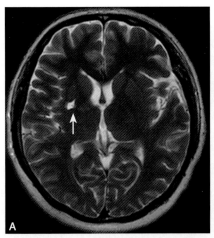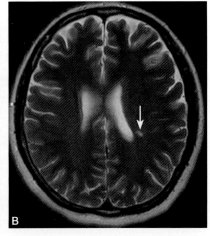

图 3.9-1 抗磷脂抗体综合征、脑梗死患者颅脑 MRI 横断面扫面 T_2 加权像
A. 显示左侧放射冠长 T_2 信号(箭头);B. 右侧基底节点状长 T_2 信号(箭头)

未见明显异常。2010 年 2 月 4 日颅脑 MRI:脑内多发性缺血梗死和软化灶(图 3.9-1),MRA 未见明显异常。2010 年 2 月 5 日 DSA 结果回报:右颈内动脉 C_4 段迂曲。双下肢彩色超声:双下肢深静脉未见血栓形成,双侧下肢动脉未见异常。

临床诊断:APS、脑梗死。

治疗:给予华法林抗凝治疗,监测国际标准化值(INR),调整药物剂量,控制 INR 在 2.0~3.0 间;建议给予激素等免疫调节治疗,患者因怕体重增加而拒绝激素治疗。住院治疗 2 周后,患者头晕、视物旋转及视物变形等症状完全缓解。患者出院。出院后继续服用华法林治疗,定期监测 INR。2 个月后随访患者症状无复发及新发症状。

2 讨论

APS 是由抗磷脂抗体(anti-phospholipid antibody,aPL),包括 LA 和 ACL 所引起的一种自身免疫性疾病,临床上以静脉或动脉血栓形成、习惯性流产及血小板减少症为其主要表现。APS 的诊断,根据 1999 年第 8 次 APS 国际会议制定其诊断标准[1]。该标准包括临床和实验室两方面内容,临床指标为:①血管血栓形成,发生在任何组织或器官的动、静脉或小血管血栓形成 1 次或多次(必须经影像学证实);②病态妊娠,无胎儿形态异常,妊娠 10 周以上的 1 次或以上原因不明的死胎;胎儿形态正常,34 周以下由先兆子痫或严重胎盘功能不全引起 1 次或以上的早产;3 次或以上妊娠不足 10 周的自发性流产。实验室指标为:①ACL-IgG 和(或)IgM 中到高滴度阳性,持续 6 周或以上;②6 周内 2 次以上检测出血浆中 LA 阳性。上述指标患者至少同时具有 1 项临床表现及 1 项实验室检查阳性,才能诊断为 APS。

在 APS 患者中,中枢神经系统损害是比较普遍的,一直受到神经病学界的广泛关注。包括短暂性脑缺血发作、脑梗死、颅内静脉窦血栓形成、偏头痛、癫痫、认知功能障碍、抑郁、舞蹈症、痴呆、横贯性脊髓病、多发性硬化等,最常见的是脑梗死。血栓形成是 APS 患者最突出的临床特征,APS 引起血栓形成机制有如下方面:①aPL 诱导血管内皮细胞产生抗内皮细胞抗体,导致内皮损伤,促使血栓形成;②aPL 直接抑制纤溶酶对纤维蛋白的降解作用;③aPL 通过与血小板结合或直接促进血小板的凝集;④aPL 与氧化低密度脂蛋白有交叉免疫性,诱导或加速炎症反应,破坏动脉粥样硬化斑块稳定性[2]。

aPL 阳性是否是缺血性卒中的独立危险因素,许多学者都进行了大量的研究,观点不一,Brey 等[3]认为 aPL 与卒中相关,Ahmed 等[4]持相反观点,在对 44 725 例男女经过 11 年随访观察,认为 aPL 与人群中卒中的发生相关,但不是独立的危险因素。Bushnell 等[5]对 2841 例卒中患者的研究显示,17.4% 的患者阳性,51 岁以下的中青年人卒中患者中 aPL 阳性达到了 20.5%,同时 aPL 阳性患者卒中的复发率极高。Hart 等[6]认为 aPL 是中青年发生卒中的危险因素。Levine 等[7]在研究中随访 81 例 aPL 阳性者,发现一半患者在随访一年中有一次复发,而且随着时间的延长复发次数增加,神经功能损害程度也增加。Adair 等[8]也报道,对 aPL 阳性组与 aPL 阴性组的缺血性卒中患者随访 2 年,显示 aPL 阳性患者脑梗死的复发率远较 aPL 阴性患者的复发率高。也有研究报道不支持 aPL 与复发性卒中事件有关。对于反复再发的脑梗死患者,特别是年龄较轻者,应注意检查 aPL。

本例患者无高血压、糖尿病、冠状动脉粥样硬化性心脏病等常见的动脉粥样硬化危险因素,既往有反复流产病史,其母亲也有血小板减少、流产史,提示可能存在遗传倾向。aPL 引起病理性妊娠的机制是:膜联蛋白 V(Annexin V)主要存在于人胎盘内,起天然抗凝作用。而 aPL 可干扰 Annexin V 在磷脂表面的聚集,使其无法发挥抗凝作用,引起胎盘微血管血栓、胎盘梗塞和功能不全,是造成患者反复流产、胎儿宫内发育不全、早产、死胎等病理妊娠的主要原因。APS患者发生异常妊娠的病理本质仍然是血栓。近年来研究发现,20%～60%流产与其有关[9]。

Provenzale 等[10]研究报道,APS患者的影像学表现与一般脑梗死相似,可以发生在大脑皮层、脑室周围、基底节区等,可以表现为单发、多发、对称及迁移性脑梗死样改变。麻海龙等[11]报道5例抗磷脂抗体综合征的影像学表现:其中2例发生在大脑皮层,2例发生在侧脑室旁,1例发生在基底节区;单侧脑组织受累1例,游走性改变一例,多发病灶3例;5例全部进行 MRI 强化检查,病灶均无强化。当在临床上出现皮质梗死、腔隙性梗死和小的白质病变时,要考虑到原发性 APS 的可能。

对于 aPL 阳性的脑梗死的治疗,美国血液学会建议 APS 患者的动脉血栓的治疗如下:①确定基础凝血酶原时间是否正常;②对初发患者口服抗凝剂,目标 INR 为2.5～3.5,至少持续治疗12个月;③治疗其他的高凝因素,如高胆固醇血症和高血压;④复发患者,采用INR 延长至3.0以上的标准,可应用抗血小板治疗、代替抗凝药物如低分子肝素或免疫制剂治疗。Sanna 等[12]提出患有脑梗死的 aPL 阳性患者应进行抗凝治疗,推荐一旦患者有 aPL相关血栓形成应长期应用华法林治疗,为了防止脑梗死复发,INR 的值应控制在≥3.0,如不连续应用华法林治疗或单独应用阿司匹林能导致血栓形成复发。口服抗凝治疗不可避免地存在严重出血的危险,与其他原因导致的血栓形成相比,APS 患者口服抗凝治疗严重出血的并发症发生率并未明显增加。类固醇药物及免疫抑制剂治疗和预防 APS 患者血栓栓塞发生的疗效尚不确定,长期应用可以出现严重的不良反应。建议在充分抗凝治疗情况下,患者仍有反复的血栓栓塞发生或危及生命时,可考虑应用类固醇及免疫抑制剂治疗。

英国血液病学会在2000年发布的抗磷脂抗体综合征诊疗指南中建议[13]:对低龄(<50岁)卒中患者和无吸烟史、高血压、糖尿病或高脂血症等危险因素的动脉栓塞患者考虑行aPL 检测。因此我们对于年轻及无危险因素的患者,应常规进行 aPL 筛查,特别是反复发作的血栓性疾病。APS 的主要治疗是抗凝和对症治疗,及时正规的治疗可改善患者预后。

专家点评 ————————————————————————— 胡文立

抗磷脂综合征(APS)是一组与抗磷脂抗体有关的临床综合征,以复发性动脉或静脉血栓形成、习惯性流产和(或)血小板减少为主要表现,可伴有多系统损害。抗磷脂抗体属于自身抗体家族,包括狼疮抗凝物质和抗心磷脂抗体。APS 按病因可分为原发性和继发性,后者可由自身免疫性疾病、肿瘤和感染等引起。下列情况应该考虑 APS 的诊断:不能解释的动脉或静脉血栓形成;特殊部位的血栓形成;血栓形成发生在50岁以下;复发性血栓形成;出现在妊娠3个月以内的流产2～3次;同一患者发生一个以上的 APS 表现;难以解释的神经系统表现如偏头痛、癫痫、舞蹈症、横贯性脊髓炎、急性吉兰-巴雷综合征等。有关 APS 药物治疗的研究多为回顾性分析或非对照性研究,许多前瞻性研究纳入病例数量少。目前的分类治疗推荐如下:①无症状、有动静脉血栓形成或习惯性流产家族史的患者,一些研究推荐使用抗血小板药物,如阿司匹林。②原发性 APS 出现静脉系统血栓形成的患者,初始治疗为静脉或皮下注射肝素继而应用华法林,或低分子肝素。血栓形成后症状复发的最高风险期发生在6～12周,一些研究推荐在没有其他危险因素情况下,治疗持续至少6个月,另有一些研究提倡终身治疗。③原发性 APS 出现动脉系统血栓形成或梗死者,许多研究推荐:在没有其他危险因素情况下,可给予抗血小板治疗,是否使用抗凝药物存在争议。但是抗磷脂抗体卒中研究(Antiphospholipid Antibodies in Stroke Study,APASS)显示对于卒中复发的影响,仅用阿司匹林组与阿司匹林联合华法林组之间差异无统计学意义。④继发性 APS 出现动脉或静脉血栓形成者,由于潜在的血管炎使得血管内皮细胞存在持续的损害,患者复发性卒中或血栓形成的风险持续存在,推荐应用抗血小板治疗(常常合用阿司匹林、羟氯喹、己酮可可碱)叠加抗凝治疗(常常使用华法林或低分子肝素)。如果患者的狼疮抗凝物阳性和存在其他危险因素(例如,因子 V Leiden 突变、凝血酶原基因突变、亚甲基四氢叶酸酯还原酶基因突变),需要终身抗凝治疗。

参考文献

1. Wilson WA,Gharavi AE,Koike T,et al. International consensus statement on preliminary classification criteria for definite antiphospholipid syndrome:report of an international workshop[J]. Arthritis Rheum,1999,42:1309-1311.

2. Hughes G. Hughes Syndrome:the antiphospholipid syndrome-a clinical overview[J]. Clin Bev Allergy Immunol,2007,32:3-12.

3. Brey RL,Abbott RD,Curb JD,et al. beta(2)-Glycoprotein 1-dependent anticardiolipin antibodies and risk of ischemic stroke and myocardial infarction:the honolulu heart program[J]. Stroke,2001,32:1707-1716.

4. Ahmed E,Stegmayr B,Trifunovic J,et al. Anticardiolipin antibodies are not an independent risk factor for stroke:an incident case-referent study nested within the MONICA and Vasterbotten cohort project[J]. Stroke,2002,31:1289-1293.

5. Bushnell CD,Goldstein LB. Diagnostic testing for coagulopathies in patients with ischemic stroke[J]. Stroke,2000,31:3067-3078.

6. Brey RL,Hart RG,Sherman DG,et al. Antiphospholipid antibodies and cerebral ischemic in young people[J]. Neurology,1990,40:1190-1196.

7. Levine SR,Brey RL,Sawaya KL,et al. Recurrent stroke and thrombo occlusive events in the antiphospholipid syndrome[J]. Ann Neurol,1995,38:119-124.

8. Adair JC. Dementia associated with antiphospholipid antibodies[J]. Rheumatology (Oxford),2006,45:241-242.

9. Lvanova I,Konova E,Popov I,et al. Role of antiphospholipid antibodies in 147 patients with spontaneous abortions and stillbirths:a retrospective and prospective analysis[J]. Akush Ginekol (Sofiia),2002,41:6-9.

10. Provenzale JM,Spritzer CE,Nelson RC,et al. Disseminated thrombosis in primary antiphospholipid syndrome MR findings[J]. Eur J Radiol,1998,26:244-247.

11. 麻海龙,孟令欣,村田和子.抗磷脂抗体综合征的影像学表象及临床意义[J].黑龙江医药科学,2008,31(6):50-51.

12. Sanna G,Bertolaccini ML,Cuadrado MJ,et al. Certral nervous system involvement in the antiphospholipid(Hughes) syndrome[J]. Rheumatology,2003,42:200-213.

13. Greaves M,Cohen H,Machin SJ,et al. Guidelines on the investigation and management of the antiphospholipid syndrome[J]. Br J Haematol,2000,109:704-715.

病例 10　2 型糖尿病合并真性红细胞增多症导致青年卒中 1 例分析

欧阳蓁,徐斌,张勇

【关键词】　糖尿病,2 型;真性红细胞增多症;脑梗死;卒中;青年

1　病例简介

患者男,37 岁,主因"头痛伴右上肢麻木、乏力 1 日"于 2011 年 6 月 1 日收住入院。患者于 2011 年 5 月 31 日夜间开车时突发头痛、恶心、干呕,伴右上肢麻木、乏力,握物不稳,头痛以双侧颞部明显,呈持续性胀痛。患者无意识障碍,无视物旋转、耳鸣、言语不清,无一过性黑矇,无四肢抽搐、发热、胸闷、气促等症状。立即就诊于当地医院,于发病后 3 小时行颅脑 CT 检查示左侧顶枕叶可疑小片状低密度影,诊断为"脑梗死",不排除脑炎。给予对症治疗后(具体用药不详)肢体乏力、麻木症状好转,仍有头痛。为进一步明确诊治而入本院治疗。

既往史:否认高血压、冠状动脉粥样硬化性心脏病史。有糖尿病家族史,既往 2 型糖尿病 4 年余,未规律服药治疗,未监测血糖;有阿司匹林药物过敏史,吸烟 10 余年,平均 40 支/日,无饮酒史。

入院查体:体温 36.4℃,脉搏 92 次/分,呼吸 20 次/分,左上肢血压 138/72mmHg,右上肢血压 135/70mmHg。咽部有充血,扁桃体不肿大,两肺呼吸音粗,未闻及干湿性啰音。未闻及颈部血管杂音,心律正常,节律整齐。神经系统查体:神志清楚,言语流利,对答切题。双侧瞳孔直径约 3.0mm,直接间接对光反射存在,双眼球向各个方向运动自如。伸舌居中,咽反射减弱。左上肢、左下肢、右下肢肌力 5 级。右上肢:远端 4 级、近端 5⁻级。右侧肢体肌张力稍高。右侧肢体痛温觉、触觉减退。两侧腱反射存在,右侧 Babinski 征阳性。采用美国国立卫生研究院卒中量表(NIHSS)评分为 2 分。入院后给予奥扎格雷钠 80mg 2 次/日(静滴 40mg/h)、依达拉奉 30mg 2 次/日(静滴 1mg/min)、阿昔洛韦 0.5g 3 次/日(静滴 5mg/min)、阿卡波糖 50mg 3 次/日。

6 月 14 日患者出现病情不稳定,仍有间断头痛,反复发作性右侧肢体乏力、麻木,持续时间约 10 分钟至 1 小时不等,伴有右侧背部持续麻木感,卧床休息后肢体乏力可逐步缓解。查体:右上肢:远端 4⁺级、近端 5⁻级;右下肢:远端 5⁻级、近端 5 级。右下肢轻瘫试验阳性,右侧肢体痛温觉、触觉较对侧减退。右侧 Babinski 征阳性,NIHSS 评分为 3 分。

实验室检查:①血糖 12.9mmol/L(空腹)、18.6mmol/L(餐后 2 小时)、糖化血红蛋白 11.3%,符合糖尿病诊断。②血生化:肝肾功能正常,低密度脂蛋白胆固醇、甘油三酯、总胆固醇、载脂蛋白 A1 均正常;高密度脂蛋白胆固醇 0.82mmol/L,偏低;载脂蛋白 B1.14g/L,C反应蛋白 15.8mg/L,钠 146.1mmol/L,均偏高。③血常规:6 月 1 日白细胞数 10.56×10⁹/L、中性粒细胞 7.83×10⁹/L、中性粒细胞百分比 74.2%、血红蛋白 183g/L、血小板总数 521×10⁹/L、血细胞比容 50.1%,以上几项均偏高。红细胞数 5.46×10¹²/L,正常。6 月 15 日血红蛋白 186g/L、血小板总数 512×10⁹/L、血细胞比容 51.4%,以上几项均偏高。白细胞数 7.79×10⁹/L、中性粒细胞 5.39×10⁹/L、中性粒细胞百分比 69.2%、红细胞数 5.43×10¹²/L,以上几项均正常。④凝血四项:凝血酶时间 19.8 秒、凝血酶原时间 11.8 秒、国际标准化比值(INR)1.01、纤维蛋白原 2.32g/L、部分凝血活酶时间 28.7 秒,以上指标均正常。⑤血气分析:pH7.425、血氧饱和度 95.1%,均示正常;氧分压 9.87kPa、氧分压(计算值)9.55kPa,均示偏

低;碳酸氢根离子 26.5mmol/L、血液标准碳酸氢盐 26.6mmol/L,均示偏高。⑥抗核提取物抗体测定、抗中性粒细胞抗体未见异常。⑦血液流变学检查:提示全血黏度低切、中切及全血低切还原黏度增高。⑧脑脊液压力 180mmH$_2$O,脑脊液常规显示正常。脑脊液生化示:脑脊液葡萄糖 8.6mmol/L(同期血糖 14.8mmol/L),脑脊总蛋白 576mg/L,均示偏高。患者头痛渐重,于 6 月 13 日复查脑脊液压力 150mmH$_2$O,脑脊液生化示:脑脊液总蛋白 715mg/L,偏高;脑脊液葡萄糖 7.3mmol/L,偏高;脑脊液氯化物 126.2mmol/L,正常;脑脊液常规、三大染色、结核杆菌脱氧核糖核酸(DNA)测定、梅毒抗体、细菌真菌培养未见异常。

6 月 17 日骨髓细胞学检查提示:血片白细胞数不高,分类以成熟分叶粒为主,形态正常。嗜酸、嗜碱细胞少,成熟红细胞量增多,血小板数量增高。6 月 22 日骨髓病理活检,流式细胞免疫荧光分析未见异常;基因突变定性检测到 *JAK2-V617F* 基因突变。

影像学检查:

2011 年 6 月 1 日(距发病后 20 小时)第一次行 MRI 提示:左顶下小叶见斑片状低 T$_1$、高

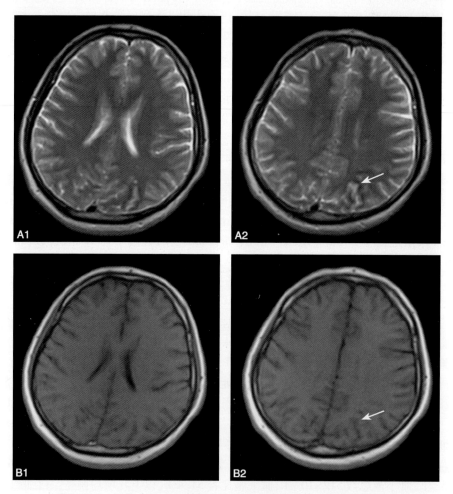

图 3.10-1　2011 年 6 月 1 日行 MRI 示:在左顶下小叶附近见斑片状异常信号,占位效应不明显,主要累及白质

A1. T$_2$WI 双侧基底节区及放射冠区未见异常信号;A2. T$_2$WI 在左侧顶下小叶可见小片状呈高信号影(箭头);B1. T$_1$WI 双侧基底节区及放射冠区未见异常信号;B2. T$_1$WI在左侧顶下小叶可见小片状呈略低信号影(箭头)

T₂ 信号影,FLAIR 呈高信号,占位效应不明显,提示脑梗死或脑炎可能(图 3. 10-1)。2011 年 6 月 2 日行 MRI 增强扫描提示:平扫所见左枕顶叶异常信号灶处见脑沟局限性轻度增宽及局限脑实质、脑膜小片状轻度强化,提示左枕顶叶局灶性脑炎。

第二次 MRI(6 月 15 日):左顶叶病灶范围较前有所扩大,左侧豆状核、侧脑室旁及半卵圆中心新发病灶,左侧额、颞、顶、枕叶脑回肿胀(图 3. 10-2)。

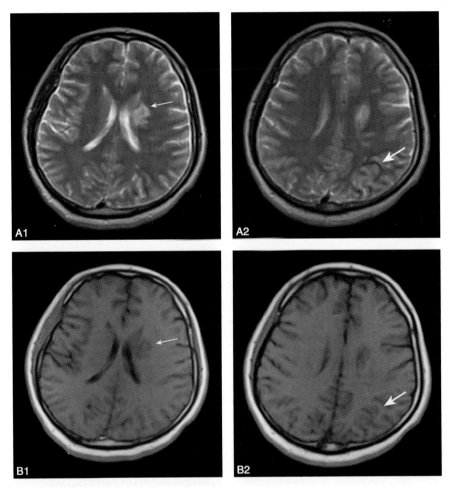

图 3. 10-2   2011 年 6 月 15 日复查头颅 MRI 示:左顶叶病灶范围较前有所变大,左侧豆状核、侧脑室旁及半卵圆中心可见斑点状或片状异常信号

A1. T₂WI 左侧尾状核处可见大片新发高信号影(细箭头);A2. T₂WI 图像上可见左顶叶病灶较前明显增大,呈高信号(粗箭头);B1. T₁WI 左侧尾状核处可见大片新发低信号影(细箭头);B2. T₁WI 图像上可见左顶叶病灶较前明显增大,呈略低信号(粗箭头)

第三次头颅 DWI 及 MRI 增强扫描(6 月 20 日):左顶、枕叶及左基底节区、放射冠、半卵圆中心多发斑片状异常信号灶增强后均未见明显强化,性质待定,不除外脑梗死。DWI 示左侧基底节区、放射冠、半卵圆中心见片状高信号影,左顶枕叶亦见脑回样高信号影(图 3. 10-3),左侧基底节区、放射冠、半卵圆中心及左顶枕叶病灶表观弥散系数(apparent diffusion coefficient,ADC)值减低,考虑脑梗死可能性大。

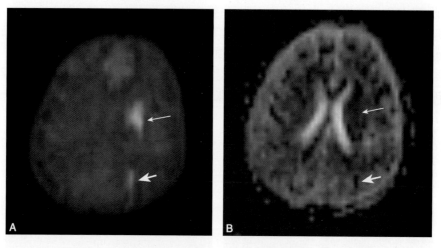

图3.10-3　2011年6月20日行 DWI
A. 图像上左侧尾状核处(细箭头)及左顶叶处(粗箭头)可见明显
高信号影;B. ADC示上述病灶均为低信号

6月23日行 CTA 示:左侧大脑中动脉硬化,左侧大脑中动脉水平段不规则狭窄,膝部狭窄程度达重度(图3.10-4),左侧放射冠区脑梗死。

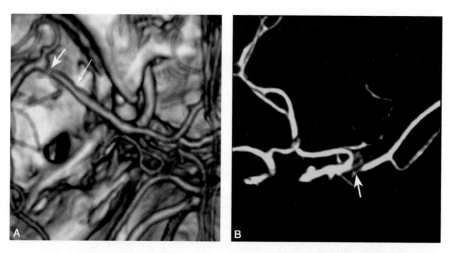

图3.10-4　2011年6月23日行颅脑 CTA 示:左侧大脑中动脉硬化,
左侧大脑中动脉水平段不规则狭窄,膝部狭窄程度达重度
A. 左侧大脑中动脉硬化,左侧大脑中动脉水平段不规则狭窄(细箭头),膝部
狭窄程度达重度(粗箭头);B. 左侧大脑中动脉膝部狭窄(箭头)

颈部血管彩超、心脏彩超(6月1日)均未见异常;肝胆脾胰肾彩超提示:轻度脂肪肝,未见脾脏增大。

脑电图示:各导可见较多低幅 θ 波、θ 活动散在分布,部分短程阵发性出现。

心电图检查示:$TV_1 > TV_6$ 综合征[1]。

6月23日经食管心脏彩超检查未见异常,排除卵圆孔未闭。

诊断:急性脑梗死

130

病因:糖尿病合并真性红细胞增多症致左侧大脑中动脉硬化可能,责任病变血管左侧大脑中动脉。

发病机制:2 型糖尿病导致局部血管狭窄、低灌注,在此基础上真性红细胞增多症加重了血液黏稠度,血流速度变缓,局部血栓形成。

其他诊断:2 型糖尿病、真性红细胞增多症

治疗经过:入院后给予奥扎格雷钠 80mg 2 次/日(静滴 40mg/h);依达拉奉 30mg 2 次/日(静滴 1mg/min);阿昔洛韦 0.5g 3 次/日(静滴 5mg/min);阿卡波糖 50mg 3 次/日。因病情加重于 6 月 15 日皮下注射给予低分子量肝素钙(5000IU 2 次/日);氯吡格雷 75mg 1 次/日;阿托伐他汀钙片 20mg 1 次/晚;给予重组人干扰素 α-2b(300 万 IU,1 次/隔日)抑制红细胞异常生成;生物合成人胰岛素注射液(早餐前 16U,晚餐前 14U 皮下注射)控制血糖治疗。

6 月 28 日患者出院时右侧肢体肌力恢复至 5⁻级,肢体麻木感消退。NIHSS 评分为 0 分。出院后继续口服氯吡格雷 75mg/d、阿托伐他汀 20mg/d、重组人干扰素 α-2b(300 万 IU,1 次隔日皮下注射)及生物合成人胰岛素注射液(早餐前 16U,晚餐前 14U,皮下注射)治疗。5 个月后随访患者血糖、血常规等检查正常,未复发卒中事件。

2 讨论

糖尿病是脑血管病尤其是缺血性脑血管病的独立危险因素之一[2]。2 型糖尿病的患病率呈逐年上升趋势,据世界卫生组织(World Health Organization,WHO)预测,到 2025 年全球糖尿病患者数量将突破 3 亿[3]。据报道糖尿病导致心脑血管事件发生率比正常人群增高 2 ~4 倍[4]。长期糖尿病高血糖状态下可引起微血管和颅内血管动脉粥样硬化。同时高血糖引起血浆糖蛋白的浓度增高,全血黏度明显升高,血流缓慢,老化红细胞增多,聚集性增强,变形能力降低,形成微小凝聚物,引起毛细血管闭塞。高血糖还可以加重脑梗死缺血半暗带区线粒体损伤,细胞内乳酸堆积,不利于早期灌流,细胞功能恢复和侧支循环形成[5]。糖尿病合并脑梗死颅脑病变主要特点是基底节区、多发性、腔隙性梗死。这与糖尿病患者血流动力学改变及存在广泛的血管病变有关[6]。本例中患者既往糖尿病病史多年,未规范治疗,此次发病呈现出侧脑室旁、顶枕叶多发性病变,符合这一特点。

根据血红蛋白>185g/L(男性)、动脉血氧饱和度正常≥92%、血小板计数>400×10⁹/L 及 JAK2V617F 点突变可诊断真性红细胞增多症(polycythemia vera,PV)[7]。在青年性卒中原因中,糖尿病合并真性红细胞增多症的案例在国内外罕有报道。真性红细胞增多症是导致脑梗死不常见原因之一,本身症状并不明显[8],其合并血栓的概率为 18% ~61%[9]。真性红细胞增多症可导致红细胞比积和血容量绝对增多,血液黏滞度增高,血流速度减慢,血管压力增高,管壁营养障碍,引起毛细血管被动扩张、血管内膜损伤等改变,从而诱发血栓形成[10]。此患者开始治疗时给予单一抗血小板聚集药物治疗,效果不理想,考虑符合真性红细胞增多症引起脑梗死的特点后加用 α 干扰素抑制红细胞异常生成,低分子肝素抗凝,阿托伐他汀抑制动脉粥样硬化及应用胰岛素控制血糖等治疗后病情才得以控制。

另外本例在诊断和治疗上也走过一些弯路。患者入院初期表现为头痛伴有肢体麻木乏力,头颅 MRI 示左顶下小叶见斑片状长 T_1、长 T_2 信号影,FLAIR 呈高信号,脑脊液检查提示脑脊液总蛋白偏高,脑电图提示较多低幅 θ 波、θ 活动散在分布,部分短程阵发性出现,均符合脑炎表现。治疗初期因脑炎不能排除,给予抗血小板聚集兼顾抗病毒治疗,病情无好转,直到 6 月 14 日频繁出现短暂性脑缺血发作,及找出患者具有真性红细胞增多症的原因后,

才完全确诊脑梗死。此患者多次脑脊液生化显示脑脊液总蛋白均增高,此异常在脑梗死中也可出现,且和梗死面积及部位有关[11]。由此可见,脑脊液总蛋白增高、脑电图慢波增多等不能作为脑炎与脑梗死特异性鉴别诊断依据。

目前已知的脑血管的危险因素主要有高血压、糖尿病、高脂血症、高同型半胱氨酸血症、吸烟、饮酒及家族史等,但目前尚未完全明确这些因素是如何影响脑血管病的发生[12]。本例患者出现多种危险因素(真性红细胞增多症、糖尿病、脑动脉硬化性狭窄、吸烟),促使发病年龄提前。

专家点评————————————————欧阳锋

本例为一少见的多因素引起的青年卒中病例,患者既往有2型糖尿病史,长期不规范治疗,长期的吸烟不良生活嗜好,导致出现脑血管动脉粥样硬化,左侧大脑中动脉狭窄,同时合并真性红细胞增多症,血液呈高凝状态,上述因素引起左侧大脑中动脉分支反复阻塞,先出现左侧顶叶梗死,后出现顶叶梗死面积扩大,左侧豆状核、侧脑室旁及半卵圆中心新发病灶以及反复出现短暂性脑缺血发作表现,治疗上先给抗血小板聚集,应用尤瑞克林扩张局部梗塞血管,仍不能控制病情发展,改为降低红细胞、抗凝、抗血小板聚集治疗后病情得以控制,提示青年脑梗死治疗中,如治疗效果不佳时,要注意是否存在多病共存因素,治疗上要针对不同致病因素进行处理。

参考文献

1. 卜春娥,孙艳青.心电图 TV$_1$>TV$_6$ 综合征的临床意义分析[J].滨州医学院学报,2004,27:213.
2. 王青,梁湖.2型糖尿病并发脑梗死相关因素分析[J].中国误诊学杂志,2007,7:2231-2232.
3. 中国糖尿病防治指南编写组.中国糖尿病防治指南[M].北京:北京大学医学出版社,2004:3-4.
4. Haffner SM,D-Agostino R,Mykknen L,et al. Insulin sensitivity in aubjects with type 2 diabetes. Relationship to cardiovascular risk factors:the insulin resistance atherosclerosis study[J]. Diabets Care,1999,22:562-568.
5. 刘风.2型糖尿病合并脑梗死82例临床分析[J].中国医疗卫生,2011,8:64.
6. 王永彬.2型糖尿病合并脑梗死75例临床分析[J].河北医药,2011,33:590.
7. Spivak JL. Polycythemia vera:myths,mechanisms,and management[J]. Blood,2002,100:4272-4290.
8. 李辉华,杜更胜,秦国强,等.真性红细胞增多症致脑血管病25例临床诊治[J].中国神经精神疾病杂志,2010,36:368-369.
9. Bilgrami S,Greenberg BR. Polycythemia rubra vera[J]. Semm Oncol,1995,22:307-326.
10. 郭宝玉.真性红细胞增多症伴发脑梗死18例临床分析[J].中西医结合心脑血管病杂志,2007,5:910.
11. 杨左廉,刘军生,许吉一,等.脑梗塞患者脑脊液蛋白含量的分析[J].中风与神经疾病杂志,1995,12:114.
12. 周涌涛,肖蓓,邓应梅,等.常见危险因素对青年脑梗死发病年龄的影响[J].中国脑血管病杂志,2010,7:584-587.

病例 11　以晕厥为首发表现的心房黏液瘤伴脑栓塞 1 例

彭国平,褚克昙,梁辉,郑旭宁,罗本燕

【关键词】　晕厥;心房黏液瘤;脑栓塞

1　病例简介

患者女,37 岁,主因"发作性意识丧失 1 次,口齿不清 3 天"于 2011 年 4 月 25 日来我院就诊。患者 4 天前在爬山时无明显诱因的情况下突然晕倒伴意识丧失,持续约数分钟,同伴诉当时患者双眼紧闭、面色苍白,无大汗淋漓与口唇发紫,无肢体抽搐及舌咬伤,无尿便失禁,清醒后无明显不适。次日患者在坐位休息时,突然感到口齿不清,并伴右侧肢体乏力,持物及行走稍不稳,无头晕及视物旋转,无饮水呛咳及吞咽困难,无黑矇及意识丧失。2011 年 4 月 25 日患者因症状无明显缓解于当地医院就诊,于急诊行颅脑 CT 检查显示:左侧顶枕叶低密度灶,考虑脑梗死。患者为进一步检查来我院就诊,门诊遂以"口齿不清待查"收入院。

既往史:既往患者无卒中、心脏病、高血压、高血脂及糖尿病史,否认吸烟、饮酒史。

家族史:否认两系三代以内的高血压、糖尿病、心脏病及其他遗传病病史。

入院查体:体温:36.8℃,左侧上肢血压 125/72mmHg,右侧上肢血压 119/68mmHg,脉搏:79 次/分,呼吸:20 次/分。心脏及颈部血管听诊未闻及杂音。两肺听诊呼吸音清,未闻及干湿啰音。心律齐,各瓣膜听诊区未闻及病理性杂音。腹软,无压痛及反跳痛。双下肢无水肿。神经系统查体:神清,定向力、计算力和近记忆力正常,右侧鼻唇沟稍浅,构音障碍,悬雍垂略向左偏,伸舌无偏斜,余脑神经检查无阳性体征。左侧上肢肌力 5 级,下肢肌力 5 级;右侧上肢肌力 5⁻级,下肢肌力 5 级。四肢肌张力正常,面部及肢体深浅感觉正常,膝反射阳性,无共济失调,双侧 Babinski 征阴性,脑膜刺激征阴性。入院采用美国国立卫生研究院卒中量表(NIHSS)评分为 3 分。

实验室检查:凝血功能全套、血生化全套(含血脂、血糖等)、同型半胱氨酸、抗心磷脂抗体、ESR、C 反应蛋白、免疫球蛋白与补体水平、术前四项(包括乙肝病毒表面抗原、丙肝病毒抗体、抗人类免疫缺陷病毒抗体和梅毒螺旋体血清学试验)均正常。

影像学检查:

2011 年 4 月 26 日行颅脑 MRI(发病后 5 天)示:左侧颞、额、顶叶交界区及左侧额叶大脑镰旁可见不规则脑回状稍长 T_1 稍长 T_2 信号,沿皮质分布;DWI 序列和 FLAIR 序列示左侧颞、顶叶交界区的斑片状高信号影(图 3.11-1),余脑实质内未见明显异常信号区。提示左侧额、颞、顶叶异常信号,首先考虑急性脑梗死。2011 年 4 月 27 日行 MRA:右侧大脑后动脉起自颈内动脉,余大血管分布及形态基本正常(图 3.11-2)。

患者曾于 2011 年 4 月 25 日行普通心电图检查示"窦性心律";2011 年 4 月 27 日行 24 小时动态心电图示:窦性心律,偶发房性期前收缩。于 4 月 27 日行颈部血管彩超示"两侧颈动脉血流未见异常"。行超声心动图(2011 年 4 月 27 日)示:左房房间隔水平见一大小约 21.6mm×41.0mm 中等回声团,提示黏液瘤可能性大;二尖瓣轻度反流

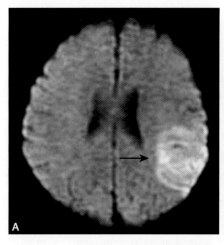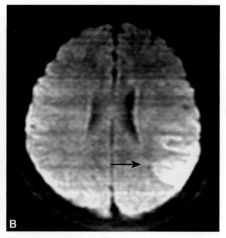

图 3.11-1　2011 年 4 月 26 日（发病后第 5 天）行 DWI（A）和
FLAIR（B）检查，提示左侧颞、顶叶高信号（箭头）

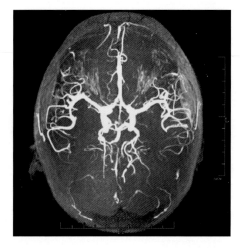

图 3.11-2　2011 年 4 月 27 日行头颅 MRA
检查，右侧大脑后动脉起自颈内动脉，未见
颅内血管狭窄、硬化等异常征象

（图 3.11-3）。

诊断：急性脑梗死（左侧额、颞、顶叶），根据中国缺血性卒中亚型（Chinese ischemic stroke subclassfication, CISS）分型，本例患者的病因分型属于心源性卒中，发病机制考虑为低灌注/栓子清除障碍。其他诊断：心房黏液瘤可能。

治疗经过：入院后给予阿司匹林 100mg/d 口服抗血小板聚集治疗，患者于 4 月 29 日转入本院胸外科病房，完善相关术前检查后于 2011 年 5 月 6 日行左房肿物切除术，术后病理示：梭形星形肿瘤细胞分布于黏液样基质内，证实为黏液瘤（图 3.11-4）。术后进一步给予扩张血管药物（前列地尔，10μg/h）静脉滴入、改善微循环药物（血栓通，0.5g/d,4 ~5mg/min）静脉滴入和调节血脂（阿托伐他汀钙片 20mg/d, 口服）治疗，患者病情稳定，口齿变清，住院一周后症状基本消失并出院，出院时 NIHSS 评分为 0 分。出院后一周起患者重新开始服用阿司匹林 100mg/d 以及阿托伐他汀钙 20mg/d，随访 6 个月患者上述症状无复发。

2　讨论

缺血性卒中约有 15% ~20% 为心源性脑栓塞，引起心源性脑栓塞的病因主要包括心房颤动、心肌梗死、扩张型心肌病及心瓣膜病等。心房黏液瘤是最常见的原发性心脏肿瘤，可发生在心脏的各个心腔，但 75% 以上起源于左心房，好发于青年或中年，约 20% ~45% 的患者首发症状为栓塞，可表现为脑栓塞、肾脏栓塞、外周血管栓塞[1]等。由心房黏液瘤引起的脑栓塞不足 1%，且临床表现多种多样，缺乏特异性，易误诊为神经内科的其他疾病，但心房黏液瘤有可能通过外科手术治愈，因此早期诊断、及时治疗十分必要。心房黏液瘤引起脑栓

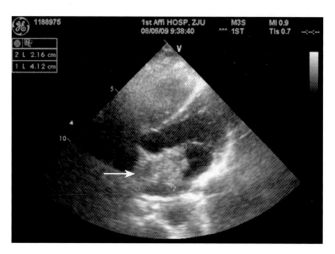

图 3.11-3　2011 年 4 月 27 日行超声心动图检查,示左房房间隔水平见一大小约 21.6mm×41.0mm 中等回声团(箭头),提示黏液瘤可能

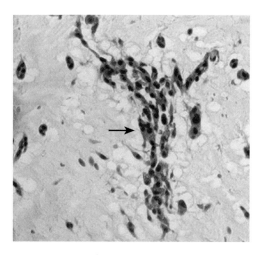

图 3.11-4　心脏术后(2011 年 5 月 6 日)左房切除瘤体的苏木精-伊红染色法(hematoxylin-eosin staining, HE)染色,可见特征性的酸性黏多糖基质和嵌于其中的多角形细胞(箭头)(×400)

塞国内外均有报道[2,3],但以晕厥为首发表现的脑栓塞病例报道少见。

心房黏液瘤发病率不到 0.05%[4],可发生于任何年龄,但以 30~60 岁女性多见,黏液瘤起源于心内膜,长大后突向心脏,有蒂与心内膜相连,心房黏液瘤随心动周期而上下活动,舒张期部分脱入心室,收缩期随二尖瓣关闭而回到心房。心房黏液瘤瘤体较脆,由于二尖瓣的作用或者是血流冲击,部分瘤体可脱落而形成栓塞事件。有文献报道,约 16% 的心房黏液瘤患者首发症状为栓塞,且有 35% 的心房黏液瘤患者心脏体检无异常发现[5]。因此,如遇到中青年患者突然起病,临床怀疑为卒中,既往无明确卒中危险因素者,即使心脏体检无异常发现,也应常规做心脏超声检查以除外心脏肿瘤、卵圆孔未闭等并发卒中的可能危险因素。

通过万方数据库、维普中文科技期刊数据库和中国知网等平台,检索截至 2011 年 12 月的国内文献报道,以晕厥为表现的心房黏液瘤伴脑栓塞仅有 4 例[6,7],国外类似的相关报道也并不多见。左房黏液瘤所致神经系统并发症主要是颅内动脉瘤和颅内占位损害,但常常表现多样性。心房黏液瘤症状表现的多样性与栓子的形态有关而不是其大小,栓子的形态能延缓那些肿瘤栓塞包括黏液瘤诱导的脑动脉瘤和转移的黏液瘤患者神经系统并发症发生的时间,进而出现类似于中枢神经系统血管炎与感染性心内膜炎的临床表现[8]。

本例患者未发现其他常见的卒中危险因素,发病后症状迅速达到高峰,头颅 MRA 提示脑动脉形态良好,说明脑血管已再通,推测栓子来源于大脑中动脉外的可能性大。此外,患者颈部血管彩超未见血管狭窄或斑块形成,可排除动脉粥样硬化斑块脱落引起的动脉至动脉的脑栓塞。结合超声心动图,诊断可能左房黏液瘤所致的心源性脑栓塞。根据中国的CISS诊断分型,该患者的发病机制考虑为栓子清除障碍。本例患者瘤体较大,占据大部分左心房,同时由于运动而机械性堵塞血流,造成严重的血流动力学障碍,故而引起晕厥[9]。患者既往从无心脏病病史及症状,入院前从未行超声心动图检查。此次发病以晕厥为首发症状,之后出现口齿不清和单侧肢体轻度乏力,临床表现无发热、体重减轻、胸闷、心悸、气促等症状,体格检查心脏大小正常,心脏听诊无杂音与心律失常,相关实验室检查结果均正常,普通心电图及动态心电图等辅助检查均未提示心脏相关疾病,给临床病因诊断造成一定困难,若不进行心脏超声检查,则易导致疾病的漏诊。因此,本例患者以晕厥为首发症状,并提示少见的心脏良性肿瘤是引起年轻人脑栓塞的一个不可忽视的原因,临床医生在实际工作中应予以积极排查。

专家点评 ———————————————————— 刘春风

心房黏液瘤是较为常见的原发性心脏肿瘤,心房黏液瘤引起的脑栓塞不足1%,且临床表现多种多样,但以晕厥为首发表现的脑栓塞病例很少见。结合本例患者的临床表现,头颅影像和心脏超声检查,以及最后的心脏手术病理,诊断心源性栓塞明确。本例患者瘤体较大,由于运动而机械性堵塞血流造成严重的血流动力学障碍,故引起晕厥。年轻人脑栓塞的原因在临床工作中应予以积极排查,尤其是无脑血管危险因素的患者。本病例诊断不难,但患者若仅为一次晕厥发作,而无后续症状,可能不会积极就诊,所以对晕厥患者,常规心脏超声检查很重要。本病例报道并非是罕见病例,但却为广大医师,尤其是年轻医师提供了一个心脏占位导致的心源性脑栓塞的典型案例。

参考文献

1. Herbst M, Wattjes MP, Urbach H, et al. Cerebral embolism from left atrial myxoma leading to cerebral and retinal aneurysms: a case report[J]. Am J Neuroradiol, 2005, 26: 666.

2. Al-mateen M, Hood M, Trippel D, et al. Cerebral embolism from atrial myxoma in pediatric patients[J]. Pediatrics, 2003, 112: e162.

3. Luo W, Liu W, Wen H. Two cases of eft atrial myxoma with cerebral stroke as the first sign[J]. Chinese J Nervous Mental Dis, 2004, 30: 345.

4. Jean WC, Walski-Easton SM, Nussbaum ES, et al. Multiple intracranial aneurysms as Delayed Complications of an Atrial Myxoma: Case Report[J]. Neurosurg, 2001, 49: 200-203.

5. Pinedel L, Duhaut P, Loire R. Clinical presentation of left atrial cardiac myxoma. A series of 112 consecutive cases[J]. Medicine(Baltimore), 2001, 80: 159-172.

6. 满昌强,甄宗玲,张善宝. 母女同患心房粘液瘤致脑栓塞[J]. 临床心血管病杂志, 2000, 16: 171.

7. 叶慧君,王希佳. 导致脑栓塞的左心房粘液瘤4例病例分析及文献复习[J]. 中风与神经疾病杂志, 2011, 28: 75-76.

8. Lee VH, Connolly HM, Brown RD. Central nervous system manifestations of cardiac myxoma[J]. Arch

Neurol,2007,64:1115-1120.

9. Vassiliadis N,Vassiliadis K,Karravelas G. Sudden death due to cardiac myxomas[J]. Med Sci Law,1997, 37:76-78.

病例12 Graves病合并颈内动脉狭窄1例报道

陈彬,宋田,张玉梅,杨中华

【关键词】 Graves病;颈内动脉狭窄

1 病例简介

患者女,41岁。主因"突发言语不清、右侧肢体无力2个月余,再发右侧肢体无力10天"于2010年11月10日收入我院。

患者入院2个月前在活动中突然出现言语不清,右侧肢体无力,表现为右手持物不能,不能独立站立,须在他人搀扶下行走。不伴头痛、呕吐、视物旋转、复视、肢体抽搐、意识障碍等。测血压正常(具体数值不详),就诊于当地市医院,诊为"脑梗死"给予阿司匹林100mg每日一次、阿托伐他汀钙20mg每晚一次,治疗1周,患者上述症状无明显改善。遂就诊于当地省立医院,行全脑血管造影显示"右侧颈内动脉床突上段闭塞,左侧颈内动脉床突上段狭窄,双侧大脑前中动脉由基底动脉经后交通动脉代偿供血,左侧大脑后动脉起始段狭窄",诊断为"脑梗死,烟雾病",给予阿司匹林100mg每日一次及氯吡格雷75mg每日一次双联抗血小板等治疗。住院期间,检查显示血T_3、T_4水平明显增高(具体数值不详)。追问病史,患者近1年出现易饥饿、怕热等症状,诊断为"甲状腺功能亢进"。给予口服甲巯咪唑10mg每日三次、心得安10mg每日三次治疗,患者右侧肢体无力及言语不清好转,基本恢复到发病前水平出院。入我院前10日,患者无明显诱因再次出现右侧肢体无力,持物及行走困难,伴言语不清,不能听懂他人话语,不伴明显头痛及意识障碍。发病以来,精神饮食好,大小便正常,无发热及心悸表现。

既往史:10年前行绝育手术。否认高血压、糖尿病病史,否认有短暂性脑缺血发作史,否认有口服避孕药病史,否认药物过敏史。

入院查体:血压120/64mmHg(右侧)115/60mmHg(左侧),心率70次/分,营养中等,无明显突眼。颈动脉听诊区未闻及血管杂音。甲状腺弥漫性Ⅱ度肿大,未扪及结节,未闻及血管杂音。双肺呼吸音清,未闻及干湿啰音,心律齐,心尖部可闻2级收缩期吹风样杂音,腹软,全腹无明显压痛及反跳痛。神经系统检查:神志清楚,不完全性混合性失语,高级神经活动检查欠合作。双侧瞳孔等大等圆,直径约3mm,对光反射灵敏,双眼球向各方向活动自如充分,未见眼震,右侧鼻唇沟浅,伸舌不合作。右侧上肢肌力4级,右侧下肢肌力3级,左侧肢体肌力5级;右侧肢体肌张力低,右侧肢体腱反射较左侧减弱,双侧掌颌反射阳性,双侧Hoffmann征阴性,左侧Pussep征阳性,右侧Babinski征阳性,脑膜刺激征阴性。全身感觉及共济运动检查不合作。

辅助检查:颅脑MRI(2010年11月17日):左侧额颞顶枕、脑干多发性缺血梗死灶。MRA:双侧颈内动脉未显示,后交通动脉代偿双侧大脑前动脉和大脑中动脉,大脑前动脉和大脑中动脉纤细;右侧大脑后动脉较对侧粗(图3.12-1、图3.12-2)。

全脑DSA(外院2010年9月20日):双侧颈内动脉纤细,右侧颈内动脉床突上段闭塞,

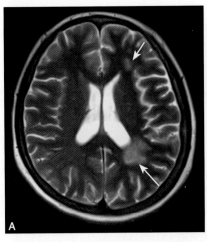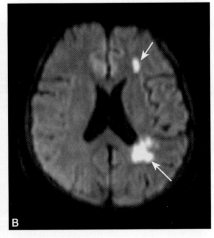

图 3. 12-1　颅脑 MRI(2010 年 11 月 17 日)
A. 轴位 MRI T$_2$ 加权像显示左侧额颞、顶枕交界区散在片状长 T$_2$ 信号(箭头);
B. 轴位 DWI 显示上述病灶高信号影(箭头)

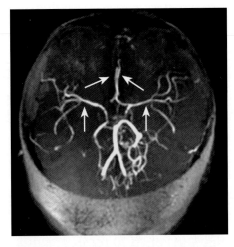

图 3. 12-2　MRA(2010 年 11 月 17 日)可见双侧颈内动脉未显示,双侧大脑前动脉、中动脉纤细(箭头)

左侧颈内动脉床突上段狭窄,双侧大脑前动脉和大脑中动脉由基底动脉经后交通动脉代偿供血,左侧大脑后动脉起始段狭窄(图 3. 12-3)。

四肢血管超声(2010 年 11 月 20 日):双侧腋、肱、尺、桡动脉走行正常,内膜光滑,管腔无狭窄。双侧股、腘、胫前、胫后、腓动脉走行正常,内膜欠光滑,可见点状回声,管腔无狭窄。四肢静脉系统无异常。

甲状腺超声(2010 年 11 月 22 日):甲状腺体积增大,腺体表面光滑,右叶 6. 3cm×2. 7cm×1. 4cm,峡厚 0. 7cm,左叶 6. 1cm × 2. 6cm × 2. 5cm,腺体回声不均匀,未见明显结节回声,腺体血流信号丰富。

颈部血管超声(2010 年 11 月 24 日):双侧颈内动脉内膜光滑,未见内膜增厚及斑块。右侧颈内动脉外管径偏细,管径内低回声充填,未见血流信号,左侧颈内动脉管腔内显示断续暗淡血流信号,探及低速高阻血流频谱。双侧椎动脉及锁骨下动脉未见明显异常,血流流速及频谱形态正常范围。提示:右侧颈内动脉闭塞,左侧颈内动脉远端闭塞可能性大。

心脏超声(2010 年 11 月 24 日):左房前后径均值 36mm(增大),二尖瓣少量反流,三尖瓣中量反流,肺动脉高压(轻度)。

心电图:窦性心律不齐。

ESR、抗链 O、类风湿因子、尿常规、便常规及潜血、乙肝五项、丙肝抗体、梅毒抗体、凝血象均正常。抗核抗体谱、抗心磷脂抗体、抗中性粒细胞胞质抗体均阴性。

甲状腺功能(2010 年 11 月 12 日服用甲巯咪唑 1 个月后):三碘甲状腺原氨酸 2.49nmol/L

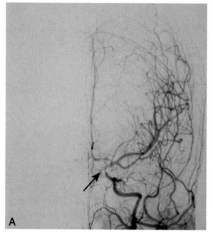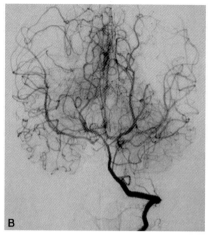

图 3.12-3　全脑 DSA（2010 年 9 月 20 日）
A. 显示左侧颈内动脉床突上段狭窄（箭头）；B. 双侧大脑中动脉及
大脑前动脉由基底动脉经后交通动脉供血

（0.89 ~ 2.44nmol/L），甲状腺素 137.77nmol/L（62.68 ~ 150.84nmol/L），超敏促甲状腺素 0.001μIU/ml（0.35 ~ 4.94μIU/ml），游离 T_3 7.89pmol/L（2.63 ~ 5.70pmol/L），游离 T_4 7.89pmol/L（9.00 ~ 19.04pmol/L）。

甲状腺过氧化物酶抗体 >1000.0IU/ml（0 ~ 12IU/ml），甲状腺球蛋白抗体 245.7IU/ml（0 ~ 34IU/ml），促甲状腺受体抗体阳性。

血常规：白细胞 $5.15×10^9$/L，红细胞绝对值 $3.96×10^{12}$/L，血红蛋白 101g/L，血细胞比容 0.316，红细胞平均体积 79.8fl。

血生化：丙氨酸转移酶 15U/L，甘油三酯 0.52mmol/L，总胆固醇 2.02mmol/L，高密度脂蛋白胆固醇 1.15mmol/L，低密度脂蛋白胆固醇 0.8mmol/L，血钾 3mmol/L。肾功能、血糖、尿酸正常。

诊断：入脑前动脉狭窄伴脑梗死、左侧颈内动脉狭窄、右侧颈内动脉闭塞、Graves 病、脂代谢紊乱、低钾血症、贫血。

2　讨论

本例患者具有较为典型的高代谢症状，在外院和我院化验甲状腺功能均异常，且促甲状腺受体抗体阳性，符合 Graves 病的诊断标准。患者中年女性，无高血压、糖尿病等动脉粥样硬化的危险因素，全脑 DSA 及 MRA 显示其双侧颈内动脉闭塞或严重狭窄，因此我们考虑该患者为 Graves 病合并颈内动脉狭窄/闭塞[1]。

根据文献报道，Graves 病可合并颅内外血管病变，其中以烟雾综合征最为常见，此外还可单独出现颅内动脉狭窄[2]，或者颈总动脉狭窄等不同类型的报道[3]。有些脑血管改变不完全符合烟雾病的诊断标准，而被认为是一种变异类型或者烟雾病早期血管改变[4]。本例患者动脉狭窄时间还不够长，烟雾状血管增生不明显。随着疾病的延长，患者颅内血管有可能发展成为烟雾样改变。无论是何种类型，Graves 病合并颅内血管病变以女性多见，发病年龄为 10 ~ 54 岁之间，平均发病年龄为 30 岁，主要表现为短暂性脑缺血发作和脑梗死，而且所有患者在脑缺血症状发生时都存在甲状腺毒血症，缺血症状改善与甲状腺功能改善平行。

本例患者的临床特点与文献报道的较为一致,甲状腺毒血症在短期内未缓解,可能是患者反复出现脑梗死的原因。本例患者的血管超声显示其四肢动脉受累相对较轻,提示可能颈内动脉对甲状腺素的毒性更为敏感,特别是颈内动脉末端损害最为严重。这也是 Graves 病容易引起烟雾综合征的原因之一。

Graves 病引起血管病变的原因总结如下:第一,甲状腺激素水平升高提高了血管对交感神经活动的敏感性,导致动脉血管壁病理改变,最终血管闭塞[5]。颈动脉分叉及脑底血管主要由颈上交感神经节的交感神经支配,研究显示在烟雾病患者中去除颈上交感神经节可使脑血流量增加 18.8%[6],这也从一个侧面证实甲状腺激素毒性,致使交感活性增强。第二,免疫介导因素在疾病的发展过程中起重要作用。动脉血管壁细胞增殖、血管功能异常和甲状腺免疫刺激,可能都与 T 细胞的功能失调有关[7]。第三,炎症反应。有研究显示 Graves 病患者经过激素治疗和血浆置换后,脑血管病理改变显著改善,脑动脉血管壁的炎性改变可能是二者之间联系的关键。而且这种假设被其他自身免疫性疾病所支持,如在系统性红斑狼疮和抗磷脂抗体综合征的患者中均会出现血管狭窄的现象。此外,有研究显示甲状腺素可能诱导产生高同型半胱氨酸而加重动脉粥样硬化。遗传因素也可能参与其中[8]。

改善血流动力学,治疗甲状腺功能亢进及甲状腺素造成的易栓状态是治疗的重点。持续的甲状腺毒血症会引起动脉的不可逆损伤,因此早期诊断就显得极为重要,一旦诊断明确,在治疗脑缺血的同时,给予抗甲状腺毒性治疗。

目前认为,对甲状腺功能亢进未控制和控制不良的患者实施血管重建手术如动脉搭桥术治疗风险较大。是否需要手术治疗还依赖于血管的改变及症状。对于该患者我们给予内科保守治疗,经过与神经外科会诊讨论,认为目前患者甲状腺功能亢进仍未控制,血管环境仍未得到有效的改善,尚不具备手术条件。待甲状腺激素水平稳定后,进一步做血管评估,以决定是否手术治疗。

专家点评 —————————————————————————————— 聂志余

Graves 病又称毒性弥漫性甲状腺肿,是一种伴甲状腺激素分泌增多的器官特异性自身免疫病,有遗传倾向,临床表现除甲状腺肿大和高代谢综合征外,尚可有突眼及胫前黏液性水肿等。另外甲状腺功能亢进患者交感神经兴奋性持续增高可能导致脑动脉血管壁的慢性病理改变,甲状腺毒血症可能对脑动脉产生直接影响,因此临床也会见到 Graves 病合并颅内外动脉病变的情况。该病例发病之初诊断脑梗死和"烟雾病",转到上级医院后发现了患者 T3 和 T4 水平升高,诊断为"甲状腺功能亢进",并给予了相应治疗,待转到天坛医院后进一步检查,确定患者促甲状腺激素水平降低,甲状腺球蛋白抗体、促甲状腺受体抗体及甲状腺过氧化物酶抗体阳性,确定患者已经达到 Graves 病的诊断标准。此病例提醒我们对脑动脉狭窄患者的病史询问不应仅仅局限于与动脉粥样硬化相关的情况,还应该考虑到其他一些少见但能明确导致动脉疾病的病史,如遗传病史、免疫系统疾病史、感染病史等。正如此病例,患者已经有了明确的高代谢综合征症状,如能早期发现 Graves 病给予及时治疗,随着甲状腺功能亢进的控制、甲状腺功能的恢复,不但可以延缓脑动脉狭窄的进展,甚至还可部分逆转脑动脉狭窄。该病例未发现免疫指标异常,尚需随访。

参考文献

1. Scott RM,Smith ER. Moyamoya diseasc andmoyamoya syndrome[J]. N Engl J Med,2009,19:1226-1237.

2. Nakamura K,Yanaka K,Ihara S,et al. Multiple intracranial arterial stenoses around the circle of Willis in association with Graves' disease:report of two cases[J]. Neurosurgery,2003,53:1210-1215.

3. Czarkowski M,Hilgertner L,Powalowski T,et al. The stiffness of the common carotid artery in patients with Graves' disease[J]. Int Angiol,2002,21:152-157.

4. Kataoka H,Miyamoto S,Nagata I,et al. Moyamoya disease showing atypical angiographic findings:Two case reports[J]. Neurol Med Chir(Tokyo),1999,39:294-298.

5. Liu JS,Juo SH,Chen WH,et al. A case of Graves' diseases associated with intracranial moyamoya vessels and tubular stenosis of extracranial internal carotid arteries[J]. J Formos Med Assoc,1994,93:806-809.

6. Sato H,Ogawa A,Takahashi A,et al. Influence of superior cervical ganglion on cerebral hemodynamics measurements of cerebral blood flow and metabolism during superior cervical ganglionectomy in patients with moyamoya disease[J]. No to Shinkei,1990,42:203-208.

7. Tendler BE,Shoukri K,Malchoff C,et al. Concurrence of Graves' disease and dysplastic cerebral blood vessels of the moyamoya variety[J]. Thyroid,1997,7:625-629.

8. Tokimura H,Tajitsu K,Takashima H,et al. Familial moyamoya disease associated with Graves' disease in a mother and daughter. Two case reports[J]. Neurol Med Chir(Tokyo),2010,50:668-674.

病例 13　锁骨下动脉近心段重度狭窄或闭塞伴同侧椎动脉起源变异致椎动脉无反向血流 2 例

张红霞,冯皓,张惠琴,成烨,何文

【关键词】 锁骨下动脉盗血;超声;椎动脉;变异

1　病例简介

例1,患者男,60岁。主因"头晕不适伴左上肢无力1周"于2009年12月15日于本院神经内科就诊。患者于就诊前1周日常活动中出现头晕不适,无意中发现左上肢无力,休息数小时后头晕症状有所缓解,但仍感左上肢轻微无力。初次发作后未予重视,未立即到医院就诊,间隔2~3日后,无明确诱因再次出现头晕不适,持续不缓解1天余,遂来本院就诊。发病以来,不伴头痛及恶心、呕吐等不适,否认上肢活动后加重头晕发作。

既往史:高血压病史10年,平素服药不规律,血压控制在130~150/80~90mmHg水平;高血脂病史5年,未规律服药。否认糖尿病及心脏病,无饮酒吸烟史。

入院查体:体温正常,脉搏72次/分,左、右侧上肢血压分别为115/80mmHg及145/90mmHg,心肺功能正常。左侧锁骨上窝闻及收缩期Ⅲ级杂音,向左颈部传导。左桡动脉搏动减弱。神经系统查体:神清,语利,双侧瞳孔等大等圆,直径2.0mm,对光反应灵敏,无颈抵抗,颅神经检查阴性,双侧上、下肢肌力正常,双侧病理征阴性,无感觉及共济运动异常。

实验室检查:血糖6.5mmol/L,甘油三酯1.7mmol/L,高密度脂蛋白胆固醇1.2mmol/L,总胆固醇和低密度脂蛋白胆固醇分别为5.4mmol/L,3.3mmol/L。

影像学检查:经颅多普勒超声(TCD)检查(2010年12月16日):左侧锁骨下动脉重度狭窄或闭塞,左侧椎动脉流速低于正常;双侧大脑中动脉、大脑前动脉、大脑后动脉血流未见明显异常;基底动脉、右侧椎动脉、双侧颈动脉、右侧锁骨下动脉血流未见明显异常。

MRA 检查(2009 年 12 月 18 日):提示颅脑结构及颅脑血管未见明显异常。

颈部动脉彩色多普勒超声检查(2009 年 12 月 20 日):左锁骨下动脉近心段低回声斑块致该段管腔重度狭窄,狭窄段峰值流速增快达 400cm/s,左上肢动脉流速显著减低、频谱圆钝。左椎动脉椎间段血流方向、流速及频谱形态正常,进一步检查发现左椎动脉起自主动脉弓。超声提示:左侧锁骨下动脉粥样硬化致近心段重度狭窄;左侧椎动脉起源变异(发自主动脉弓)(图 3.13-1)。

对比增强磁共振血管成像(contrast-enhanced magnetic resonance angiography,CEMRA)检查(2009 年 12 月 28 日):左侧锁骨下动脉起始处及远端多发局部不显影;左侧椎动脉起自主动脉弓(图 3.13-1)。

诊断:短暂性脑缺血发作

病因分型:动脉粥样硬化,责任病变血管左侧锁骨下动脉

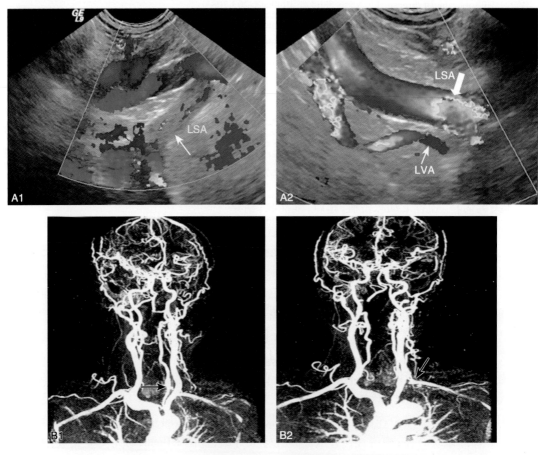

图 3.13-1　例 1,患者男,60 岁,锁骨下动脉近心段重度狭窄

A. 颈部动脉彩色多普勒超声检查(2009 年 12 月 20 日):A1. 左锁骨下动脉(left subclavian artery,LSA)近心段管腔内斑块致管腔狭窄,管腔内残余纤细血流(箭头);A2. 左椎动脉(left vertebral artery,LVA)(细箭头)与 LSA(粗箭头)并行发自主动脉弓。B. 对比增强磁共振血管成像(CEMRA)检查(2009 年 12 月 28 日):B1. LVA 发自主动脉弓(黑箭头);B2. LSA 起始处及远端不显影(黑箭头)

发病机制:低灌注

治疗经过:诊断明确后转诊至本院神经介入科行锁骨下动脉狭窄段血管内支架植入治疗,术后患者自觉头晕及上肢无力现象明显好转。术后继续给予降压、降脂、抗血小板治疗,具体用药如下:氯沙坦50mg,每日一次;氨氯地平5mg,每日一次;阿托伐他汀20mg,每日一次;氯吡格雷75mg,每日一次。

例2,患者男,57岁。主因"间断头晕不适伴右上肢脉弱数月"于2010年11月3日于本院神经内科就诊。数月前,患者无明显诱因感觉头晕不适,无意发现右桡动脉脉弱,不伴头痛、恶心、呕吐、视物旋转等不适,否认上肢活动与头晕发作有关。曾于发病后1周在当地医院行CT检查,未发现明显异常,予以对症治疗,疗效不明显,遂转入我院,进一步治疗。

既往史:高血压病史8年,糖尿病、高血脂史3年,血压波动在110~140/70~90mmHg范围,未严格遵医嘱服药治疗,间断服降压及降血脂药物。血糖保持在正常或略高于正常水平,血糖主要依靠饮食控制,未服降糖药,否认吸烟饮酒史。

入院查体:体温正常,脉搏68次/分,左、右侧上肢血压分别为140/90mmHg及110/70mmHg,双侧颈部未闻及血管杂音,右侧桡动脉搏动较左侧减弱,心肺功能正常。神经系统检查:神清,语利,无颈抵抗,双侧瞳孔等大等圆,直径2.2mm,对光反应灵敏,颅神经检查阴性,双侧上、下肢肌力正常,双侧病理征阴性,无感觉及共济运动障碍。

实验室检查:空腹血糖7.5mmol/L,高密度脂蛋白胆固醇1.4mmol/L,甘油三酯、总胆固醇及低密度脂蛋白胆固醇分别为1.8mmol/L、5.9mmol/L及3.68mmol/L。

影像学检查:

颈部动脉彩色多普勒超声检查(2010年11月10日):右侧锁骨下动脉近心段管腔内低回声充填、血流信号充盈缺失,远段流速显著减低、频谱圆钝;右侧椎动脉发自右颈总动脉近端,血流方向、流速及频谱形态正常。超声提示:右侧锁骨下动脉粥样硬化致近心段闭塞;右侧椎动脉起源变异(发自右侧颈总动脉近端)(图3.13-2)。

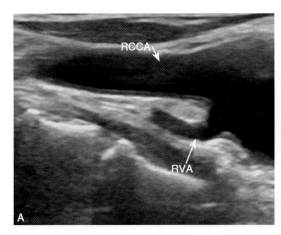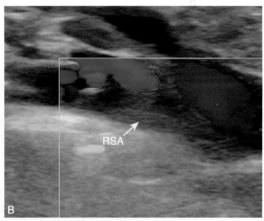

**图 3.13-2 例2,患者男,57岁,锁骨下动脉近心段闭塞,行颈部动脉彩色
多普勒超声检查(2010年11月10日)**

A. 灰阶图像显示右椎动脉(right vertebral artery,RVA)(长箭头示右椎动脉开口)发自右颈总动脉(right common carotid artery,RCCA)近端(短箭头);B. 右侧锁骨下动脉(right subclavian artery,RSA)近心段闭塞:管腔内充填低回声血栓(箭头),血流信号缺失

CT 及 CTA 检查(2010 年 11 月 4 日):颅脑结构及颅内血管未见明显异常。

诊断:短暂性脑缺血发作

病因分型:动脉粥样硬化

发病机制:低灌注

治疗经过:严密监测血压,避免血压过高或过低,为避免出现颅内低灌注,暂未给予降压药物,并嘱患者尽量避免剧烈活动右上肢,以减少经其他血管从颅内盗血,并嘱其多饮水以保证足够的血容量;继续予阿司匹林 100mg 每日一次、阿托伐他汀 20mg 每日一次及二甲双胍 500mg 每日三次餐前 30 分钟等治疗。并定期门诊复查随访观察。

2 讨论

动脉粥样硬化病变引起的颈部动脉阻塞以单支血管病变为主,锁骨下动脉近心段程度较重的狭窄多伴有不同程度盗血,因此,临床常根据椎动脉血流动力学表现推测锁骨下动脉近心段狭窄的有无和程度[1]。由于两侧椎动脉分别发自同侧锁骨下动脉并在颅底汇合呈基底动脉的特殊解剖结构,当锁骨下动脉在发出椎动脉之前的近心段发生狭窄或阻塞时,会引起椎动脉特殊血流动力学改变,通常情况下,当一侧锁骨下动脉近心段因各种原因有严重狭窄或闭塞时,患侧锁骨下动脉远端及患侧椎动脉内血流压力减低,健侧椎动脉血流则可经椎基底动脉汇合处、患侧椎动脉逆向向患侧锁骨下动脉远端供血,导致锁骨下动脉盗血,由此引起的上肢缺血及颅内供血不足的一系列症候群统称为锁骨下动脉盗血综合征[1]。

曾有研究发现,流经患侧椎动脉的反向血流程度通常与患侧锁骨下动脉近心段狭窄程度呈正相关,锁骨下动脉近心段重度狭窄或闭塞时,多伴有部分心动周期或全心动周期盗血[2,3]。锁骨下动脉近心段严重狭窄而无椎动脉盗血者,临床多见于椎动脉闭塞,而因椎动脉发育变异所致者少有文献报道[1]。本文 1 例锁骨下动脉近心段重度狭窄和 1 例锁骨下动脉近心段闭塞而未发生锁骨下动脉自椎动脉途径盗血,与患侧椎动脉起源变异有关,分别起自主动脉弓及右颈总动脉近端,均为少见的变异,后者尤为罕见[4-6],导致椎动脉血流动力学未受锁骨下动脉狭窄或闭塞的影响,此时,锁骨下动脉远段可通过其他途径从颅内盗血,同样可导致患者出现颅内缺血症状,而椎动脉以外的途径往往不容易被超声等影像识别。对于存在锁骨下动脉近心段严重狭窄或闭塞的患者应尽早解除梗阻,以减少从颅内盗血,对于暂不能解除狭窄的患者应尽量避免剧烈活动患侧上肢,高血压患者血压此时避免使血压降得过低,以保证颅内灌注,并慎用降压药物,平时应避免腹泻、大汗等大量体液丢失等情况。

综上,不能因为椎动脉血流动力学正常而忽视对锁骨下动脉的检查,当锁骨下动脉近心段狭窄程度与患侧椎动脉血流动力学改变不符时,应排除存在椎动脉走行变异的可能,同时也应提醒医生,当进行颈部动脉超声检查时,应该全面而仔细的检查每一支血管的全程,特别是其起始段,可以避免漏诊误诊。

专家点评————————————————张丹

正常情况下,椎动脉起源于同侧锁骨下动脉近心段,并在颅底合并为基底动脉,当一侧锁骨下动脉近心段狭窄时,常会发生经椎动脉自颅内"盗血"向锁骨下动脉远端供血,超声表现为椎动脉频谱收缩期或全心动周期反向血流,因此,对于锁骨下动脉近心段位置较深显示不清的患者,常可依据椎动脉特异性的频谱表现间接推断锁骨下动脉近心段存在狭窄病变。

但是,当少数椎动脉起源变异时,单凭椎动脉频谱表现则会漏诊锁骨下动脉近心段狭窄。文献对该方面的病例报道较少,本文提供的两个锁骨下动脉近心段狭窄伴同侧椎动脉起源变异致椎动脉无反向血流特殊病例的超声诊断过程,有助于拓宽诊断思路,以减少漏诊、误诊。

参考文献

1. 何文.颈动脉彩色多普勒超声与临床[M].北京:科学技术文献出版社,2007:127-133.
2. 高山,黄一宁,刘俊艳,等.锁骨下动脉盗血综合征的临床表现与盗血程度及类型的关系[J].中华神经科杂志,2004,37:141-142.
3. 康卫华,王萍,赵萍,等.经颅多普勒与彩色多普勒超声对锁骨下动脉盗血综合征的诊断价值[J].中国中西医结合影像学杂志,2010,8:323.
4. 邢锦,张红霞,何文,等.彩色多普勒超声在诊断先天性椎动脉变异中的应用[J].中华医学超声杂志(电子版),2010,7:774.
5. Cloud GC,Markus HS. Diagnosis and management of vertebral artery stenosis[J]. QJM,2003,96:27-54.
6. Kubikowa E,Osvaldova M,Mizerakova P,et al. A variable origin of the vertebral artery[J]. Bratisl Lek-Listy,2008,109:28-30.

病例 14　永存三叉动脉伴同侧颈内动脉重度狭窄 1 例

李响,张雄伟,马为民,李险峰

【关键词】　永存三叉动脉;动脉狭窄;血流动力学;侧支循环;经颅多普勒

1　病例简介

患者男,74 岁,因"头晕、右侧肢体力弱 4 日"于 2011 年 4 月 26 日入院。患者入院前半个月无明显诱因反复出现头晕(呈昏沉感),无视物旋转,站立或坐位头晕明显,平躺后减轻,与转颈和动作姿势无关,每次头晕发作持续 1～2 小时。头晕时伴视物模糊,视物时先出现闪光,后逐渐出现视物模糊。患者入院前 4 日反复出现右侧肢体无力伴头晕发作,右上肢抬举费力,抓物不准;右下肢可站立行走,但步态不稳。2011 年 4 月 26 日门诊行头颅 CT:双侧基底节区、左侧侧脑室旁多发点片状低密度影。门诊以"后循环缺血、多发性脑梗死"收住院治疗。

既往史:高血压病史 3 年,血压最高达 180/90mmHg,平素口服"苯磺酸氨氯地平片"控制血压在 130/75mmHg 左右。高脂血症病史 3 年,未规律服用降脂药及监测血脂。吸烟史 50 余年,平均 20 支/日,无饮酒史。否认糖尿病、冠状动脉粥样硬化性心脏病、脑梗死病史。

入院查体:体温 36.0℃,双侧血压 126/67mmHg,心率 67 次/分,心肺腹部检查未见异常,左侧颈动脉分叉处可闻及收缩期杂音。神经系统查体:意识清楚,双侧瞳孔等大等圆,直径 3mm,对光反射灵敏,无构音障碍。右侧上肢共济指鼻试验欠稳准,余三肢共济协调。记忆力、计算力粗测减退。四肢肌力 5 级,肌张力正常。双侧肱二头肌反射(+++),双侧肱三头肌反射(+++),双侧膝反射(++),双侧跟腱反射(++);双侧掌颏反射阴性,双侧 Hoffmann 征阴性,双侧 Babinski 征阴性,双侧 Chaddock 征阴性。颈无抵抗,Kernig 征阴性,Brudzinski 征阴性。美国国立卫生研究院卒中量表(NIHSS)评分 0 分。

实验室检查(2011 年 4 月 27 日):血尿常规、肝肾功能、电解质、血糖均未见异常。血脂四项:总胆固醇 4.71mmol/L,甘油三酯 1.55mmol/L,高密度脂蛋白胆固醇 0.72mmol/L,低密度脂蛋白胆固醇 2.73mmol/L。凝血四项:凝血酶原时间 13.7 秒,活化部分凝血活酶时间 27.5 秒,余未见异常。

影像学检查(2011 年 4 月 29 日):颅脑 MRI、DWI 显示左侧额颞顶叶、半卵圆中心及双侧枕叶多发点状高信号(图 3.14-1、图 3.14-2),双侧基底节区多发长 T_1 长 T_2 信号。

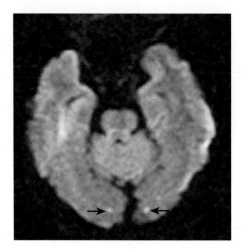

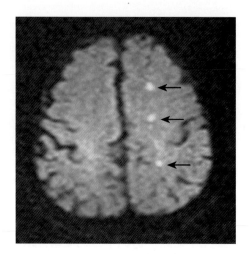

图 3.14-1　磁共振弥散加权成像:
双侧枕叶高信号(箭头)

图 3.14-2　磁共振弥散加权成像:
左侧额、颞、顶叶高信号(箭头)

颈动脉彩色多普勒超声(2011 年 4 月 29 日):双侧颈总动脉内中膜增厚,右侧颈总动脉分叉处多发斑块形成,左侧颈总动脉中段至分叉处后壁弥漫性斑块形成,左侧颈内动脉起始部重度狭窄(图 3.14-3)。

经颅多普勒超声(TCD)检查(2011-4-29):颈部动脉检测,左侧颈内动脉起始部血流速度明显增快(收缩期峰值流速 244cm/s),涡流频谱伴杂音(图 3.14-4)。眶窗检测,左侧眼动脉血流频谱颅内化,血流方向逆转,血流速度代偿性增快(平均流速 70cm/s)。颞窗检测,左侧大脑中动脉血流频谱呈低钝波型,血流速度未见异常;双侧大脑后动脉血流速度及血流频谱正常。枕旁窗及枕窗检测,双侧椎动脉、基底动脉探及较困难,血流信号减弱,所测流速不可靠。TCD 侧支循环及血流动力学评估:避开斑块位置、低位压迫左侧颈总动脉时,左侧大脑中动脉、双侧大脑后动脉血流速度明显减低;而压迫右侧颈总动脉时,上述动脉血流速度无改变。TCD 结论:左侧颈内动脉起始部重度狭窄,左侧眼动脉侧支循环开放,前大脑后动脉由左侧颈内动脉供血。

数字减影血管造影(DSA)检查(2011 年 5 月 5 日):①左侧颈内动脉 C1 段重度狭窄(90% 以上),伴溃疡型斑块(图 3.14-5);②左侧颈内动脉海绵窦段发出永存三叉动脉(primitive trigeminal artery,PTA),延续为基底动脉及双侧大脑后动脉(图 3.14-6);③右侧椎动脉延续至小脑后下动脉,左侧椎动脉延续至小脑前下动脉;④双侧后交通动脉及前交通动脉未显影。

入院诊断:①左侧额颞顶叶、半卵圆中心、双侧基底节区及双侧枕叶多发脑梗死;病因分型为颅内外大动脉粥样硬化,责任动脉为左侧颈动脉;发病机制为动脉到动脉栓塞。②左侧

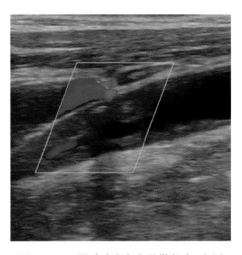

图 3.14-3 颈动脉彩色多普勒超声:左侧
颈内动脉起始部重度狭窄(箭头)

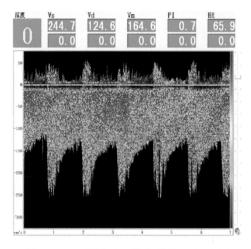

图 3.14-4 颈动脉经颅多普勒超声:左侧
颈内动脉起始部血流速度明显增快

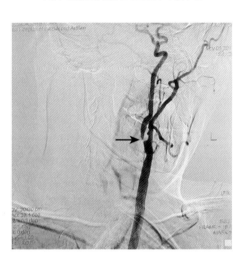

图 3.14-5 左侧颈总动脉造影(正位):
左侧颈内动脉 C1 段重度狭窄(箭头)

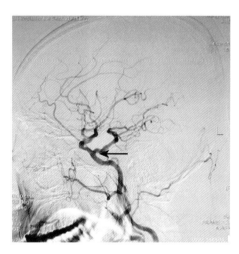

图 3.14-6 左侧颈总动脉造影(侧位):左侧
颈内动脉海绵窦段发出永存三叉动脉(箭
头),延续为基底动脉及双侧大脑后动脉

颈内动脉重度狭窄。③高血压Ⅲ级(极高危组)。④高脂血症。

　　诊疗经过:入院后给予阿司匹林(100mg,1 次/日)+氯吡格雷(75mg,1 次/日)双联抗血小板聚集;前列地尔(10μg,1 次/日),扩血管;阿托伐他汀钙片(40mg,1 次/日),普罗布考(0.25g,2 次/日),强化降脂;灯盏花素(50mg,1 次/日),改善脑循环;马来酸桂哌奇特(0.32g,1 次/日),脑保护;甲磺酸倍他司汀(6mg,3 次/日),止晕;苯磺酸氨氯地平(5mg,1 次/日),降压。上述药物治疗两周病情稳定后,于 2011 年 5 月 16 日局麻下行左侧颈内动脉支架成形术,术程顺利,术后头颅 CT 检查未见出血。维持原治疗方案一星期,患者右上肢持物不稳较前好转,头晕、视物模糊等后循环交通动脉侧支及后交通动脉侧支通路未开放,两侧缺血症状消失。患者病情稳定后于 2011 年 6 月 2 日出院,出院带药:阿司匹林 100mg/d+硫酸氯吡格雷片 75mg/d、阿托伐他汀钙片 40mg/d、普罗布考 0.25g/d、苯磺酸氨氯地平 5mg/

d。出院 3 个月后停用阿司匹林,电话随访至今,右侧肢体恢复正常。

2　讨论

在人类胚胎期,颈内动脉与基底动脉之间有 4 支暂时的吻合,即原始三叉动脉、原始舌下动脉、原始耳动脉和寰前节间动脉。正常发育时,这些原始胚胎动脉到胚胎 14mm 期均已完全退化,如果不退化并持续到成人,即成为永存颈内动脉-基底动脉吻合,属罕见的脑动脉变异[1]。据报道,上述 4 支永存动脉中,PTA 的发生率最高,为 0.1% ~0.6%;其次为永存舌下动脉,发生率为 0.02% ~0.1%;其余 2 支永存动脉极为罕见[2,3]。PTA 起于颈内动脉海绵窦段,多位于海绵窦内,可发出分支形成脑膜垂体干、海绵窦下动脉,离开海绵窦后在硬脑膜外行经三叉神经半月节和蝶鞍外侧之间,经岩床突韧带下面进入后颅窝,可发出分支进入三叉神经根和脑桥[4]。多数学者认为,PTA 止于基底动脉中、上段,即小脑上动脉与小脑前下动脉之间,可供血给双侧大脑后动脉和小脑上动脉。PTA 多为单侧发生(左右侧比例相似),双侧发生极为罕见。根据 PTA 与后循环血流的关系,Saltzman[5] 将其分为三型:Ⅰ 型:PTA 与基底动脉吻合口以下的基底动脉发育不良,双侧后交通动脉缺如或发育不良,双侧大脑后动脉和小脑上动脉的血供主要由颈内动脉通过 PTA 供给;Ⅱ 型:同侧大脑后动脉由后交通动脉供血,其他由 PTA 供血;Ⅲ 型:Ⅰ ~Ⅱ 型混合表现;三型中以 Ⅰ 型最多见。本例患者为左侧颈内动脉海绵窦段起源的 PTA,止于基底动脉中、上段,供血给双侧大脑后动脉;双侧后交通动脉缺如,双侧椎动脉和基底动脉发育不良,符合 PTA Ⅰ 型的诊断标准。

采用 TCD 结合颈总动脉压迫试验评估 PTA 的血流动力学改变,目前国内外鲜见相关报道。本例患者的侧支循环及血流动力学评估结果和解释:左侧眼动脉血流频谱颅内化,血流方向逆转,血流速度代偿性增快,提示:左侧颈外动脉→左侧眼动脉→左侧颈内动脉侧支循环通路建立,且为主要的侧支代偿途径。压左侧颈总动脉时,左侧大脑中动脉血流速度明显减低,而压右侧颈总动脉时无变化,提示前交通动脉侧支通路未开放,左侧大脑中动脉的部分血流仍由左侧颈内动脉提供。压左侧颈总动脉,双侧大脑后动脉血流速度明显减低,提示该患者的两侧大脑后动脉均由左侧颈内动脉供血,经 DSA 证实供血通路为左侧颈内动脉→PTA→双侧大脑后动脉;压右侧颈总动脉时,大脑后动脉血流速度无改变,提示 PTA 为单侧发生。评估结果表明,TCD 有助于了解 PTA 患者的血流动力学改变和前、后循环供血情况,为临床诊断和病因分析进一步提供客观依据。

PTA 多在尸解和血管影像检查中偶然发现,一般无特殊的临床症状。但约 25% PTA 可合并其他脑血管病变,如动脉瘤、颈动脉海绵窦瘘、动静脉畸形、烟雾病、颈内动脉发育不良或闭塞等[6-9]。在中老年患者,颈动脉粥样硬化性病变(斑块形成、狭窄或闭塞)的发生率较高,特别是病变好发于颈内动脉起始部。颈内动脉粥样硬化性狭窄或闭塞导致缺血性卒中的发病机制:①斑块碎片或血栓不脱落,但 Willis 环侧支代偿不充足,在血压下降等诱发血流灌注不足因素存在的情况下,可能会导致分水岭梗死,称之为低灌注;②斑块碎片或血栓脱落至远端,则根据梗死灶部位不同称之为动脉-动脉栓塞或栓子清除下降[10]。PTA 侧合并颈内动脉重度狭窄(≥70%)或闭塞的患者,其单纯的低灌注或动脉-动脉栓塞/栓子清除下降均可能发生在前、后循环,从而导致脑缺血症状和体征的复杂化。

本例患者具有高血压、高脂血症和颈动脉多发易损斑块等血管病危险因素,反复发生前、后循环缺血事件和多发性脑梗死;其病因按中国缺血性卒中亚型分型(CISS)[10]为颅内外大动脉粥样硬化,责任动脉是左侧颈动脉。结合头颅 MRI,推测发病机制主要是动脉-动脉栓塞,证据是该患者双侧颈总动脉分叉处多发斑块形成,左侧颈总动脉中段至分叉处后壁弥漫性斑块形成。PTA 侧的颈动脉斑块脱落至前循环动脉远端,发生病变侧前循环的动脉-动脉栓塞,导致左侧额颞顶叶、半卵圆中心多发梗死灶,患者反复出现右侧肢体无力症状;而 PTA 侧的颈动脉斑块脱落,经 PTA 至双侧大脑后动脉远端,发生病变侧后循环动脉-动脉栓塞,导致双侧枕叶梗死灶,患者出现发作性头晕和视物闪光、模糊等后循环缺血症状。然而,该患者 PTA 侧颈内动脉起始部有重度狭窄(>90%),经 TCD 证实仅有眼动脉侧支循环开放。由于眼动脉路径较长且血管较细,经过眼动脉进入颈内动脉的血流量较少,很难满足病变侧前循环和后循环的血液供应,故该患者仍存在着低灌注/栓子清除下降的危险,一旦发生血压下降等诱发血流灌注不足因素,则可能会导致分水岭梗死。因此,在患者病情稳定后,行左侧颈内动脉支架成形术,以防止再发生更严重的缺血事件。

专家点评————————————————————————高山

很难得一见的病例,作者分析得很全面。我谈一点从这个病例得到的启发:从临床的角度,如果我们发现双侧枕叶和一侧前循环有在时间上非常接近的新发梗死灶时,通常会想到来源于心脏或主动脉弓的栓塞,这个病例告诉我们,还有这种很少见的、与前循环梗死灶同侧的颈内动脉有粥样硬化性狭窄,这条狭窄的颈内动脉有永存三叉动脉(PTA)。

从 TCD 诊断的角度,压迫一侧颈总动脉后双侧大脑后动脉血流速度下降可见于以下两种情况:

(1) 对侧颈内动脉闭塞的,前交通动脉开放,双侧大脑后动脉均为胚胎型大脑后动脉,起源于同侧颈内动脉;

(2) 检查侧颈内动脉有 PTA。

参考文献

1. 袁飞,崔翔,刘银社,等. 永存颈内-基底动脉吻合的影像学特点及其意义[J]. 中国临床解剖学杂志,2011,29:423-427.
2. 戚纪胜,卢蕾,卢娜,等. 永存舌下动脉 1 例报告[J]. 中风与神经疾病杂志,2011,28:270-271.
3. Conforto AB,de Souza M,Puglia P Jr,et al. Bilateral occipital infarcts associated with carotid atherosclerosis and a persistent hypoglossal artery[J]. Clin Neurol Neurosurg,2007,109:364-367.
4. 陈元畅,李明华. 永存三叉动脉伴发脑血管性病变及其他脑部疾病[J]. 介入放射学杂志,2009,18:314-316.
5. Pereira LP,Nepomuceno LA,Coimbra PP,et al. Persistent trigeminal artery:anglo-tomography and angio-magnetic resonance finding[J]. Arq Neuropsiquiatr,2009,67:882-885.
6. 李晖,刘怀军,李靖武,等. 永存三叉动脉 MRA 表现及临床意义[J]. 临床放射学杂志,2010,29:1296-1298.
7. Ikushima I,Arikawa S,Korogi Y,et al. Basilar artery aneurysm treated with coil embolization via persistent primitive trigeminal artery[J]. Cardiovasc Intervent Radiol,2002,25:70-71.
8. Xin-Ya Qian C,Ares C,Codere F,et al. Rupture of an aneurysm of the persistent trigeminal artery presenting as a carotid-cavernous sinus fistula[J]. Orbit,2009,28:275-280.
9. Suzuki S,Morioka T,Matsushima T,et al. Moyamoya disease associated with persistent primitive trigeminal artery variant in identical twins[J]. Surg Neurol,1996,45:236-240.
10. Gao S,Wang YJ,Xu AD,et al. Chinese ischemic stroke subclassification[J]. Front Neurol,2011,2:6.

病例 15　椎基底动脉延长扩张综合征 1 例

邰宏飞,张在强

【关键词】　基底动脉;扩张,病理性;卒中;血小板聚集抑制剂;减压术,外科

1　病例简介

患者男,51 岁,因"右上肢麻木,右下肢活动力弱 2 个月"于 2009 年 7 月 17 日就诊于我院门诊。患者 2 个月前无明显诱因出现右上肢麻木,伴右侧面部发热感,自觉右下肢活动力弱,但不影响行走。左侧肢体均无感觉及活动异常。

既往史:高血压病史 10 余年,血压最高 200/100mmHg,长期服用硝苯地平和依那普利,平素血压控制在 150/90mmHg 左右;高脂血症 2 个月,曾间断服用辛伐他汀;否认糖尿病;吸烟 3~5 支/日,饮酒 250ml/d。

查体:左上肢血压 145/90mmHg,右上肢血压 140/90mmHg,颅神经检查未见明显异常。四肢肌张力正常,肌力 5 级,腱反射对称存在,病理征阴性。右半身针刺觉减退。共济运动检查未见异常。脑膜刺激征阴性。颈部各血管听诊区未闻及明显血管杂音。

辅助检查:MRI 及 MRA 显示右侧椎动脉及基底动脉明显扩张、迂曲延长,基底动脉直径>4.5mm,侧方移位>10mm,基底动脉全长>29.5mm,椎动脉颅内段长度>23.5mm;基底动脉向左侧骑跨,邻近脑干组织受压(图 3.15-1)。

诊断:椎基底动脉延长扩张综合征(vertebrobasilar dolichoectasia,VBD),脑干压迫综合征。

治疗:严格控制血压,并给予拜阿司匹林 100mg,1 次/日,抗血小板聚集、阿托伐他汀降血脂及维生素 B_1、弥可保营养神经治疗。随访患者仍感右侧肢体麻木,右下肢活动无力。

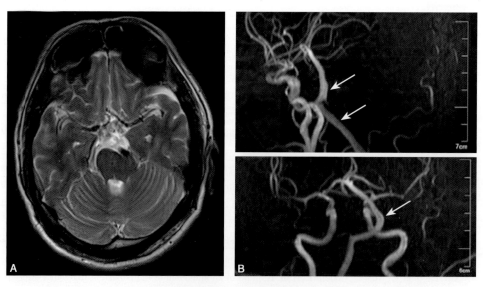

图 3.15-1　椎基底动脉延长扩张综合征(vertebrobasilar dolichoectasia,VBD),
脑干压迫综合征患者影像学表现
A. MRI 示基底动脉向左侧骑跨,邻近脑干组织受压;B. MRA 示
右侧椎基底动脉扩张、迂曲延长(箭头)

2 讨论

2.1 定义及诊断标准 VBD 是一种少见且病因不清的椎基底动脉壁受累的疾病,动脉延长扩张继发血栓形成、微栓塞和邻近脑组织受压,多起病隐匿,临床医生对该病认识较少,不够重视,容易漏诊与误诊。

椎基底动脉异常的概念及标准较为混乱,至今尚无明确的影像学诊断标准。早期概念有巨长基底动脉、动脉瘤样畸形、血管曲张样动脉瘤、梭型动脉瘤等。1986 年 Smorker 等[1]研究了 20 例椎基底动脉异常和 126 例正常人的 CT 表现后,提出了椎基底动脉延长扩张症的概念及诊断标准:基底动脉直径≥4.5mm、基底动脉上段超过鞍上池或床突平面 6mm 以上,位置在鞍背或斜坡的旁正中至边缘以外,可诊断为本病,这一标准已被多数学者接受。Ubogu 等[2]对 Smoker 等[1]的 CT 诊断标准进行扩展并综合 Giang 等[3]的 MRI 诊断标准,制定出 VBD 的 MRA 诊断参数,即基底动脉或椎动脉直径>4.5mm,或侧方移位>10mm,且基底动脉全长>29.5mm 或基底动脉颅内段长度>23.5mm。

2.2 流行病学及病因 VBD 流行病学资料较少,目前资料显示总体人群发生率低于0.05%,有症状患者的比例尚不清楚。其中 40% 为单纯基底动脉受累,22% 双侧椎动脉受累,16% 基底动脉和双侧椎动脉同时受累,仅有 4% 患者基底动脉及单侧椎动脉受累[4]。

过去认为 VBD 可能由于长期系统性高血压导致血管内弹力膜和中膜变薄所致,但近年来越米越多的学者认为 VBD 存在遗传及先天性因素。Ubogu 等[2]研究显示 VBD 可能是一种先天性非动脉粥样硬化性血管壁内弹力层病变,患者发生后循环功能障碍、全因死亡、累积生存曲线下降的可能性增加,但并不依赖于其他血管病危险因素。组织学研究表明 VBD 患者血管平滑肌细胞萎缩致内弹力膜变薄,中膜网状纤维缺乏,动脉管壁在长期血流冲击下逐渐扩张、迂曲,高血压可加速这一过程。扩张延长的动脉壁通常存在动脉粥样硬化性斑块。因此 VBD 可能是动脉壁缺陷、高血压及动脉粥样硬化等多重因素的综合结果。

2.3 发病机制 VBD 发病机制尚不清楚,严重系统性高血压继发动脉夹层、动脉瘤形成和破裂、血管扭曲导致分支小血管闭塞、血栓形成、脑干和颅神经受压等是可能的发病机制。一过性低血压伴血流异常也是一种假设的机制,但尚未得到证实。

2.4 临床表现 VBD 的临床表现具有高度异质性,可以为无症状性、良性或恶性。其影响因素包括基底动脉最大直径、分叉点的高度、侧方移位的程度以及初始症状性 VBD。基底动脉受累是 VBD 神经源性死亡最大的危险因素,卒中是最常见的死亡原因。临床症状可表现为多种不同的综合征,如脑干/颅神经压迫综合征、缺血性卒中、脑出血、脑积水等,上述情况可单独出现,亦可同时存在。

脑干受压可表现为锥体束症状、眩晕、耳鸣、吞咽困难、共济失调等,延髓受压可导致中枢性或阻塞性睡眠呼吸暂停。由于脑干受压呈慢性进展性,许多患者无自觉症状,但并不能除外神经结构轻度受损。Passero 等[5]对 VBD 脑干受压患者进行电生理学研究,发现最常见的亚临床异常为瞬目反射潜伏期延长和上下肢运动诱发电位(motor evoked potentials,MEP)异常,亦可出现脑干听觉诱发电位(brainstem auditory evoked potential,BAEP)、感觉诱发电位(somatosensory evoked potentials,SEP)或视觉诱发电位(visual evoked potential,VEP)异常。

颅神经受累在中老年伴高血压、糖尿病、动脉粥样硬化和慢性咳嗽等诱发因素的患者中常见。由于抗压失代偿、压迫加重常呈急性起病,较快达高峰。因假性占位多呈偏侧性,常为单侧或不对称性双侧颅神经受累,若血流动力学改善、压迫减轻或受压神经逐渐适应,症状可逐渐好转,部分反复受累。第Ⅲ～Ⅻ颅神经均可受压,以面神经、三叉神经、位听神经受累最常见,表现为面肌痉挛、三叉神经痛等,但 Passero 等[6]指出第Ⅷ颅神经受累的机制可能主要与脑干小脑的梗塞及前庭迷路的血供受损有关,而非主要由神经受压所致。

椎基底动脉缺血性卒中或供血不足是 VBD 最常见的临床表现。Ubogu 等[2]认为 VBD 是缺血性卒中的独立危险因素。缺血性卒中发生机制可能与延长扩张动脉血流动力学改变引起血流速度减慢、湍流、血栓形成以及大脑后动脉分支扭曲受牵拉有关,动脉拐角最大的位置最易继发血栓形成,导致局部血管狭窄或远端微栓塞可能是缺血性卒中的重要病理机制。Smoker 等[1]认为椎基底动脉的扩张比延长更易引起缺血症状。既往存在卒中病史或压迫症状者脑血管事件发生率明显高于无症状性 VBD。有研究认为伴糖尿病、周围血管病、吸烟和基底动脉受累是 VBD 患者后循环病变的较高危险因素[7]。基底动脉直径>4.3mm 与 5 年卒中发生率直接相关[8]。梗死的部位主要包括脑干(42%)、丘脑(32%)、大脑后动脉分布区大脑皮层(12%)、小脑(11%)以及其他幕上部位(2%)。10 年卒中复发率为 56%,15 年复发率为 79%[9]。

一般认为 VBD 较少发生出血,但 Passero 等[10]对 156 例 VBD 患者平均随访 9.35 年发现,VBD 颅内出血发生率并不像人们原先认为的那样低(脑出血为 11.0/1000 人年,蛛网膜下腔出血为 2.2/1000 人年)。出血部位大部分位于后循环供血区、扩张动脉发出小血管处,豆纹动脉最常受累,脑干、丘脑和其他部位也可发生。多因素分析显示出血与基底动脉最大直径、位置、偏移程度、高血压、抗凝/抗血小板治疗以及女性性别有关。此外,有研究显示 VBD 患者后循环供血区颅内微出血的风险亦增加[11]。据此 VBD 是脑出血的危险因素,与基底动脉扩张和延长的程度有关,高血压和使用抗血小板或抗凝药物的患者易发。

脑积水可能由于伸入三脑室底的基底动脉产生的脑脊液搏动传导至室间孔,阻止了侧脑室脑脊液的流出,即"水锤作用"所致。

综上所述,VBD 是一种逐渐进展性疾病,临床表现及进展速度各不相同。有些患者在几年内迅速进展,部分患者多年仍保持病情平稳,这种差异可能与患者的病变程度、基因型、血压控制及激素水平等有关。

2.5 辅助检查

2.5.1 影像学检查 目前确诊 VBD 主要依靠影像学方法。过去认为 CT 对该病的诊断有较高的准确性,但不能充分显示管壁血栓的变化。MRI 及 MRA 联合应用可清楚显示颅底动脉与邻近结构尤其是脑干、颅神经和第三脑室底的解剖关系,显示附壁血栓、夹层动脉瘤及后循环梗死,已被认为是诊断 VBD 的首选影像学方法。但 MRI 检查的敏感性和特异性尚不清楚。

2.5.2 电生理检查 脑干受压的 VBD 患者瞬目反射中枢传导通路和皮质脊髓束较感觉和听觉中枢传导通路更易受累,建议瞬目反射、运动诱发电位、脑干听觉诱发电位可用来准确地评估脑干和部分颅神经功能及 VBD 患者的长期随访[5]。

2.5.3 TCD 检查 可提示椎基底动脉血流速度明显降低。

2.6 治疗

2.6.1 保守治疗 主要是控制卒中危险因素及抗血小板聚集/抗凝药物的应用,面肌痉挛及三叉神经痛患者可给予营养神经及对症支持治疗。有学者认为即使无症状性 VBD 也应常规抗血小板/抗凝治疗以预防缺血性卒中发生。在 Passero 等[10]的研究中抗血小板/抗凝治疗组与未治疗组卒中发生率无明显差异(42% vs 34%,$P=0.39$),推测卒中的发生机制包括基底动脉分支血管的扭曲和牵拉,扩张动脉前向血流减少以及叠加动脉粥样硬化性改变,抗血小板或抗凝治疗并不能完全改变上述情况以及 VBD 严重程度和进展速度,故认为仅在某些特殊情况下抗血小板/抗凝治疗有效。此外,抗血小板/抗凝治疗是否增加 VBD 出血风险尚存在争议。目前的观察研究显示以脑缺血以外的症状起病或动脉延长扩张程度较重的 VBD 患者接受抗凝/抗血小板治疗出血风险较高。但 Wolfe 等[7]认为华法林可降低 VBD 患者的全因死亡率,且研究中并未导致任一患者出现颅内出血。VBD 患者同时存在缺血和出血风险,使用抗血小板/抗凝治疗的获益与风险值得进一步研究;临床应用时应注意权衡利弊和个体化治疗。

该患者为中年男性,存在年龄、高血压、高脂血症、吸烟、饮酒等多种脑血管病危险因素,VBD 可增加缺血性卒中风险,控制血压的同时给予抗血小板聚集治疗认为是安全有益的。

2.6.2 手术治疗 微血管减压术(microvascular decompression,MVD)最初用于治疗三叉神经痛、面肌痉挛,此后相继用于扩张血管压迫导致的脑干及颅神经功能障碍及扩张血管复位。目前已有数例 MVD 成功缓解 VBD 颅神经压迫症状的报道。但传统的 MVD 不能用于治疗 VBD 脑干压迫综合征,由于扩张动脉的体积和强度使传统显微手术难度加大,仅在血管和脑干之间置入人工补片不足以缓解压迫症状,且可能会加重压迫,故各种改良式正在不断尝试中[4]。此外手术治疗可能损伤基底动脉发出的小动脉导致卒中。研究显示,面肌痉挛的 VBD 患者接受 MVD 治疗,术后并发症(一过性或永久性面神经麻痹、听觉减退、卒中、死亡)发生率较普通人群增高[12]。手术治疗的方式及效果仍需更多的研究来证实。

专家点评 ————————————————————张在强

椎基底动脉延长扩张综合征(VBD)被归于扩张性动脉病(dilatative arteriopathy)。遗传因素、感染和免疫因素、高血压、既往心肌梗死病史、胸主动脉直径扩大,以及存在胶原蛋白病(Marfan 综合征,Ehlers-Danlos 综合征)和 Fabry 病等与发病有关联。常见于椎基底动脉,偶见于前循环动脉。病理学表现为动脉内膜增厚,弹力板严重变性、纤维化和断裂,动脉壁可有粥样硬化斑块或钙化,常常存在血栓形成。由于动脉肌层和内弹力板缺陷,载体动脉延长、扩张并扭曲,致穿支动脉开口狭窄或闭塞,可导致腔隙性梗死、脑白质疏松和脑出血。由于扩张扭曲动脉常常压迫脑桥和延髓,牵拉颅神经,常常累及面神经和三叉神经,出现神经刺激或损毁症状,部分出现脑干长束征。本文从定义和诊断标准、流行病学、临床表现和治疗全方位地讨论了 VBD,有利于加强认识、促进临床和基础研究。

参考文献

1. Smoker WR,Corbett JJ,Gentry LR,et al. High-resolution computed tomography of the basilar artery:Vertebrobasilar dolichoectasia:clinical-pathologic correlation and review[J]. AJNR Am J Neuroradiol,1986,7:61-72.

2. Ubogu EE,Zaidat OO. Vertebrobasilar dolichoectasiadiagnosed by magnetic resonance angiography and risk of stroke and death:a cohort study[J]. J Neurol Neurosurg Psychiatry,2004,75:22-26.

3. Giang DW,Perlin SJ,Monajati A,et al. Vertebrobasilar dolichoectasia:Assessment using MR[J]. Neuroradiology,1988,30:518-523.

4. Pereira-Filho A,Faria M,Bleil C,et al. Brainstemcompression syndrome caused by vertebrobasilardolichoectasia:microvascular repositioningtechnique[J]. Arq Neuropsiquiatr,2008,66:408-411.

5. Passero S, Rossi S, Giannini F, et al. Brain-stemcompression in vertebrobasilar dolichoectasia: a multi-modal electrophysiological study[J]. ClinNeurophysiol, 2001, 112:1531-1539.

6. Passero S, Filosomi G. Posterior circulation infarcts in patients with vertebrobasilar dolichoectasia[J]. Stroke, 1998, 29:653-659.

7. Wolfe T, Ubogu EE, Fernandes-Filho JA, et al. Predictors of clinical outcome and mortality in vertebrobasilar dolichoectasia diagnosed by magnetic resonance angiography[J]. J Stroke Cerebrovasc Dis, 2008, 17: 388-393.

8. Pico F, Labreuche J, Goufinkel-An I, et al. Basilarartery diameter and 5-year mortality in patients with stroke[J]. Stroke, 2006, 37:2342-2347.

9. Passero SG, Rossi S. Natural history of vertebrobasilar dolichoectasia[J]. Neurology, 2008, 70:66-72.

10. Passero SG, Calchetti B, Bartalini S. Intracranial bleeding in patients with vertebrobasilar dolichoectasia [J]. Stroke, 2005, 36:1421-1425.

11. Park JM, Koo JS, Kim BK, et al. Vertebrobasilar dolichoectasia as a risk factor for cerebral microbleeds on gradient echo MRI[J]. Stroke, 2006, 37:698.

12. Han IB, Chang JH, Chang JW, et al. Unusual causes and presentations of hemifacial spasm[J]. Neurosurgery, 2009, 65:130-137.

四、出血性脑、脊髓血管病

病例1　1例颅内多发动脉瘤患者的病情分析报告

尹睿,赵元立

【关键词】　颅内动脉瘤;吸烟;高血压

1　病例简介

患者男,47岁,因"突发右侧肢体麻木无力14日"于2010年4月12日入我院。患者2010年3月29日吃午饭时突发右侧肢体麻木无力,根据患者及家属描述右侧肢体抬举无力,右侧肢体感觉麻木,左侧肢体无异常,无头晕、头痛,无恶心、呕吐,无昏厥、眩晕,无大小便失禁等症状,于当地医院行保守治疗9日,后病情好转,但具体治疗不详。于当地医院治疗时行CT检查未见颅内明显异常,行CTA检查示"颅内前交通动脉动脉瘤,右侧大脑中动脉动脉瘤"。为进一步诊治入我院。患者入我院时无肢体麻木无力,无头晕头痛,无恶心、呕吐,无昏厥、眩晕,无大小便失禁。

既往史:患者13年前曾无明显诱因突然发作剧烈头痛,并恶心呕吐,同时伴意识不清,于当地医院就诊,行CT检查,诊断为"蛛网膜下腔出血(subarachnoid hemorrhage,SAH)",保守治疗20余天后症状好转出院,半年后在我院行数字减影血管造影(DSA)检查未见异常。高血压病史10余年,血压最高测量值为170/110mmHg,自述服用硝苯地平缓释片等药物治疗,服药不规律。

个人史:生长智力发育正常,烟酒史25年,烟30支/日,啤酒10瓶/日或白酒200~250g/d。

婚育史:已婚,育有一子,体健。

家族史:否认家族类似疾病或其他遗传病史。

入院查体:血压147/95mmHg,心肺腹查体未见异常。神经系统查体:神志清楚,言语流利,发育正常,营养良好,查体合作,双瞳等大等圆,直径约2.5mm,双眼直接和间接对光反射灵敏,眼动良好,视力视野无明显异常,面纹对称,口角无偏斜,伸舌居中,四肢活动好,双侧肌力为5级,肌张力未及明显异常,双侧感觉未及明显异常,双侧Babinski征(-),Brudzinski征及Kernig征(-),颈软。

实验室检查:尿常规、便常规、血常规、凝血象和白蛋白均在正常数值范围内。生化全套显示丙氨酸氨基转移酶为66.9U/L,比正常值偏高;载脂蛋白-A1为0.88g/L,比正常值略低,其余正常。

颅脑 CT(1997 年 4 月 10 日):可见大脑环池及侧裂高密度影,诊为 SAH(图 4.1-1A)。

DSA(1997 年 10 月 8 日):全脑 DSA 未见明显异常(图 4.1-1B)。

CTA(2010 年 3 月 30 日):右侧大脑中动脉动脉瘤,前交通动脉动脉瘤(图 4.1-1C)。

DSA(2010 年 4 月 15 日):造影可见右侧大脑中动脉分叉处管壁膨隆,前交通动脉处管壁局部膨大,诊为右侧大脑中动脉动脉瘤,前交通动脉动脉瘤。其中大脑中动脉动脉瘤瘤颈宽 15mm,前交通动脉瘤瘤体直径约 10mm(图 4.1-1D)。

诊断:颅内多发动脉瘤(右侧大脑中动脉;前交通动脉)、高血压 3 级-极高危分层。

诊疗经过:入院后,神经介入科会诊建议行开颅手术治疗,积极完善术前检查并行术前评估后,行"右额颞开颅多发动脉瘤夹闭术"手术治疗,术中应用荧光造影,体感和运动诱发电监测,术中可见右侧大脑中动脉动脉硬化严重,动脉瘤位于大脑中动脉水平段的末端,为大脑中动脉壁一侧扩张形成,瘤颈宽 15mm,荧光造影后用 2 枚动脉瘤夹夹闭动脉瘤瘤体,后荧光造影显示大脑中动脉主干和分支畅通,动脉瘤未显影;然后沿额底探查到鞍上,显露前交通复合体,见动脉瘤位于前交通动脉的上后壁,瘤体直径约 10mm,用 1 枚动脉瘤夹夹闭动脉瘤瘤颈,再次荧光造影显示双侧前动脉近远段畅通,动脉瘤未显影。术后患者恢复好,无肢体麻木无力,无头晕、头痛,无恶心、呕吐,无昏厥、眩晕,无大小便失禁,无言语不利,复查 DSA 未见异常(图 4.1-1E),之后出院。目前在随访过程中,患者基本情况良好,无肢体麻木无力,无头晕、头痛等症状。

2 讨论

自发性颅内出血被定义为脑实质内出血而不伴有即时创伤,可分为原发型和继发型[1]。其以高血压性脑出血最为常见,其病理基础主要是脑动脉硬化,鲜有影像学检查示原发性 SAH[2]。而 SAH 的主要原因多是由动脉瘤破裂引起[3]。本例患者 13 年前首次发病时,有明确 SAH 影像学及临床表现,高血压脑出血的可能性不大,考虑动脉瘤破裂出血伴发 SAH 可能性大。

报道显示有部分 SAH 患者血管影像学检查呈阴性结果,即便是血管造影也有 9% ~ 30% 查不到明确的相关原因,即无明显血管病变显影[2]。而在 1978 ~ 1988 年间相关研究发表的 15 个系列调查后,1218 例初次检查结果阴性的患者中 253 例再次进行了血管造影检查,有 11% 发现了动脉瘤[4]。说明血管影像学检查阴性并不可就此否定动脉瘤的存在。颅内动脉瘤的影像学检查包括很多种,比较精确的主要是磁共振血管造影和动脉血管造影。据统计,动脉瘤直径 5mm 是早期磁共振血管造影检查可以发现的动脉瘤的临界值,通过这种检查手段可以发现 87% 的颅内动脉瘤;而检验颅内动脉瘤的金标准是血管造影,它拥有比其他检查更高的动脉瘤检出率,但是也存在一定的阴性率[5]。至于阴性的原因,可能与动脉瘤大小相关的显像效果有关,或者是动脉瘤在出血后全部被血栓填塞所致。因此,本例患者 13 年前发作 SAH,而当时 DSA 检查未见明显异常,可能与当时的多种因素有关,比如血管造影的技巧、成像图像的选择等等,而最关键的因素可能是因为动脉瘤的直径较小或者因为直径不大而同时全部被血栓填塞。

患者本次入院,通过外院所做 CTA 及本院 DSA 影像学检查,颅内动脉瘤诊断明确,动脉瘤直径较大。可以看出,13 年来,该患者的病情一直在发展变化。我们由此进一步探讨该患者颅内动脉瘤的危险因素及病变演变过程。

在病因学方面,动脉瘤的病因类型分为[6]:①动脉硬化;②感染因素(如梅毒性的和霉菌性

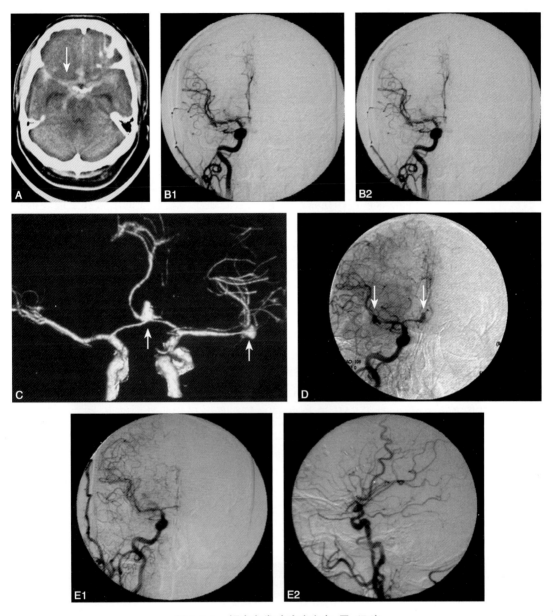

图 4.1-1 颅内多发动脉瘤患者,男,47 岁

A. 第一次发病时颅脑 CT(1997 年 4 月 10 日),示脑环池及双侧侧裂高密度影,提示蛛网膜下腔出血(SAH)(箭头)。B. DSA(1997 年 10 月 8 日):B1. DSA 前正位示右侧大脑中动脉及前交通动脉未见异常;B2. DSA 右侧位示大脑中动脉未见异常。C. 本次发病 CTA 后正位(2010 年 3 月 30 日),示前交通动脉瘤和右侧大脑中动脉动脉瘤(箭头)。D. 本次发病 DSA 前正位(2010 年 4 月 15 日),示右侧大脑中动脉分叉处管壁膨隆,前交通动脉处管壁局部膨大(箭头)。E. 术后 DSA:E1. 前正位,术后动脉瘤无影像显示;E2. 右侧位,术后动脉瘤无影像学显示

的);③创伤因素(如穿透动脉创伤、动脉钝性外伤、慢性压迫-狭窄后扩张和减速伤);④动脉炎;⑤先天性因素(动脉壁缺陷、遗传疾病如 Marfan 综合征和 Ehler-Danlos 综合征)。该患者病因考虑属于第一种类型。而与其动脉瘤发生发展相关的危险因素,通过其病史可以归纳出,即吸烟和高血压。有研究证实,吸烟和独立的高血压在动脉瘤的发展过程中起到了非常关键的

作用[7]。吸烟和高血压会增加血液对血管壁的剪切力,这也是颅内动脉瘤形成的危险因素[8]。

吸烟是颅内动脉瘤形成和破裂的重要危险因素[9-13]。许多的文献都报道吸烟与动脉瘤有密切的关系。吸烟明显增加了动脉瘤的形成和发展[14],并且是影响大动脉瘤的独立因素[15]。吸烟可以从多方面影响病变的形成和发展。有相关临床研究表明,在有吸烟史并伴发动脉瘤破裂的患者血液中,α1-抗胰蛋白酶存在质量缺陷,这被认为是引起吸烟者发生SAH 的重要原因[16]。还有相关研究报道吸烟通过促使弹性蛋白分解并降低血管平滑肌的密度从而破坏血管壁[17]。

高血压也通常被认为是动脉瘤的主要危险因素,但一直存在较大争议。在早期的研究中报道,年龄>66 岁的动脉瘤患者,约有 60% ~80% 合并系统性的高血压[18]。还有调查发现,系统性的高血压与动脉瘤常常相互联系发生,而且高血压与动脉瘤的增大甚至破裂都有密切关系[6]。通过近年来许多调查研究,有人总结归纳并提出:高血压会从很多方面使得动脉血管的结构发生损伤,比如血管内皮损伤、营养血管的闭塞、破坏胶原蛋白和弹性蛋白的合成等等。这些也都是动脉瘤发生发展的重要危险因素[19]。

1997 年 Yasui 等[20]报道了对颅内未破裂动脉瘤的随访研究的结果,他们认为多发性动脉瘤患者的累积破裂比例明显高于单发性动脉瘤。该患者本次发病症状为右侧肢体无力,CT 检查未发现 SAH。患者本次发病的临床特点是症状具有暂时性和可逆性,并不同于典型动脉瘤破裂发生致命性出血并发生 SAH 时的临床特点,因此考虑其为动脉瘤破裂的前驱症状或者前驱出血的不典型表现,提示该患者虽目前无动脉瘤破裂症状,但是动脉瘤破裂的危险性较大,因此,有必要对多发动脉瘤实施手术干预。

通过该患者病史可知,对于 SAH 患者,即使血管影像学呈现阴性的结果,也必须警惕动脉瘤的存在,必要时可以重复检查以明确病变的存在;而对于存在 SAH 相关病史并合并可疑症状的患者,应及时检查,防止动脉瘤性致命性出血的出现。

另外,吸烟和高血压是可以进行调控的。因此,嘱咐本患者戒烟,以及长期保持血压的平衡稳定都是很重要的,这样可以防止疾病的发展,也可以预防新动脉瘤的产生。对于存在这些危险因素的相似患者,我们也应该采取相应的措施并密切监测病情变化,这样才能尽量控制颅内动脉瘤的发生发展。

专家点评 ————————————————————— 鲍圣德

颅内动脉瘤的确切病因尚不清楚。吸烟和高血压是颅内动脉瘤形成的重要危险因素。目前多数文献认为吸烟和高血压与颅内未破裂动脉瘤出现蛛网膜下腔出血(SAH)相关。酗酒也是动脉瘤破裂的危险因素。该例患者 13 年前因自发性蛛网膜下腔出血,虽经脑血管造影未发现颅内动脉瘤,但仍不能完全除外假阴性可能,应定期复查脑血管造影或者 CTA,密切随访。

本次入院后经 CTA 及 DSA 检查发现多发动脉瘤,是上述危险因素促进动脉瘤发展的一个例证。动脉瘤患者中约有 15% ~20% 存在多发动脉瘤,其自然破裂率较单发动脉瘤高。该患者两处动脉瘤,中动脉动脉瘤瘤颈宽 15mm,前交通动脉动脉瘤瘤体直径约 10mm,瘤体较大,且合并多种危险因素,应积极处理。经额颞开颅一次夹闭两处动脉瘤,经作者实践证明效果良好。该病例的病情演变有一定代表性,作者的处理及时、有效,值得提倡。

参考文献

1. Ran VS,Chad JP,Jacques JM,et al.尤曼斯神经外科学[M].王任直,译.北京:人民卫生出版社,2009:1377-1407.

2. 吴恩惠,戴建平,张云亭.中华影像医学[M].北京:人民卫生出版社,2006:128.

3. 赵继宗.神经外科学[M].北京:人民卫生出版社,2007:489-496.

4. Zentner J,Solymosi L,Lorenz M. Subarachnoid hemorrhage of unknown etiology[J]. Neurol Res,1996,18:220-226.

5. Huston J 3rd,Nichols DA,Luetmer PH,et al. Blinded prospective evaluation of sensitivity of MR angiography to known intracranial aneurysms:importance of aneurysms size[J]. AJNR Am J Neuroradiol,1994,15:1607-1614.

6. Spittell JA Jr. Hypertension and arterial aneurysm[J]. J Am Coll Cardiol,1983,1:533-540.

7. Connolly ES Jr,Poisik A,Winfree CJ,et al. Cigarette smoking and the development and rupture of cerebral aneurysms in a mixed race population:implications for population screening and smoking cessation[J]. J Stroke Cerebrovasc Dis,1999,8:248-253.

8. Singh PK,Marzo A,Howard B,et al. Effects of smoking and hypertension on wall shear stress and oscillatory shear index at the site of intracranial aneurysm formation[J]. Clin Neurol Neurosurg,2010,112:306-313.

9. Kissela BM,Sauerbeck L,Woo D,et al. Subarachnoid hemorrhage:A preventable disease with a heritable component[J]. Stroke,2002,33:1321-1326.

10. Broderick JP,Viscoli CM,Brott T,et al. Major risk factors for aneurismal subarachnoid hemorrhage in the young are modifiable[J]. Stroke,2003,34:1375-1381.

11. Anderson CS,Feigin V,Bennett D,et al. Active and passive smoking and the risk of subarachnoid hemorrhage:an international population-based case control study[J]. Stroke,2004,35:633-637.

12. Connolly ES Jr,Choudhri TF,Mack WJ,et al. Inf luence of smoking,hypertension,and sex on the phenotypic expression of familial intracranial aneurysms in siblings[J]. Neurosurgery,2001,48:64-68.

13. Juvela S,Porras M,Poussa K. Natural history of unruptured intracranial aneurysms:probability of and risk factors for aneurysm rupture[J]. J Neurosurg,2000,93:379-387.

14. Matsumoto K,Akagi K,Abekura M,et al. Cigarette smoking increases the risk of developing a cerebral aneurysm and subarachnoid hemorrhage[J]. No Shinkei Geka,1999,27:831-835.

15. Qureshi AI,Sung GY,Sur i MF,et al. Factors associated with aneurysm size in patients with subarachnoid hemorrhage:effect of smoking and aneurysm location[J]. Neurosurgery,2000,46:44-50.

16. Paolo G,Fulvio T,Flavio T,et al. Activity of α1-antitrypsin and cigarette smoking in subarachnoid haemorrhage from ruptured aneurysm[J]. Neurological Sciences,1996,141:33-38.

17. Abdelkader M,Maria NJ,et al. Smoking increases elastin breakdown and decreases the density of vascular smooth muscle cells in abdominal aortic aneu r ysm[C]. The XIVth World Congress of Cardiology,2002.

18. Roberts WC. The hypertensive diseases. Evidence that systemic hypertension is a greater risk factor to the development of other cardiovascular diseases than previously suspected[J]. Am J Med,1975,59:523-532.

19. Inci S,Spetzler RF. Intracranial aneurysms and arterial hypertension:a review and hypothesis[J]. Surg Neurol,2000,53:530-540.

20. Yasui N,Suzuki A,Nishimura H,et al. Longterm follow-up study of unruptured intracranial aneurysms[J]. Neurosurgery,1997,40:1155-1159.

病例 2　大脑前动脉远端动脉瘤致假瘤样脑内血肿 1 例

王新高,张玉梅,杨中华,王春娟,赵性泉

【关键词】　颅内动脉瘤;血肿

1　病例简介

患者男,37 岁,因"头痛、记忆力下降 6 个月"于 2009 年 5 月 31 日入院。患者于 6 个月前无明显诱因感左枕部闷痛,呈持续性,间断有头痛加重,严重时影响睡眠,不伴头晕、恶心,无肢体抽搐、无力,未行特殊处理。发病后自觉反应能力变慢,近记忆力减退,计算能力下降,余无特殊不适。约 20 日前在当地行颅脑 MRI 和 MRA 检查发现"左额叶近中线区前交通动脉瘤并出血(图 4.2-1)",为求进一步诊治入院。

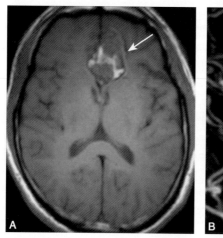
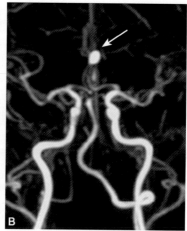

图 4.2-1　2009 年 5 月 13 日颅脑 MRI(A)和 MRA(B)检查示左额叶近中线区前交通动脉瘤并出血(箭头)

既往史:患者于 2001 年 10 月 2 日,车祸外伤后行颅脑 CT 及 MRI 检查示前额出血(图 4.2-2、图 4.2-3),当时神志清楚,无恶心、呕吐、复视,无肢体运动障碍,无抽搐发作,在当地住院保守治疗 2 周出院,出院后无明显不适。2001 年 10 月 19 日当地医院行 DSA 检查未见明显异常(图 4.2-4)。后多次复查颅脑 CT 均提示颅内出血伴钙化(图 4.2-5、图 4.2-6)。否认高血压病史,无输血史,否认药物及食物过敏史。

查体:双侧血压 120/80mmHg,神志清楚,言语流利,对答切题,床旁粗测记忆力、计算力、定向力及理解判断力均正常,双瞳孔等大等圆,直径 3.0mm,对光反应灵敏,眼底视乳头边界清楚,动脉:静脉=2:3,眼动充分,未见眼震,双侧额纹、面纹对称,伸舌居中,咽反射存在,双侧转颈耸肩对称有力。四肢肌张力正常,肌力 5 级,双侧膝腱反射和踝反射对称引出,双侧 Babinski 征阴性;深浅感觉及共济运动未见异常;颈软,无抵抗;左额见陈旧性瘢痕长约 5cm,颈部未闻及血管杂音;心肺腹检查未见异常;美国国立卫生院神经功能缺损评分(NIHSS)0 分。

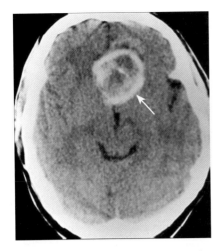

图 4.2-2　2001 年 10 月 3 日颅脑 CT
检查示前额出血(箭头)

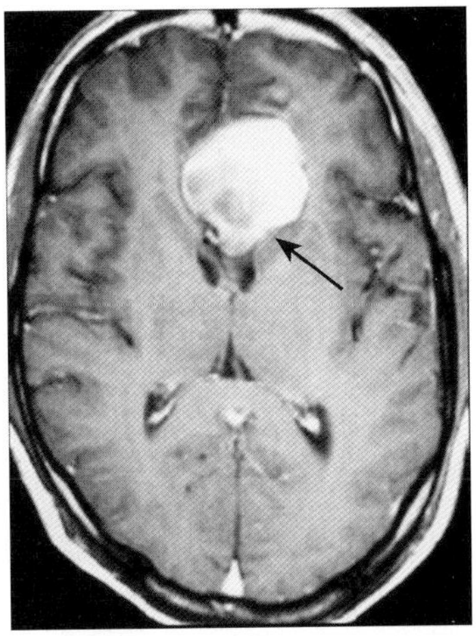

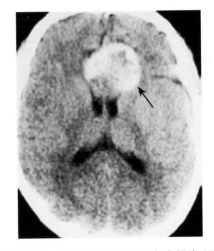

图 4.2-3　2001 年 10 月 9 日颅脑 MRI 增
强检查示额部出血无明显强化(箭头)

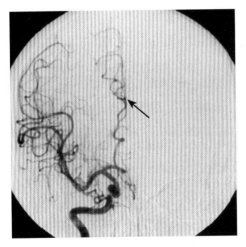

图 4.2-4　2001 年 10 月 19 日颅脑 DSA 检
查未见右侧大脑前动脉异常(箭头)

图 4.2-5　2001 年 11 月 17 日复查颅脑 CT
检查示额部出血未见明显吸收(箭头)

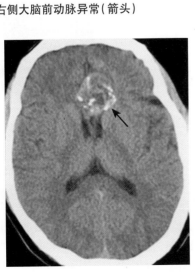

图 4.2-6　2009 年 5 月 20 日
复查颅脑 CT 检查示额部高
密度影,考虑出血伴钙化(箭
头)

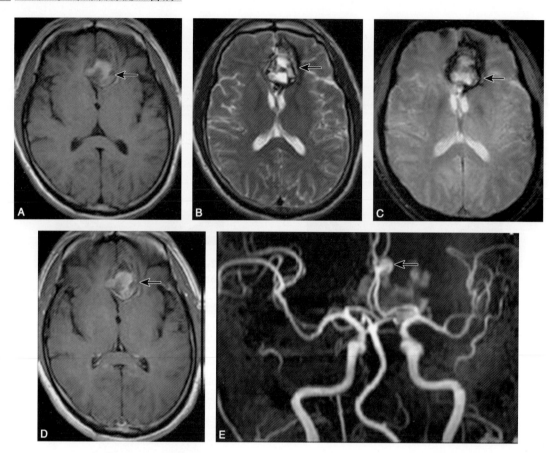

图 4.2-7　2009 年 6 月 2 日颅脑 **MRI** 检查示左额近中线不规则混杂短长 T_1(**A**) T_2(**B**)信号影,梯度回波见含铁血黄素沉积(**C**),病变无异常强化(**D**),**MRA** 检查示左侧大脑前动脉动脉瘤(**E**)(箭头)

实验室检查:血、尿、便常规、凝血象未见明显异常;血生化全套:肌酐 111.0μmol/L,尿酸 490.0μmol/L,血钠、钾、氯正常;血同型半胱氨酸 35.34μmol/L;超敏 C 反应蛋白 0.9mg/L;肿瘤标志物:正常。腹部 B 超示:肝胆胰脾肾未见异常。颅脑 MRI 示:左侧额底近中线处出血灶,颅脑 MRA 检查示左侧大脑前动脉瘤(见图 4.2-7)。于 2009 年 6 月 10 日行颅脑 DSA 检查证实为右侧大脑前动脉 A3 段动脉瘤,大小约 7mm×8mm(图 4.2-8)。

诊断:脑出血(左侧额叶,右侧大脑前动脉 A3 段动脉瘤破裂)、高同型半胱氨酸血症、高尿酸血症、肾功能异常。

诊疗经过:入院后完善相关检查,并分别请神经外科、介入科会诊,经患者及家属同意,于 2009 年 6 月 22 日行右侧大脑前动脉瘤栓塞术(图 4.2-9),术后患者出现左侧上下肢体轻度无力,但卧位检查患者上肢伸展 45°、下肢上抬 30°均可坚持 10 秒以上,复查颅脑 CT 未

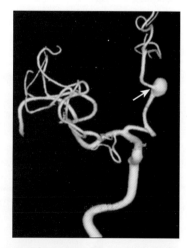

图 4.2-8　2009 年 6 月 10 日颅脑 **DSA** 检查示右侧大脑前动脉 **A3** 段动脉瘤(箭头)

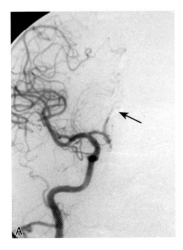
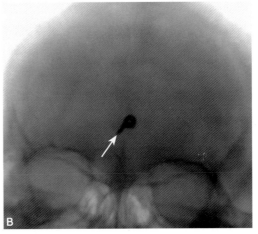

图 4. 2-9　2009 年 6 月 22 日右侧大脑前动脉瘤及载瘤动脉栓塞术(A)，
B 为术中蒙片(箭头)
A. 右侧大脑前动脉动脉瘤栓塞影；B. 可见右侧大脑前动脉 Hyper Form 球囊影

见新鲜出血灶(图 4. 2-10)，经康复治疗 1 周后患者痊愈出院。

2　讨论

　　本例患者于 8 年前因车祸外伤致前额部出血，虽然血肿较大(见图 4. 2-2、图 4. 2-3)，但患者神志清楚，亦无明显头痛、恶心、呕吐等颅内高压表现，提示额叶血肿较易耐受。前额纵裂部位的出血，最常见为大脑前动脉瘤破裂出血，但患者发病后 2 周的颅脑 DSA 检查并未发现任何血管异常(见图 4. 2-4)。此后，患者多次复查颅脑 CT 显示血肿持续存在且伴有钙化，但并无进行性扩大(见图 4. 2-5、图 4. 2-6)，这提示患者颅内出血长期持续存在，但随着时间的迁延，血肿逐渐机化[1]，周围形成由致密结缔组织构成的纤维囊，纤维囊的形成，一方面妨碍了血肿的吸收[2]，同时也使出血不至于扩散，防止血肿的进行性增大，因此患者并未出现明显的颅内高压症状。

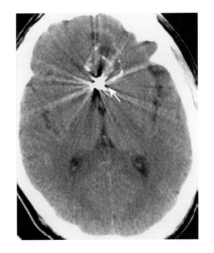

图 4. 2-10　2009 年 6 月 23 日术后复查颅脑 CT 检查未见新鲜出血灶，可见金属 Hyper Form 球囊影(箭头)

　　患者前额部的血肿极易误诊为颅内肿瘤或瘤卒中，特别是在没有确切外伤病史及长期随诊资料的情况下。这种假瘤样脑内血肿虽然长期持续存在，但并没有进展加重甚至恶化。

　　那么，是什么原因造成患者颅内出血持续存在呢？8 年后的颅脑 MRA 终于揭开了谜底：大脑前动脉瘤(见图 4. 2-7)，进一步的 DSA 检查证实了患者为右侧大脑前动脉 A3 段动脉瘤(见图 4. 2-8)。因此，可以这样推断：患者 8 年前的颅脑外伤诱发产生大脑前动脉的夹层动脉瘤，夹层动脉瘤持续渗血致使额叶血肿难以吸收；随着时间的推移，血肿逐渐机化，周围形成坚硬的纤维囊，纤维囊使血肿局限化，同时也影响了血肿的吸收，因而血肿长期持续存在。

163

大脑前动脉远端动脉瘤相对少见,仅占颅内动脉瘤的5%左右[3]。但大脑前动脉远端动脉瘤较其他部位的动脉瘤相比更容易破裂[4],破裂后也更容易形成脑出血而非蛛网膜下腔出血,据报道,大脑前动脉远端动脉瘤破裂引起脑出血的比率约为50%左右[5],远远高于其他部位动脉瘤所引起脑出血的比率。

大脑前动脉远端动脉瘤预后较差,较其他的幕上动脉瘤,具有更高的死亡率和致残率[6],因此,对此类患者的处理是一个非常棘手的问题。通常,动脉瘤的处理有两种方法:动脉瘤夹闭术和动脉瘤栓塞术。原则上,大脑前动脉的远端动脉瘤多选用动脉瘤夹闭术,同时可进行血肿清除术。但该患者的特点是,额叶已经形成机化的血肿,周围有纤维结缔组织的包裹,因而手术中即使轻微的牵拉也难免造成大脑前动脉及其分支的破裂,从而发生新的出血,致使患者出现肢体瘫痪、大小便障碍或精神异常等症状。

介入栓塞治疗的风险较动脉瘤夹闭术的风险略小,但对操作技术的要求更高。首先,大脑前远端动脉瘤因路径太长,手术操作困难;其次,导丝、导管在长途多向行进过程中,容易造成血管内膜损伤,形成新的夹层动脉瘤甚至导致血管破裂出血;此外,血管内操作过程中,动脉粥样硬化斑块的脱落可造成远端血管的栓塞或机械刺激所致的血管痉挛均可导致发生新的脑缺血事件;最后,动脉瘤及载瘤动脉栓塞后,因侧支循环代偿不佳而致偏瘫、截瘫、大小便障碍、精神异常等。

患者最终选择了介入栓塞治疗,并且取得了成功。手术中,先用专用导丝携 Hyper Form 球囊于右侧大脑前动脉 A2 段,充盈球囊后造影显示右侧大脑中动脉有部分代偿,随后,完全栓塞动脉瘤及载瘤动脉(见图 4.2-9),患者无意识丧失,术后仅出现轻度的左侧肢体偏瘫,经康复治疗而痊愈。

专家点评 ————————————————————————赵性泉

本例患者颅内出血的部位较为特殊,位于前额纵裂部位,且呈球形,该部位出血且伴钙化极易误诊为颅内肿瘤如少突胶质细胞瘤、脑膜瘤等。由于患者既往有明确的头外伤史,且多次颅脑 CT 检查均显示为相同部位的脑出血,病灶长期无明显变化,因此考虑为假瘤样脑内血肿。但是,出血的原因是什么?为什么历经 8 年血肿仍未吸收?因患者为青年男性,无高血压病史,且该部位非高血压性脑出血的常见部位,因此病因可排除高血压性;外伤后颅脑 DSA 检查未见明显异常,似乎也除外了脑动脉瘤、血管畸形等可能病因。但 8 年后的颅脑MRA 检查却清晰地显示了动脉瘤的存在,经 DSA 检查证实为右侧大脑前动脉 A3 段动脉瘤。那么该动脉瘤是如何形成的呢?推测可能由于头外伤当时造成了右侧大脑前动脉内、外膜的损伤,逐渐形成了夹层动脉瘤,夹层动脉瘤反复少量渗血从而形成假瘤样血肿。由于患者有完整的影像学随诊资料,因而使这种推测成为可能和合理,由此可见长期随诊的重要性。至于治疗方面,考虑到动脉瘤周围纤维结缔组织的粘连,首选介入栓塞治疗是正确的,况且介入治疗失败也可考虑行开颅动脉瘤夹闭手术同时进行血肿清除,只是估计预后不可能这样良好。

参考文献

1. Hsu WS, Liu SF, Chu ST, et al. An organizing hematoma in the parapharyngeal space[J]. J Chin Med Assoc, 2009, 72:94-97.

2. Tabaee A, Kacker A. Hematoma of the maxillary sinus presenting as a mass--case report and review of literature[J]. Int J Pediatr Otorhinolaryngol, 2002, 65:153-157.

3. Proust F, Toussaint P, Hannequin D, et al. Outcome in 43 patients with distal anterior cerebral artery aneurysm[J]. Stroke, 1997, 28:2405-2409.

4. Oshiro S, Tsugu H, Sakamoto S, et al. Ruptured aneurysm of the distal anterior cerebral artery: clinical features and surgical strategies[J]. Neurol Med Chir(Tokyo), 2007, 47:159-163.

5. Yasargil MG, Carter LP. Saccular aneurysms of the distal anterior cerebral artery[J]. J Neurosury, 1974, 39:218-223.

6. Mann KS, Yue CP, Wong G. Aneurysms of the pericallosal-callosomarginal junction[J]. Surg Neurol, 1984, 21:261-266.

病例3 应用脉波指示剂连续心排血量监测治疗蛛网膜下腔出血后继发脑血管痉挛患者1例

郭军平,胡秀兰

【关键词】 心排血量;卒中;血管痉挛,颅内;护理

1 病例简介

患者男,40岁。主因"突发头痛、呕吐42小时"于2009年11月2日入院。患者于入院前42小时在活动中突发剧烈头痛伴有恶心呕吐。到当地医院就诊,CT示"蛛网膜下腔出血"(图4.3-1)。为进一步诊治到我院就诊。急诊DSA示"前交通动脉瘤"(图4.3-2),立即给予血管内动脉瘤填塞术,术后收入神经内科症监护室。

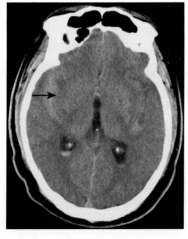

图4.3-1 蛛网膜下腔出血患者CT示
侧裂池、枕池等高密度(箭头)

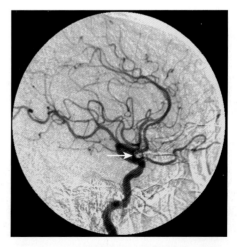

图4.3-2 前交通动脉瘤患者栓塞术后DSA
示前交通动脉瘤被完全充填(箭头)

既往史：否认糖尿病、高血压及高脂血症病史。

家族史：家族中其母亲患有脑梗死病史。

入院查体：体温 37℃，脉搏 98 次/分，左侧血压 134/78mmHg，右侧血压 141/82mmHg。双肺呼吸音粗糙，未闻及干湿啰音，心音可，律齐，未闻及杂音，双侧桡动脉搏动正常，颈部未闻及血管杂音。神经系统查体：嗜睡，双瞳孔等大等圆，直径约 2mm，对光反应灵敏，颅神经检查阴性，四肢肌力肌张力正常，双侧病理征阴性，颈胸距三横指。

实验室检查：血糖 6.96mmol/L，甘油三酯 1.68mmol/L，总胆固醇 5.70mmol/L，低密度脂蛋白 3.77mmol/L，丙氨酸氨基转移酶 18.0U/L，天门冬氨酸氨基转移酶 16U/L，血钠 140.0mmol/L，血钾 3.4mmol/L，血氯 100mmol/L，尿素氮 4.9mmol/L，肌酐 66.0μmol/L，凝血酶原时间 10.0 秒，部分凝血活酶时间 24.7 秒，纤维蛋白原 4.20g/L，凝血酶时间 16.7 秒。

诊断：蛛网膜下腔出血、前交通动脉瘤、脂质代谢紊乱。

治疗经过：患者入院后即刻行全脑血管造影，确诊为前交通动脉瘤后给予"动脉瘤完全固体栓塞术"治疗后，收入神内重症监护室。给予脱水降颅压、预防血管痉挛，预防感染及补充电解质等药物治疗。入院 2 日患者出现体温升高，最高 38.3℃，心率在 110～130 次/分之间，血压波动在 110～140/65～80mmHg，患者神志转为昏睡，右侧上下肢肌力下降为 3 级，右侧病理征阳性。床旁经颅多普勒超声（TCD）检查示左侧大脑中动脉峰值流速 230cm/s，大脑前动脉峰值流速 100cm/s。综合患者神志变化及 TCD 结果考虑患者存在严重血管痉挛。给予患者羟乙基淀粉 130/0.4 氯化钠注射液、生理盐水大量补液，并给予多巴胺维持患者血压在 180mmHg。在这个血压水平，患者神志明显改善，右肢远端活动改善。治疗的第 3 天，患者出现呼吸功能恶化，呼吸急促、血氧饱和度下降，听诊可闻及双肺野粗湿啰音，胸片示轻到中度肺水肿。给予患者面罩吸氧并行右锁骨下深静脉穿刺术及右股动脉穿刺术，以行床旁脉波指示剂连续心排血量（pulse indicator continous cadiac output，PiCCO）监测患者的心输出量、前负荷和血管外肺水，来优化患者的血流动力学。PiCCO 监测参数如下：中心静脉压（central venous pressure，CVP）9mmHg，心脏指数（cardiac index，CI）4.57L·min^{-1}·m^{-2}，外周血管阻力指数（systemic vascular resistance index，SVRI）1876dyn^2·s·cm^{-5}·m^2，血管外肺水指数（extravascular lung water index，EVLWI）11ml/kg，全心舒张末期容积指数（global end diastolic volume index，GEDVI）748ml/m^2。PiCCO 监测参数提示患者血容量基本正常，结合胸片不排除肺水肿，所以尝试减少每日液体入量。

次日，患者呼吸情况好转，不需要吸氧可维持正常血氧饱和度。PiCCO 监测显示患者 EVLWI 降至 7ml/kg，TCD 检查仍显示患者大脑中动脉峰值流速增快。减少液量的第 3 天，患者收缩压仍维持在 180mmHg 左右，患者神志又转为昏睡状态，PiCCO 显示患者 CI 降低至 2.5L·min^{-1}·m^{-2}，GEDVI 为 548ml/m^2，尿量较多（0.4L/h）。给予快速补液，GEDVI 逐渐升至 730ml/m^2，CI 升至 5.0L·min^{-1}·m^{-2}。尽量使用少量升压药维持相同的收缩压，维持患者的液体量，使 CI 维持在 4～5L·min^{-1}·m^{-2}，EVLWI 小于 10ml/kg，10 日左右患者神经功能逐渐恢复正常，TCD 检查患者大脑中动脉峰值流速恢复正常范围。患者没有进行气管插管和机械通气。

2 护理经过

2.1 置管前的准备 PiCCO 有两套管路，一根是中心静脉插管(锁骨下静脉)，另一根是股动脉置管。在进行 PiCCO 监测前需要准备一副双腔中心静脉置管、一套 PiCCO 套件(包括一个温度传感器、股动脉热稀释导管)、两套换能器以及相应的监护仪模块和 PiCCO 导线[1]。同时备齐消毒物品、输液器、注射器、肝素盐水、局麻药品、加压袋。患者取平卧位，暴露出穿刺部位，其他部位注意遮盖及保暖。

2.2 置管期间的护理

2.2.1 测试前的准备工作 每日保证测试时冰生理盐水的准备。每日在冰箱内放入 100ml 生理盐水一袋，并注明静脉注射 PiCCO 专用，温度在 4℃左右为宜，切忌过冷结成冰块，不能使用，耽误监测及治疗，同时还要备齐注射器及消毒物品。另外，因为患者的体位变化，拍背、吸痰等都有可能影响测量的准确性，因此，应将各种基础护理及操作集中进行，在患者安静 15~30 分钟后，再测量。

2.2.2 病情观察 密切观察患者生命体征的变化，严密观察患者的意识、体温、脉搏、呼吸、血压、瞳孔及血氧饱和度的变化，并做好记录。遵医嘱给予补液治疗时，应严密观察中心静脉压和 PiCCO 的测量结果，以便及时调整补液速度。严格记录 24 小时出入量，特别注意尿量的变化，如尿量较多时，应 2~4 小时总结一次出入量，以便随时掌握病情变化。

2.2.3 预防动脉及中心导管感染 应严格执行无菌操作，每次为患者操作前后要认真洗手，穿刺部位应每日换药一次，用碘伏消毒后，更换透气好的无菌 3M 贴膜覆盖，注意观察穿刺部位有无渗血、渗液、肿胀及分泌物，并注意保持穿刺部位的清洁干燥，发现问题及时处理。输液管、导管延伸部位如连接三通、肝素帽，要每日更换，更换时要先夹闭管路，确保没有空气进入管路。一般 PiCCO 导管可留置 10 日。若患者出现高热、寒战等表现，应先排除其他病因所致，如确认是 PiCCO 导管所致，应立即拔出导管，并做导管血培养及外周血培养。

2.2.4 预防管路堵塞及加强导管的护理 PiCCO 的动静脉导管均需预防血栓形成和堵塞，因此应每日更换预防导管堵塞的肝素盐水，并以 3ml/h 持续滴入，保证持续压力套装的压力维持在 300mmHg(压力表的指针在绿区)，使血液不会倒流至导管内造成堵塞。每 4 小时用肝素盐水 10ml 冲洗导管一次，防止导管堵塞。术侧肢体尽量保持伸直，为患者翻身时，应先整理好各种管路，避免意外脱出导管，操作结束后，应将各种管路妥善固定，防止脱出。

2.2.5 观察有无 PiCCO 导管并发症的发生 注意观察四肢皮温的变化及足背动脉搏动情况，每日测量双下肢腿围，观察置管侧下肢有无肿胀、静脉回流受阻等下肢静脉血栓的表现，如有异常及时报告医生，必要时应用多普勒超声仪测试穿刺侧下肢血流情况，如有血栓应立即拔除导管[2]。

2.3 停止 PiCCO 监测时机的掌握及拔除动静脉导管后的护理 当患者的病情平稳，导管完成检查和治疗目的后可考虑撤机拔管，拔管后按压穿刺点 15~30 分钟，并用无菌敷料覆盖，然后局部以弹力绷带加压包扎，并用 1kg 盐袋压迫 6 小时，加压包扎期间应观察足背动脉搏动情况和双侧肢体皮肤温度、颜色是否相同，同时注意观察伤口处有无渗血渗液、肿胀等情况[3]。

3 讨论

PiCCO监测是一种将测量脉波轮廓连续心排血量与经肺温度稀释心排血量相结合的心排血量测定应用技术,通过对心功能进行连续监测,从而指导用药和控制补液速度及补液量,以维持正常循环血量。蛛网膜下腔出血最常见的并发症是脑血管痉挛,导致1/3以上病例脑实质缺血,是蛛网膜下腔出血患者致残和死亡的重要原因,脑血管痉挛可通过DSA和TCD确诊[4]。TCD诊断脑血管痉挛的标准是:轻度:大脑中动脉峰值流速≥120cm/s并且<140cm/s;中度≥140cm/s并且<200cm/s;重度≥200cm/s[5];此病例TCD结果提示左侧大脑中动脉峰值流速230cm/s,大脑前动脉峰值流速100cm/s。综合患者神志变化及TCD结果考虑患者存在重度血管痉挛。血管痉挛的标准治疗被称为"3H"(血管稀释、高容量、升血压),已经证实这种方法可升高脑灌注,减少脑缺血的发生[6]。但在患者基本生命体征不稳定、血管痉挛程度不明确的时候,盲目地扩充血容量补液治疗,会有急性肺水肿或心脏功能衰竭的风险,而加重病情。理想状态下,可以使用定量的血流监测指导相应的治疗。而PiCCO监测具备微创伤、低危险、简便、精确、连续、床边化等优点,只需要中心静脉和动脉通路,就能提供多种特定数据,使临床可获得连续、动态、更准确的血流动力学监测数据,从而更早、更正确地提供治疗[7]。尽管此项操作以医生为主,但也离不开护士的密切配合,对于正确测量PiCCO数值和延长机器的使用寿命,护理工作尤为重要。PiCCO监测正日益广泛地应用于临床,恰当有效的护理对于患者的成功救治有着十分重要的意义。护士应熟知PiCCO监测的各项指标的正常值及指标变化的意义,加强床旁监护及PiCCO管路的护理,做好各项基础护理,减少并发症的发生,缩短住院时间,减少住院费用,促进患者早日康复。

专家点评 ————————————————————————— 杨中华

重症监护室的液体管理是一项复杂而重要的工作,特别是蛛网膜下腔出血的患者。临床中盲目使用大量脱水药物,甚至为了防止脑水肿减少液体的输入,这有可能加重脑血管痉挛或者脑缺血的发生。为此,2009年美国心脏病协会蛛网膜下腔出血指南认为脑血管痉挛的预防需要维持正常循环血容量和避免低血容量,症状性脑血管痉挛的一种可行的治疗方法是容量扩张、诱导高血压和血液稀释(3H治疗)。盲目的3H治疗会增加心肾功能负担甚至危及生命,因此需要监测患者的血流动力学指标。床旁脉波指示剂连续心排血量(PiCCO)容量监测技术以其更小的创伤和侵入性、安装操作简便、床旁测定血管外肺水以及动态连续测量等优势,受到越来越多的重症监护工作者的推崇。尽管这样,我们仍然缺少PiCCO技术应用于蛛网膜下腔出血后容量管理的循证医学证据,期待大型的临床试验验证这项技术的有效性和安全性。

正如文中作者所述,这项技术离不开护士的密切配合。特别是对导管的护理能有效的降低导管相关感染的发生,降低导管堵塞的发生率。护理人员熟悉PiCCO的各项参数指标,也能够提醒医生进行相应的处理。

参考文献

1. 王慧琴,王华.严重心力衰竭患者动脉波形连续心输出量在重症监护病房的监测及护理[J].中华急诊医学杂志,2006,15:1039-1040.
2. 侯俭,刘云飞,高鹏,等.危重患者脉波轮廓连续心排血量与经肺温度稀释法联合监测技术的护理[J].护理实践与研究,2008,5:59-60.
3. 张军.24例危重病人行经肺温度稀释法监测的护理[J].护理研究,2007,21:2943-2944.
4. 王维治.神经病学[M].第5版.北京:人民卫生出版社,2007:152-153.
5. McGirt MJ,Blessing RP,Goldstein LB. Transcranial Doppler monitoring and clinical decision-making after subarachnoid hemorrhage[J]. J Stroke Cerebrovasc Dis,2003,12:88-92.
6. 黄楹.神经危重症监护[M].第4版.北京:人民卫生出版社,2009:211.
7. 鲁梅珊,张欣.脉波指示剂连续心排血量在ICU中监测的护理进展[J].中华现代护理学杂志,2007,4:1737-1740.

病例4 大脑中动脉巨大动脉瘤孤立术联合颞浅动脉-大脑中动脉搭桥2例

高登科,张东,王嵘,王硕,赵元立,赵继宗

【关键词】 颅内动脉瘤;大脑中动脉;脑血管重建术

1 病例简介

例1 患者女,11岁,主因"阵发性头痛9年,加重10天"于2009年6月15日收入院。患者9年前无明显诱因出现头痛,为右额颞部钝痛,持续1~2小时后缓解,之后每年发作4~5次。10日前再次头痛发作,伴左侧肢体无力,到当地医院就诊,CT示"右侧额颞占位,考虑动脉瘤可能性大"(图4.4-1A)。我院门诊颅脑MRI、MRA示"右侧裂巨大混杂信号影,可见流空信号,右侧大脑中动脉未显影,增强后可见不均匀明显强化"(图4.4-1B、C)。为进一步治疗收入我院。

既往史:否认高血压、糖尿病病史,否认颅脑损伤及手术史。

家族史:否认家族相关病史。

入院查体:体温37℃,脉搏89次/分,左侧血压95/60mmHg,右侧血压100/60mmHg。双肺呼吸音清,未闻及干湿啰音,心音可,律齐,未闻及杂音。神经系统查体:神志清楚,语言流利,双侧瞳孔左:右=2.5mm:3.5mm,左侧光反应灵敏,右侧光反应迟钝,右侧眼睑下垂,眼球外展位,活动不灵活。左侧肢体肌力3级,右侧肢体肌力5级,肌张力正常。感觉系统无异常,指鼻试验欠稳准,轮替试验欠灵活,左侧Babinski征可疑阳性。

实验室检查:血常规、生化、凝血象未见明显异常。

诊断:颅内巨大动脉瘤(大脑中动脉,右)。

治疗经过:患者入院第3天,突发意识障碍,呼之不应,查体:神志昏睡,刺激睁眼,双侧瞳孔左:右=3mm:3mm,左侧光反应灵敏,右侧光反应迟钝。左侧肢体肌力3级,右侧5级,颈强3指,Kernig征阳性。急行CT检查示:蛛网膜下腔出血(图4.4-1D)。经脱水治疗,患者神志逐渐恢复,能正确回答问题。当日急诊行DSA(图4.4-1E)示:右

侧大脑中动脉起始部巨大动脉瘤,可见造影剂充盈,循环时间延长,右侧大脑中动脉大部分未见显示。

于入院第4天在全麻下行"右额颞开颅中动脉水平段巨大梭形动脉瘤夹闭切除联合颞浅动脉-大脑中动脉搭桥术"。术中见巨大的动脉瘤瘤体,黄白色,周围有陈旧性血肿,动脉瘤无蒂,中动脉远端直接发自动脉瘤瘤体。先分离处理颞浅动脉的前支,将颞浅动脉前支同中动脉 M2 段行端侧吻合,术中荧光造影提示吻合血管通畅。然后分别于动脉瘤近端和远端的中动脉主干各上一枚动脉瘤夹闭,切开动脉瘤,瘤内有部分血栓,清除血栓,缩小动脉瘤瘤体,动脉瘤为中动脉水平段梭形扩张,无瘤蒂,瘤壁内有分布不均的大片钙化,无法重建中动脉,于是切除动脉瘤瘤体,直径约45mm。

术后患者病情平稳,查体:神清语利,左上肢肌力 1 级,左下肢肌力 2 级。术后 10 日行 CT 及 CTA(图 4.4-1F、G):示右颞混杂密度,底节区低密度灶;右侧大脑中动脉水平及分叉部未显影,右侧颞浅动脉与颅内血管吻合通畅,右侧大脑中动脉分支显影,右颞血管分支较对侧增多。提示颞浅动脉通过吻合支向颅内供血,对孤立术后,大脑中动脉分布区域的血供起到了显著的代偿作用。患者巨大动脉瘤孤立术后,未出现右侧大脑中动脉供血区域大面积脑梗死的症状和体征,颅内外搭桥血管在巨大动脉瘤孤立术后早期,有效地挽救了这一区域的缺血脑组织,改善了患者的预后。术后 14 日行 DSA 可见右侧大脑中动脉水平段未显影,右侧颞浅动脉增粗入颅,与大脑中动脉侧裂段吻合,右侧大脑中动脉分支显影,进一步肯定了颅外血流经吻合支向颅内供血(图 4.4-1H)。

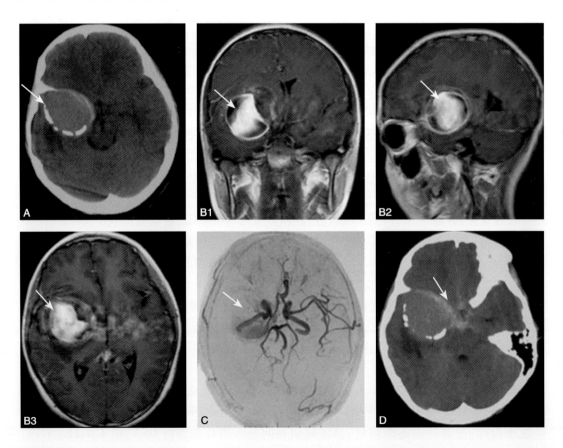

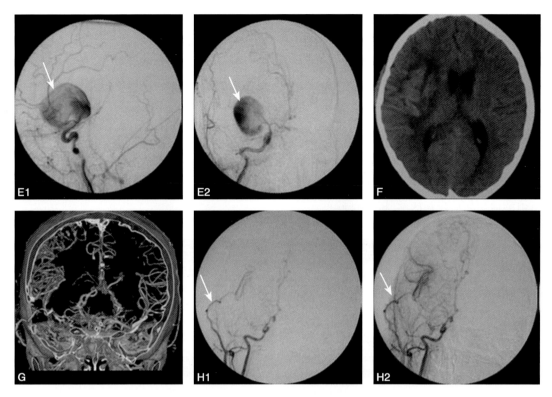

图 4.4-1　颅内巨大动脉瘤患者,女,11 岁

A. 术前颅脑 CT 平扫(2009 年 6 月 5 日):右侧额颞肿块影,病灶周围蛋壳样钙化(箭头);
B1~B3:术前颅脑 MRI 检查结果(2009 年 6 月 15 日):分别为 T_1 FLAIR 增强冠状位、矢状位和轴位,示右侧裂巨大混杂信号影,可见流空信号,增强后可见不均匀明显强化;C. MRA 检查结果(2009 年 6 月 15 日):示右侧大脑中动脉未显影;D. CT 平扫(2009 年 6 月 17 日):示右额颞巨大占位,蛛网膜下腔出血(箭头);E1~E2:术前右侧颈总动脉 DSA 侧位及正位检查结果(2009 年 6 月 17 日):右侧大脑中动脉起始部巨大圆形浆果样突起(箭头),右侧大脑中动脉显影不佳;F. 术后 10 日颅脑 CT 平扫(2009 年 6 月 28 日):右颞混杂密度,底节区低密度灶(箭头);G. 术后 10 日颅脑 CTA(2009 年 6 月 28 日):右侧颞浅动脉与颅内血管吻合通畅,右侧大脑中动脉分支显影(箭头);H. 术后 14 日颅脑 DSA 正位(2009 年 7 月 2 日):H1. 示右侧大脑中动脉水平段未显影,颅内外血管沟通(箭头),H2. 示右侧颞浅动脉向颅内供血(箭头),右侧大脑中动脉分支显影

　　出院查体:神志清楚,言语流利,双侧瞳孔左:右=3:3mm,对光反应灵敏,左侧肢体肌力Ⅱ级,右侧肌力正常。左侧 Babinski 征可疑阳性。

　　例2　患者男,17 岁,主因"突发头痛 5 日"于 2009 年 10 月 28 日收入院。患者于 5 日前突发头痛,为左侧颞部刺痛,持续无缓解,当地医院 MRI 和 MRA 示:左侧大脑中动脉起始部巨大动脉瘤,大脑中动脉远端显示不清(图 4.4-2A、B)。为进一步诊治转入我院。

　　既往史:既往体健,否认糖尿病、高血压等病史。

　　家族史:否认家族相关病史。

　　入院查体:体温 36.8℃,脉搏 80 次/分,左侧血压 120/80mmHg,右侧血压 115/78mmHg。双肺呼吸音清,未闻及干湿啰音,心律齐,未闻及杂音及额外心音。神经系统查体:神志清楚,言语流利,双瞳等大正圆,D=2mm,对光反应灵敏,眼动充分,无上睑下垂,面纹对称,四肢肌力肌张力正常,病理征阴性,共济运动正常。

入院后,积极完善术前检查,行 DSA(图 4.4-2C),示左侧大脑中动脉水平段巨大动脉瘤。于 2009 年 11 月 5 日行左侧大脑中动脉起始部巨大动脉瘤夹闭联合颞浅动脉-大脑中动脉搭桥术。术中见动脉瘤位于颈内动脉分叉及中动脉起始部,动脉瘤无蒂,呈球形扩张,同侧大脑中及大脑前动脉均发自动脉瘤体。先行颞浅动脉与大脑中动脉 M2 段端侧吻合,术中荧光造影提示吻合通畅。之后临时阻断颈内动脉近端、大脑中动脉和大脑前动脉,切开动脉瘤瘤体,取出栓子,并重建载瘤动脉,荧光造影提示动脉瘤无显影,A1 段及其分支血流通畅。

患者术后病情平稳,恢复良好。术后 5 日行 DSA(图 4.4-2D),示左侧颈内动脉远端管腔变细,左侧颞浅动脉与大脑中动脉分支吻合,向左侧大脑中动脉分布区供血。患者术后未出现脑梗死的症状和体征,恢复良好。

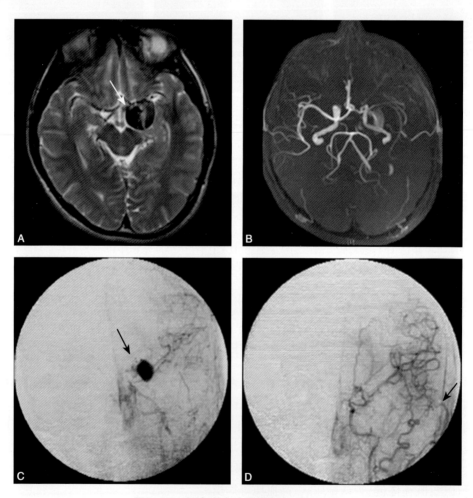

图 4.4-2 颅内巨大动脉瘤患者,男,17 岁
A. 术前颅脑 MRI(2009 年 10 月 27 日):T$_2$ 加权像轴位,示左侧鞍上异常信号影(箭头);
B. 术前颅脑 MRA(2009 年 10 月 27 日):示左侧大脑中动脉水平段受压前移,变细,远端显示不清;C. 术前颅脑 DSA(2009 年 10 月 30 日):示左侧大脑中动脉水平段巨大动脉瘤(箭头);D. 术后左侧颈总动脉 DSA 正位(2009 年 11 月 10 日):示左侧颈内动脉远端管腔变细,左侧颞浅动脉与大脑中动脉分支吻合,向左侧大脑中动脉分布区供血(箭头)

172

出院查体:神志清楚、语言流利,双侧瞳孔正大正圆,直径 3mm,对光反应灵敏。右侧肢体肌力 5⁻级,左侧肢体肌力 5 级,感觉系统无异常,共济运动正常,病理征阴性。

2 讨论

颅内巨大动脉瘤指直径达到或超过 25mm 的动脉瘤。虽然巨大颅内动脉瘤可以因 SAH 而发病,但多数人则首先表现为动脉瘤的占位效应而产生的症状和体征。一直以来,认为巨大动脉瘤容易在腔内形成血栓,瘤壁增厚,出血倾向反而下降。但是,一项关于动脉瘤的自然病史研究证实,颅内巨大动脉瘤年出血率比小动脉瘤的年出血率要高[1]。另一项多中心的临床研究表明颅内巨大动脉瘤每年发生破裂的危险更大,约为 6%[2]。本篇病例报道中例 1 患者瘤壁较厚,CT 可见蛋壳样钙化,按照既往的观点其发生蛛网膜下腔出血的几率应该较低,但本患者于入院第 2 天就发生了动脉瘤破裂出血。因此,考虑到颅内巨大动脉瘤的出血风险及占位效应,尽管手术较困难,仍需考虑外科治疗,主要包括动脉瘤瘤颈夹闭加切除术、近端血管阻塞或动脉瘤孤立联合血管重建术和血管内治疗。

和其他动脉瘤一样,对大脑中动脉巨大动脉瘤的治疗,如果术中见动脉瘤与周围脑组织及载瘤动脉无明显粘连且瘤颈较容易分离暴露,则首先考虑动脉瘤瘤颈夹闭加切除术[3]。这是一种最理想的手术方法。但当大脑中动脉复杂动脉瘤缺乏明确瘤颈且远端分支血管直接发至动脉瘤瘤体,对于这类复杂动脉瘤可行近端血管阻塞或动脉瘤孤立联合血管重建术[3,4],可分为以下两种情况:一是行动脉瘤孤立术需要牺牲载瘤动脉或大脑中动脉分叉部巨大动脉瘤,大脑中动脉分支直接发自动脉瘤瘤体,夹闭过程中需要牺牲某一分支血流时,在动脉瘤孤立或夹闭前,联合应用血管重建术来替代相应区域的脑组织血液供应。另外一种情况是:行动脉瘤夹闭切除并部分重建载瘤动脉后,载瘤动脉狭窄致远端血液供应不足,联合应用血管重建术可增加载瘤动脉远端的血液供应,从而起到一定的代偿作用[5]。例 1 属于上述提到的第一种情况,动脉瘤巨大,呈梭形,无瘤蒂,且瘤壁内有分布不均的大片钙化,术前估计无法重建大脑中动脉,故考虑行动脉瘤孤立切除术,牺牲载瘤动脉。且术前 DSA 提示前动脉部分血流代偿,术中先行右侧颞浅动脉-大脑中动脉搭桥,部分替代了动脉瘤孤立切除术后载瘤动脉的血液供应。尽管患者术后仍有偏瘫和局部梗死灶出现,可能是由于动脉瘤形成巨大占位,切除时涉及底节,但患者术后并未发生严重的大片缺血性脑卒中。例 2 则属于第二种情况,术中行动脉瘤孤立并重建了载瘤动脉,并行颞浅动脉-大脑中动脉搭桥术。术后 DSA 显示左侧颈内动脉远端管腔变细,左侧颞浅动脉通过吻合支向大脑中动脉分布区供血,弥补了载瘤动脉重建后动脉狭窄所致的远端供血不足。本例患者术后未出现脑梗死的症状和体征,术后恢复良好,出院时已无任何神经系统阳性体征。

上述两例均为大脑中动脉的复杂动脉瘤,缺乏明确的动脉瘤颈且远端分支血管直接发至动脉瘤瘤体,无法直接夹闭瘤颈,故行复杂动脉瘤的间接手术治疗,孤立动脉瘤将动脉瘤的出血风险转变为脑供血不足的风险,为了弥补动脉瘤远端脑组织的血液供应,同时行颞浅动脉-大脑中动脉搭桥术,上述两例患者术后均收到了满意的效果。至于行何种搭桥方式,有报道认为,如果动脉瘤孤立或夹闭术中需要牺牲载瘤动脉 M1 或 M2 段,则主张采用中高流量搭桥,即需要移植一段大隐静脉或桡动脉连接供体血管和受体血管[5]。

因此,对于大脑中动脉复杂动脉瘤外科治疗可能牺牲大脑中动脉血流时,联合血管重建术可使血流得到有效代偿。至于采取何种血管重建术,则需要依据动脉瘤的部位、形态、与载瘤动脉的关系及术中的具体情况而定。

专家点评━━━━━━━━━━━━━━━━━━━━━━━━━━━━赵文元

相对常见的囊性动脉瘤,颅内巨大动脉瘤并不仅是体积的简单放大,动脉瘤性质亦不相同。在病理上,巨大动脉瘤多附着新陈不一的瘤内血栓,内有较多的滋养血管样新生血管,周围有炎性细胞。新生血管的反复壁内出血导致瘤体不断扩大,一旦破入颅内,则导致蛛网膜下腔出血,因此,瘤壁血栓并不意味出血危险性的降低,作者在讨论中首先强调了巨大动脉瘤出血的危险,值得读者高度重视。

多数情况下,阻断中动脉 M1 段需中高流量搭桥,但文中所示两例患者,术前颅脑 DSA 示大脑中动脉的远端血流已明显受到动脉瘤的影响,由于病程较长,已自发建立了一定的代偿,且例 2 术中重建了大脑中动脉,因此作者决定采用颞浅动脉-大脑中动脉搭桥,术后患者获得良好恢复。这两例复杂动脉瘤患者治疗的成功启示我们,对血流动力学的充分了解和娴熟的手术技巧对血管神经外科极为重要。

参考文献

1. Juvela S,Porras M,Poussa K. Natural history of unruptured intracranial aneurysms:Probability of and risk factors of aneurysm rupture[J]. J Neurosurg,2000,93:379-387.

2. Caplan LR. The International Study of Unruptured Intracranial Aneurysms Investigators:Unruptured intracranial aneurysms-risk of rupture and risks of surgical intervention[J]. N Engl J Med,1998,339:1725-1733.

3. 陈玉平,赵继宗. 颅内巨大动脉瘤的手术治疗进展[J]. 中华神经外科杂志,1997,13:49-50.

4. Seo BR,Kim TS,Joo SP,et al. Surgical strategies using cerebral revascularization in complex middle cerebral artery aneurysms[J]. Clin Neurol Neurosurg,2009,111:670-675.

5. Ramachandra P,Tummala MD. Surgical Management of Giant Aneurysms of the Middle Cerebral Artery[J]. Oper Tech Neurosurg,2005,8:85-92.

病例 5　基底动脉巨长夹层动脉瘤的影像学分析 1 例

王艳敏,姜昕,杨新健,李涛

【关键词】　基底动脉;夹层动脉瘤;影像学

1　病例简介

患者男,50 岁,主因"阵发性头痛 1 个月余"于 2012 年 1 月 28 日收入我院。患者 1 个月余前与他人争吵后突发头部胀痛,中度疼痛,以右侧枕部明显,可耐受,伴头晕,无头部外伤,无视物旋转,无视力下降,无吞咽困难,无口齿不清,无肢体活动障碍,无肢体抽搐,无意识丧失,无呼吸困难,无大汗淋漓,无恶心及呕吐,无发热,血压升高至 220/110mmHg,口服降压药物(卡托普利、阿替洛尔)后,症状缓解,未就诊。症状呈阵发性,轻至中度头痛,多于情绪激动和劳累后出现,规律服用降压药物后,症状均可缓解,期间未服用止痛药物治疗。约 10 天后至当地医院体检,行颅脑 CT(2011 年 12 月 31 日)检查示"脑桥、延髓腹侧偏左稍高密度影:动脉瘤可能性大"(图 4.5-1A),颅脑 MRI(2012 年 1 月 1 日)检查示"脑桥、延髓腹侧偏左异常信号影"(图4.5-1B、C),当地医院诊断为"基底动脉梭形动脉瘤",未行治疗,建议至我院就诊。为进一步诊治,以"颅内动脉瘤"收入院。

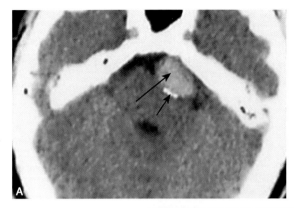
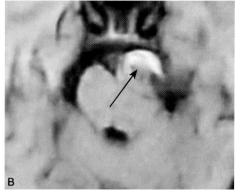

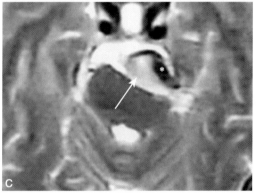

图4.5-1

A. 颅脑CT平扫(2011年12月31日),显示脑桥腹侧偏左稍高密度占位性病变(黑色长箭头)及高密度的点状钙化影(黑色短箭头);B、C. 1.5T颅脑MRI(2012年1月1日),显示脑桥、延髓腹侧偏左异常信号影,在T_1加权像(B)呈中、高混杂信号(黑箭头),T_2加权像(C)可见双腔征(*为真腔,白箭头为假腔)

既往史:高血压病史20余年,血压最高220/110mmHg,规律服用卡托普利片(25mg,2次/天)和阿替洛尔片(50mg,2次/天)治疗,血压维持于150~170/100mmHg。口服阿司匹林片6年。6年前有心肌梗死病史。否认糖尿病、脑梗死、心房颤动及精神疾病病史。否认头部外伤史。目前仍吸烟,每天约40支,共吸30余年。无饮酒史。

家族史:母亲有高血压、冠状动脉粥样硬化性心脏病及心肌梗死病史。1子有高血压病史。

入院查体:体温36.5℃,脉搏68次/分,呼吸20次/分,血压142/90mmHg(右上肢),身高166cm,体重82kg。查体合作。右利手。双肺听诊呼吸音清,未闻及干湿啰音。心律齐,心脏听诊未闻及杂音。腹部无压痛、反跳痛,肝脾未触及肿大。神经系统查体:神清,言语流利,无构音障碍,步态正常,计算力、记忆力、定向力及理解判断力正常。双侧瞳孔等大等圆,直径约2.5mm,直接及间接光反射灵敏。双眼眼动充分,无眼震。粗测视力、视野无异常。双侧鼻唇沟对称,伸舌居中。听力无异常。咽反射存在。四肢肌力5级,肌张力正常。深浅感觉无异常。共济运动协调。病理征未引出。

辅助检查:血常规、血生化、出凝血系列、心肌酶正常。

175

心电图(2012 年 1 月 16 日):窦性心律,ST-T 改变。胸部正位片(2012 年 1 月 16 日):双肺纹理重,心影增大。超声心动图(2012 年 1 月 18 日):左室壁增厚,二尖瓣少量反流,左室舒张功能减低。

影像学检查:所有影像检查均征得患者同意。

DSA(2012 年 1 月 30 日)显示:基底动脉迂曲延长,前半部明显呈梭形及球形扩张(最大横径约 18.2mm),诊断:基底动脉夹层动脉瘤(图 4.5-2)。DSA(2012 年 2 月 8 日)显示:动脉瘤较前明显增大(最大横径 24.5mm)(图 4.5-3)。

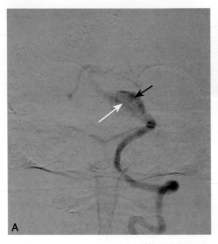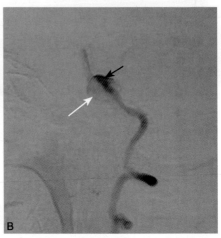

图 4.5-2   左侧椎动脉造影(2012 年 1 月 30 日)
A. 正位;B. 侧位。基底动脉近段梭形扩张,最大横径约 18.2mm,双腔征(黑箭头为真腔,白箭头为假腔)。考虑夹层动脉瘤形成

颅脑 3.0T MRI 多序列扫描参数见表 4.5-1。质子密度加权成像(proton density weighted imaging,PDWI)和 T_2 加权成像(T_2WI)行 12 ~ 14 层薄层扫描,T_1 加权成像(T_1WI)增强前后行包括最大径在内的薄层扫描。增强后 T_1WI:经肘静脉快速团注钆-喷酸葡胺(0.1mmol/kg)5 分钟后获得。压缩 512 矩阵用来提高空间分辨率。脂肪抑制用来降低周围脂肪组织信号。颅脑 3.0T MRI(2012 年 2 月 3 日)显示:脑桥腹侧偏左基底动脉中段明显扩张,最大横径为 18.7mm,其内可见流速较快的真腔和呈短 T_1 信号的假腔形成,增强扫描可见异常对比增强,假腔内未见异常对比强化(图 4.5-4)。

诊断:①基底动脉夹层动脉瘤(巨长型);②高血压 3 级,极高危。

诊疗经过:患者诊断明确后,于 2012 年 2 月 8 日在全麻下行颅内动脉瘤血管内栓塞治疗,术中 DSA 示动脉瘤明显增大,治疗难度显著提高,告知

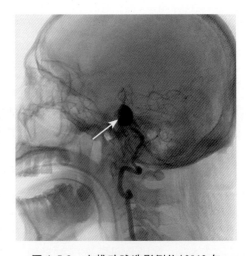

图 4.5-3   左椎动脉造影侧位(2012 年 2 月 8 日)
夹层动脉瘤(白箭头)较前明显增大,最大横径 24.5mm

家属病情,家属不能接受术后可能存在的并发症,如偏瘫、昏迷及脑干功能衰竭等,故放弃介入治疗。患者出院时仍有间断性头痛,无神经功能缺失。建议调整血压水平至正常范围;戒烟;避免情绪激动,避免剧烈运动;保持大便通畅;定期影像学随访。患者 3 个月后门诊复查颅脑 CT 及 CTA(2012 年 5 月 16 日)(图 4.5-5)显示夹层动脉瘤未进一步增大(最大横径23.2mm)。

表 4.5-1　3.0T 磁共振扫描参数

扫描参数	3D-TOF	PDWI-FSE	T_2WI-FSE	T_1WI(FSE-IR)
TR	21ms	3000ms	3000ms	800ms
TE	3.2ms	12.5ms	62.3ms	8.6ms
TI	——	——	——	650ms
FOV	16cm×16cm	16cm×16cm	16cm×16cm	16cm×16cm
NEX	2	2	2	4
矩阵	256×256	256×320	256×320	256×320
层厚	1mm	2mm	2mm	2mm
ETL	10	10	10	12
轴位体素	0.6mm×0.6mm	0.6mm×0.5mm	0.6mm×0.5mm	0.6mm×0.5mm

注:3D-TOF:时间飞跃三维成像(3D time of flight);PDWI:质子密度加权成像(proton density weighted imaging);FSE:快速自旋回波序列(fast spin echo);IR:反转恢复(inversion recovery);TR:重复时间(repetition time);TE:回波时间(echo time);TI:反转时间(inversion time);FOV:视野(field of view);NEX:激励次数(number of excitations);ETL:回波链长度(echo train length)

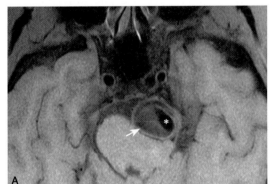 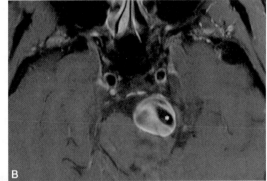

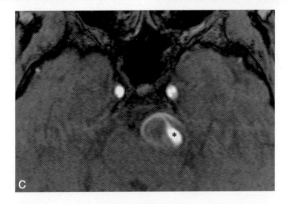

图 4.5-4　3.0T 颅脑磁共振成像(2012 年 2 月 3 日)

A. T_1加权像;B. 增强扫描;C. 3D-TOF 原始图像。真腔在 T_1加权像和增强扫描图像上为低信号,3D-TOF 原始图像上为高信号(＊为真腔),假腔在 T_1加权像为稍高信号(箭头)

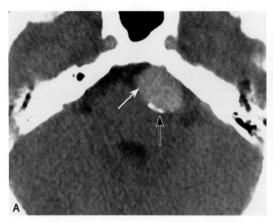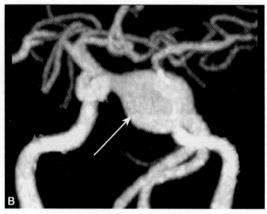

图 4.5-5　颅脑 CT 及 CTA(2012 年 5 月 16 日)
A．CT 平扫显示脑桥腹侧偏左稍高密度占位性病变(白箭头)，最大横径 23.2mm，及高密度的点状
钙化影(黑箭头)；B．CTA 显示基底动脉梭形扩张(箭头)

2　讨论

基底动脉夹层动脉瘤临床较为少见，但是随着 DSA 和 MRI 技术的提高，受到越来越多的关注。基底动脉高度迂曲延长、形态巨大的夹层动脉瘤被 Mizutani 等命名为基底动脉巨长夹层动脉瘤(dolichoectatic basilar dissecting aneurysm)，是一种呈慢性生长的致死性血管性疾病，临床表现为头痛、缺血性症状、蛛网膜下腔出血及脑干受压症状，症状恶化事件主要是由于出血进入外膜下的血栓内和假腔潜在的压迫作用所致[1,2]。本例患者临床表现为头痛、偶有头晕，无神经功能缺失，经影像学检查确诊为基底动脉巨长夹层动脉瘤，本文结合该病的病理学特点对其进行影像学评价。

夹层动脉瘤是一个病理学术语，定义为：循环的血流楔入血管壁的各层组织之间造成的损伤，同时伴有壁内血肿的扩大和血管壁各层组织之间的距离增大[3]。

基底动脉巨长夹层动脉瘤的病理生理过程分为两个阶段[1]。第一阶段，双侧椎动脉汇合处周围内膜增厚分离和假腔内血栓形成。显微镜下见动脉瘤起源处增厚的内膜层内有多处裂缝，此期临床症状不明显。由于内膜增生或动脉粥样硬化斑块，血流与不规则血管壁间产生摩擦阻力，内皮撕裂或受损，导致形成壁内血肿或管壁剥离。第二阶段，旧的血栓内出现再出血，是已经高度迂曲扩张的基底动脉夹层动脉瘤继续生长的原因。尸检病理可见：假腔被陈旧性血栓包裹；肉眼可见新鲜出血位于机化血栓的最外层；破裂点与出血相连。再出血出现在陈旧性血栓层内，继之动脉瘤腔扩大。临床症状的恶化与假腔内再出血相关。

Noriyuki 等认为高血压在动脉壁剥离中起着关键作用，可能是夹层动脉瘤形成的诱因[4]。本例患者有高血压病史 20 余年，家族性高血压病史及吸烟史，已造成心血管损害(心肌梗死)。患者发病时血压明显升高，可能导致壁内血肿内再出血。虽然经影像学检查确诊时，患者症状轻微，但病变已发展至第二阶段。由于基底动脉高度迂曲，夹层动脉瘤巨大，治疗风险明显提高。因此，凭借影像学检查，早发现和早诊断成为治疗本病的关键。

夹层动脉瘤的影像学评价方法包括 CTA、MRI、MRA 及 DSA 等。侵入性的诊断方法 DSA 是夹层动脉瘤的确诊手段，能够动态观察病变血管的血流方式和管腔结构[5]，其影像学特点为：不规则管腔合并近端狭窄，近端和(或)远端狭窄(串珠或线样征)；壁内血肿引起的动脉瘤样扩张呈梭形、不规则形、管形或蛇形；双腔，动脉期可见真腔或其和假腔混在一起，静脉期假腔内造影剂滞留。本例患者 DSA 表现为基底动脉高度迂曲延长,近端夹层动脉瘤呈梭形扩张,双腔征,假腔较真腔显影明显延迟。术中 DSA(见图 4.5-3)与术前(见图 4.5-2)相比动脉瘤体积明显增大,考虑为假腔内再出血。但 DSA 不能直观地显示动脉壁情况,缺乏对动脉瘤腔内成分的评估。

非侵入性的诊断方法有 CTA、MRI 及 MRA 等,均是可靠的诊断手段,但都有其局限性[5-7]。MRI 与 DSA 相比能够直观地显示壁内血肿,可以提供诊断和治疗必要的相关信息,有助于了解动脉夹层的病理生理机制[5,8-12]。巨长夹层动脉瘤的内膜瓣、双腔,或假腔内的亚急性血凝块可以通过 MRI 得以显示[2]。MRI 影像学特点包括:①壁内血肿:典型表现包括动脉直径增加,管腔狭窄和高信号偏心区。壁内血肿 T_1WI 的信号强度随时间演变,血肿急性期呈低信号,亚急性期呈高信号,2 个月后多呈等信号且不易识别[8]。血肿在 T_2WI 不易与呈高信号的脑脊液鉴别。②双腔:T_1WI 及 PDWI 可见真腔较窄,呈类圆形低信号;假腔较宽,呈新月状高信号,有血肿形成[13]。③内膜瓣:以 T_2WI 易见,为血管腔中呈高信号的瓣状结构。但正常动脉血流方向与 MRI 平面存在夹角,可产生类似影像,不易评价[9,10]。

3.0T MRI 通过提高信噪比可以获得比 1.5T MRI 更高的空间分辨率,在动脉夹层血管壁成像方面具有一定优势,能够描绘血管病变段内膜和外膜的界限及壁内血肿,并能鉴别壁内血肿及血栓[10,11,14]。本例患者颅脑 CT 平扫显示为高密度影占位(见图 4.5-1A),在明确诊断方面缺乏敏感性。我们采用 3.0T 磁共振成像技术,获得了颅内动脉壁高分辨成像,与 1.5T MRI(见图 4.5-1B、C)相比更清晰地显示了病变血管壁的影像学特征(见图 4.5-4),为该病的病理诊断提供了充分依据。真腔在时间飞跃三维成像(3D-TOF)上呈偏心的高信号,T_1WI 呈低信号。假腔内血肿形成,在 T_1WI 呈稍高信号;假腔内混杂的低信号,增强扫描后未见异常对比强化,考虑为壁内再出血。壁内再出血是夹层动脉瘤体积增大的原因[1]。患者门诊影像学随访复查颅脑 CT 及 CTA,显示夹层动脉瘤体积未进一步增大(见图 4.5-5)。CT 检查方便、迅速,易为患者接受,CTA 的重建技术能够仿效 DSA 的成像效果,但是未能进一步评价血管壁情况。Provenzale 等认为 MRI 及 MRA 与 CTA 在颅内动脉夹层诊断中的敏感性和特异性相似[6],然而其中采用的是 0.2-1.5T MRI 技术。鉴于 3.0T MRI 在动脉夹层血管壁成像方面的优势,在影像学随访中的作用应受到重视。

本病目前仍是一个治疗难点,由于假腔内再出血可引起已经迂曲扩张的基底动脉急进性生长,预后差[1]。本例患者放弃神经介入治疗,因此,控制血压水平,降低危险因素,避免出现出血性或缺血性卒中,并定期影像学随访,成为保守治疗的关键。

颅内动脉病理难以获得,影像学检查是早发现和早诊断该病的关键措施。目前 CT 技术普及,检查方便、迅速,能够早期发现病变,但在确诊和随访过程中有局限性。3.0T MRI 由于提高了空间分辨率,能够显示颅内动脉壁的病变特点,与 DSA 结合,在该病的明确诊断中有着重要价值。

专家点评 ——————————————————————— 李良

基底动脉巨长夹层动脉瘤是一种较少见的临床疾病,由于动脉瘤形态巨大,基底动脉迂曲延长,壁内再出血可引起瘤体不断增大,治疗风险高,是一种致死性的血管性疾病。全脑 DSA 仍是所有夹层动脉瘤的最终确诊手段,能够动态观察血流方式和管腔结构,但是在动脉壁评估方面有一定的局限性。3.0T 磁共振成像由于提高了空间分辨率,目前已成功用于动脉粥样硬化斑块的诊断和分型诊断,能够清晰显示病变血管管壁的影像学特征,其在动脉夹层血管壁成像方面也具有一定优势,可以弥补脑血管造影的不足,并能为我们研究夹层动脉瘤的病理学特点提供依据。本文所报告的病例较为典型,作者在此方面的研究结论可供同道学习参考。

参考文献

1. Mizutani T. A fatal,chronically growing basilar artery:a new type of dissecting aneurysm[J]. J Neurosurg,1996,84:962-971.

2. Mizutani T,Aruga T. "Dolichoectatic" intracranial vertebrobasilar dissecting aneurysm[J]. Neurosurgery,1992,31:765-773.

3. Hara M,Yamamoto I. Introduction to symposium:intracranial dissecting aneurysms[J]. Neuropathology,2000,20:83-84.

4. Sakata N,Takebayashi S,Kojima M,et al. Pathology of a dissecting intracranial aneurysm[J]. Neuropathology,2000,20:104-108.

5. 赫斯特·罗森瓦塞尔. 介入神经放射学[M]. 李佑祥,吕明,译. 北京:科学出版社,2011:242-251.

6. Provenzale JM,Sarikaya B. Comparison of test performance characteristics of MRI,MR angiography,and CT angiography in the diagnosis of carotid and vertebral artery dissection:a review of the medical literature[J]. Am J Roentgenol,2009,193:1167-1174.

7. Chen CJ,Tseng YC,Lee TH,et al. Multisection CT angiography compared with catheter angiography in diagnosing vertebral artery dissection[J]. Am J Neuroradiol,2004,25:769-774.

8. Kitanaka C,Tanaka J,Kuwahara M,et al. Magnetic resonance imaging study of intracranial vertebrobasilar artery dissections[J]. Stroke,1994,25:571-575.

9. Hosoya T,Adachi M,Yamaguchi K,et al. Clinical and neuroradiological features of intracranial vertebrobasilar artery dissection[J]. Stroke,1999,30:1083-1090.

10. Bachmann R,Nassenstein I,Kooijman H,et al. Spontaneous acute dissection of the internal carotid artery:high-resolution magnetic resonance imaging at 3.0 tesla with a dedicated surface coil[J]. Invest Radiol,2006,41:105-111.

11. Naggara O,Oppenheim C,Toussaint JF,et al. Asymptomatic spontaneous acute vertebral artery dissection:diagnosis by high-resolution magnetic resonance images with a dedicated surface coil[J]. Eur Radiol,2007,17:2434-2435

12. Hunter MA,Santosh C,Teasdale E,et al. High-Resolution Double Inversion Recovery Black-Blood Imaging of Cervical Artery Dissection Using 3T MR Imaging[DB/OL]. (2012-03-01)[2012-07-18]. http://www.ajnr.org/content/early/2012/03/01/ajnr.A2599.long.

13. Iwama T,Andoh T,Sakai N,et al. Dissecting and fusiform aneurysms of vertebro-basilar systems[J]. Neuroradiology,1990,32:272-279.

14. Swartz RH,Bhuta SS,Farb RI,et al. Intracranial arterial wall imaging using high resolution 3-tesla contrast-enhanced MRI[J]. Neurology,2009,72:627-634.

病例6 以偏侧舞蹈症为首发表现的海绵状血管瘤1例

龚洁芹,梁辉

【关键词】 舞蹈症;血管瘤,海绵状

1 病例简介

患者女,83岁,因"右侧肢体不自主运动20余天"于2007年1月10日来我院急诊就诊。患者入院前20余天无明显诱因出现右手不自主抖动,症状逐渐加重,出现右侧肢体不自主运动,为快速、无目的、无节律、粗大舞蹈样动作,伴右侧噘嘴、舌部不自主活动,意志不能控制,夜间入睡后症状消失。曾服用氯硝西泮,症状无明显改善。病程中无发热、头痛和认知功能改变,无肢体麻木无力。

既往史:4年前曾出现右侧肢体不自主运动,查颅脑CT未见异常,口服氯硝西泮20余天后症状消失。否认高血压、糖尿病、系统性红斑狼疮、头部外伤史。否认服用精神病药物史。无烟酒嗜好,否认家族性舞蹈病史。

体格检查:血压105/70mmHg(1mmHg=0.133kPa),神志清楚,言语流利,右侧上下肢不自主快速、无目的、无节律、粗大舞蹈样动作,同时伴有右侧噘嘴、舌部不自主活动。四肢肌力5级,病理征(-),深浅感觉对称存在。

实验室检查:血常规、尿常规、便常规正常;生化全套:空腹血糖(Glu)6.4mmol/L偏高,余基本正常。

三碘甲状腺原氨酸(triiodothyronine,T_3)、四碘甲状腺氨酸(thyroxin,T_4)、红细胞沉降率(ESR)、抗核抗体(antinuclear antibody,ANA)、抗双链DNA(anti double-stranded DNA,anti-ds DNA)、抗中性粒细胞胞浆抗体(anti-neutrophil cytoplasmic antibody,ANCA)、补体、肿瘤标记全套、血涂片结果均正常。糖耐量试验未做。

颅脑CT:未见明显梗死和出血病灶。

经颅多普勒超声(TCD):未见明显异常。

颅脑MRI:左侧苍白球小圆形病变,内部为长T_1长T_2信号,周围薄层短T_2信号考虑含铁血黄素沉积(图4.6-1)。增强后病灶中心强化。考虑海绵状血管瘤可能。

全脑血管造影检查未见颅内动脉瘤及脑动静脉畸形征象。

诊断:左基底节区海绵状血管瘤、右侧偏身舞蹈病、葡萄糖耐量减退可能。

神经外科会诊建议药物保守治疗,给予口服氟哌啶醇,症状明显缓解后出院。

2 讨论

患者为老年女性,无明显诱因下急性起病,体格检查除右侧偏身舞蹈症外未见其他神经系统局灶性定位体征,辅助检查排除了引起偏侧舞蹈症的常见原因。结合其颅脑MRI和脑血管造影,考虑出现右侧偏身舞蹈症的责任病灶为左侧基底节区海绵状血管瘤。

颅内海绵状血管瘤(intracranial cavernous angioma,CA)是脑血管畸形的一种,是由单层上皮构成的丛状薄壁的血管窦样组织,其间由胶原基质等无定形物质分隔,窦壁缺乏弹力纤维及肌肉组织,窦间不含正常脑组织。其发病率约为0.4%~0.9%,可发生于各个年龄段,无明显性别差异,大多数病灶位于幕上,位于基底节的仅占4.8%[1]。由于大小、部位、出血

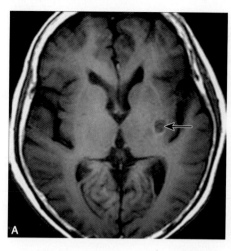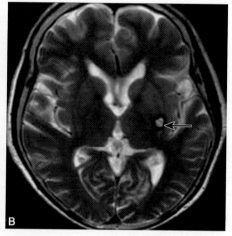

图 4.6-1　颅脑 MRI

A. T₁WI 示左侧苍白球小圆形病灶为低信号（箭头）；B. T₂WI 示病灶为高信号，周围
薄层高信号（箭头）

倾向的异质性，脑海绵状血管瘤可引起众多临床症状，主要表现为癫痫、出血、局灶性神经功能缺损、头痛、颅内压增高等[1]。以偏侧舞蹈症为主要表现的脑海绵状血管瘤比较少见，国外先后报道了数例主要表现为偏侧舞蹈症的脑海绵状血管瘤，病灶多位于尾状核[2,3]，仅 1 例位于豆状核（壳核）[4]，目前国内尚无相关报道。

偏侧舞蹈症的发病机制可能是基底节区与大脑皮质运动区之间神经网络功能障碍的结果[5]。根据皮质-纹状体-苍白球-丘脑-皮质环路模型，正常情况下，纹状体通过直接和非直接投射径路来调节人体活动。直接投射环路由纹状体投射到苍白球内侧部，经丘脑投射到皮质运动区域形成环路。非直接投射环路由纹状体至苍白球外侧部，经丘脑底核返回至苍白球内侧部，以后投射路径与直接投射路径相同。刺激直接投射路径引起苍白球内侧部神经元活动受抑制，意向性活动增加；而刺激非直接环路引起至苍白球内侧部神经元兴奋，抑制非意向性活动。从黑质致密部到纹状体的多巴胺能投射束通过调节壳核的活动对该系统起调节作用。当各种原因引起纹状体至苍白球外侧部的 γ-氨基丁酸能抑制性投射中断时，苍白球外侧部神经元活动释放，丘脑底核神经元活动减少，苍白球内侧部神经元兴奋减少，从而导致非意向性活动增加，产生偏侧舞蹈症。推测该患者可能是左基底节区海绵状血管瘤引起局部含铁血黄素沉积和胶质增生，损害了非直接投射环路，引起苍白球内侧部活动减少，非意向性活动抑制减少，产生右侧舞蹈症的表现而无其他神经系统症状和体征。

几乎每例 CA 都可见到继发性病灶内反复出血，多数患者颅脑 CT 表现为圆形或结节状高密度影，但是若病灶较小或呈等密度，可能漏诊。而颅脑 MRI 能直接形成水平、矢状及冠状图像，在不同时期表现不一，在定位、定性诊断方面更为精确。该患者 4 年前的发作与此次表现一致，由于治疗有效未进一步行 MRI 检查，但考虑责任病灶仍是左侧海绵状血管瘤，因此对此类患者，行头颅 MRI 检查十分重要。

专家点评————————————————————————————————罗本燕

偏侧舞蹈症为对侧基底节区与大脑皮质运动区之间通路病变（包括结构损害和代谢异

常)所致,原因为继发性,包括梗死、出血、高血糖、肿瘤、脱髓鞘病变等,症状可以是持续或间歇性发作。临床出现偏侧舞蹈症首先是明确原因,老年人以血管性多见,青年人以炎症和脱髓鞘多见。治疗包括病因和对症治疗。多巴胺受体阻滞剂为急性期治疗首选药物,长期治疗可口服儿茶酚胺耗竭剂如利血平或丁苯那嗪等,必要时行立体定向手术。本患者第一次发病时由于对药物治疗效果明显,以致于医生未深入完善检查、明确原因,直至此次入院确诊责任病灶仍是左侧海绵状血管瘤,临床需引起重视。

参考文献

1. Bertalanffy H,Benes L,Miyazawa T,et al. Cerebral cavernomas in the adult. Review of the literature and analysis of 72 surgically treated patients[J]. Neurosurg Rev,2002,25:1-53.

2. Carpay HA,Arts WF,Kloet A,et al. Hemichorea reversible after operation in a boy with cavernous angioma in the head of the caudate nucleus[J]. J Neurol Neurosurg Psychiatry,1994,57:1547-1548.

3. Yakinci C,Durmaz Y,Korkut M,et al. Cavernous hemangioma in a child presenting with hemichorea:response to pimozide[J]. J Child Neurol,2001,16:685-688.

4. Donmez B,Cakmur R,Uysal U,et al. Putaminal cavernous angioma presenting with hemichorea[J]. Mov Disord,2004,19:1379-1380.

5. Cardoso F,Seppi K,Mair KJ,et al. Seminar on choreas[J]. Lancet Neurol,2006,5:589-602.

病例 7　致恶性肿瘤样脑水肿的硬脑膜动静脉瘘 1 例

李林昕,董强,黄磊,鲁刚,曹文杰

【关键词】　动静脉瘘;脑出血;脑水肿

1　病例简介

患者男,65 岁,因"左侧口角流涎 2 个月余,左侧肢体无力 12 日"于 2008 年 12 月 5 日以"脑出血"收入我院。

现病史:患者在起病前 2 个月(2008 年 9 月 14 日)出现左侧口角歪斜、流涎,伴吞咽困难,外院颅脑 CT 示"右侧颞顶叶脑出血",予脱水降颅压处理后流涎及吞咽困难明显改善,无头痛等不适(图 4.7-1)。入院前 12 日(11 月 24 日),患者晨起觉左上肢不能抬起,走路向左倾倒,颅脑 MRI 示"右侧大脑半球额颞顶叶大片长 T_1 信号、长 T_2 信号",为求进一步诊治收入我院。

既往史:患者有高血压病史 10 余年,间断口服尼群地平,血压控制平稳。有右耳"中耳炎"史。否认糖尿病、心脏病史;无吸烟、饮酒等嗜好。

入院查体:一般情况可,心肺无特殊,外周血管未及血管杂音;双上肢血压 130/80mmHg,左侧鼻唇沟浅,伸舌左偏,左侧上肢肢体肌力 4$^+$,下肢 4$^-$,左侧病

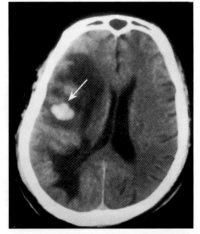

图 4.7-1　颅脑 CT 示右侧颞顶叶片状高密度出血影,周围可见指样低密度水肿影(箭头)

理征未引出。颈部无抵抗,Kernig 征阴性。

实验室检查:患者查血常规、肝肾功能、血脂、血糖、凝血功能、血管炎指标及同型半胱氨酸等均未见明显异常。

MRI(2008 年 12 月 1 日):示右侧大脑半球额颞顶叶大片长 T_1 信号、长 T_2 信号,呈指样改变,提示右侧半球额颞顶叶水肿;DWI 低信号,中央少许高信号,增强后病灶边缘轻度强化(图 4.7-2)。

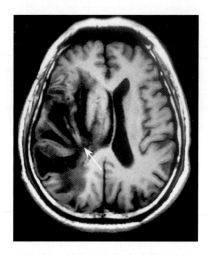

图 4.7-2　栓塞术前颅脑横断面 MRI(T_1WI)示右侧大脑半球额颞顶叶大片长 T_1 信号(箭头),侧脑室受压明显,中线移位

磁共振波谱成像(MRS):示胆碱(Choline,Cho)峰/N-乙酰天门冬氨酸(N-acetyl aspartate,NAA)峰(Cho/NAA)<1,诊断肿瘤依据不足。

DSA(2008 年 12 月 19 日):示动脉期右侧枕部动静脉直接沟通,供血动脉为右侧枕动脉分支,通过侧裂静脉及皮层静脉引流向上矢状窦,实质期显影较左侧延迟 2 秒,各静脉窦未见明显异常(图 4.7-3)。

诊断:右侧枕部硬脑膜动静脉瘘(dural arteriovenous fistula,DAVF)Cognard Ⅲ型。

诊疗经过:2008 年 12 月 24 日在局麻下行"右侧枕部 DAVF 栓塞术"治疗,术中经股动脉行颈外系统造影,血管内 Onyx 胶栓塞枕部硬脑膜动静脉瘘口,术后 DSA 证实瘘口已消失,予以补液对症治疗,患者无不适主诉,住院期间左侧肢体无力逐渐好转,予以出院随访(图 4.7-4)。2009 年 2 月 15 日门诊复查颅脑 MRI,右侧半球额顶颞叶水肿已基本吸收,未见复发,患者左侧肢体肌力已恢复 5 级,生活完全自理(图 4.7-5)。

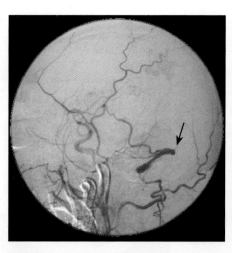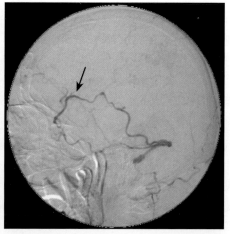

图 4.7-3　栓塞术前右侧颈外动脉矢状位 DSA 示右枕部动静脉直接沟通,供血动脉为右侧枕动脉分支,通过侧裂静脉以及皮质静脉引流向上矢状窦(左侧箭头所示为瘘口,右侧所示为侧裂静脉)(箭头)

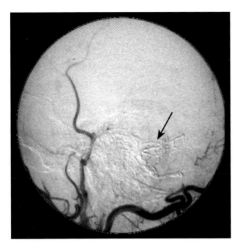

图 4.7-4　栓塞术后右侧颈外动脉矢状位 DSA
示瘘口消失（箭头所示为原瘘口处）

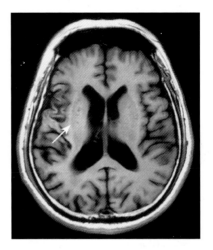

图 4.7-5　栓塞术后颅脑横断面 MRI
（T_1WI）示右侧额、颞、顶叶水肿已完全
吸收（箭头）

2　讨论

DAVF 是指颅内动静脉之间借助于异常通道发生的一种异常动静脉分流，约占颅内脑血管畸形的 10%～15%[1]，其中皮层静脉引流的 DAVF 占中枢神经系统 DAVF 的 22%[2]。Cognard 分类法将其分为 5 型[3]：Ⅰ型，DAVF 位于主要静脉窦内，血流顺行；Ⅱ型，DAVF 位于主要静脉窦内，血液逆行入窦（Ⅱa）、血流逆行入皮质静脉（Ⅱb）或两者均有（Ⅱa+b）；Ⅲ型，直接由皮质静脉引流，不伴有静脉扩张；Ⅳ型，直接由皮质静脉引流，伴有静脉扩张；Ⅴ型，由脊髓静脉引流。本例患者属于乙状窦-横窦区 Cognard Ⅲ型 DAVF，以颅内出血及右侧大脑中动脉区静脉引流受阻为主要表现，普通 MRI 上与肿瘤难以鉴别。文献报道Ⅲ型 DAVF 出现颅内出血、颅高压等急性神经系统症状的比例约为 27%[3]。

DAVF 因部位及引流静脉的不同表现形式多样，与肿瘤相似。可无临床症状；亦可表现为头痛（50%）、恶心、呕吐、耳鸣或耳后杂音（62.5%）等非侵袭性症状；或表现为侵袭性症状如颅高压（50%）、癫痫、精神症状、颅内出血（62.5%）和静脉系统梗死[4]。典型 MRI 平扫可见广泛、散在的血管流空影，增强后为点状、条索状的血管增强影，与肿瘤常见的团块状明显强化不同。在魏娜等[5]统计的 32 例 DAVF 患者中，3 例出现与此例患者相似的 MRI 表现，即 T_1WI 低信号、T_2WI 高信号，增强后见病灶边缘不规则强化，但均以双侧病变多见。

此例患者以神经系统局灶性缺失症状为首发表现，影像学上表现为颅内出血，伴有明显恶性肿瘤样水肿即指样水肿，但其增强 MRI 及 MRS 均提示肿瘤证据不足。由于患者病灶符合大脑中动脉区分布，遂行 DSA 检查，示病灶侧大脑中动脉及同侧静脉显影均较健侧减慢，其恶性肿瘤样脑水肿与 DAVF 造成皮层引流静脉内压力增高，影响中动脉区正常血流动力学有关。动静脉通过瘘口直接相通后，由于瘘口血流大量高速漏入引流静脉及静脉窦，一方面造成正常脑供血区低灌注致缺血缺氧，另一方面静脉血动脉化，静脉系统压力异常增高，回流受阻，导致脑水肿、颅内高压和脑出血。Iwama 等[6]运用正电子体层扫描（positron emission tomography，PET）在 10 名 DAVF 患者中证实，脑缺血缺氧区和血管造影上逆行经皮层静脉引流、脑实质血液循环延迟区相吻合。

DAVF 的病因及发病机制尚不明确。据文献报道,可能与先天性胚胎发育不良、静脉窦血栓形成、头颅外伤、手术、炎症及激素改变等因素有关。本例患者的病因尚不明确,推测可能与患者既往右耳中耳炎病史相关。

DAVF 是临床上少见的血管畸形,但其存在潜在的危险性。对于颅内出血合并指样水肿或水肿难以吸收的患者,若其病灶符合动脉分布区,颅脑 MRI 增强及 MRS 不符合肿瘤改变时,应考虑到 DAVF 的可能,建议行 DSA,尤其是颈外系统造影检查进一步明确诊断和治疗方案。

专家点评————————————————————————张晓龙

这是 1 例影像学表现比较特殊的硬脑膜动静脉瘘。患者颅脑 CT 及 MRI 提示颅内小血肿及血肿周围类似恶性肿瘤样的指样水肿,右侧基底节区及侧脑室受压明显并伴有中线轻度移位。这种影像学表现往往提示恶性肿瘤伴瘤内出血,此患者表现为慢性病史,极易误诊。双侧半球类似水肿的硬脑膜动静脉瘘比较常见,这种单侧影像学表现的硬脑膜动静脉瘘较罕见。其机制同样是正常脑静脉回流障碍。瘘口被栓塞后不到 2 个月时间,受损脑组织大部分恢复。这提示我们颅脑 CT 或 MRI 增强有肿瘤样水肿表现的病例应该考虑行全脑血管造影以除外硬脑膜动静脉瘘。

参考文献

1. Newton TH, Cronquist S. Involvement of the dural arteries in intracranial arteriovenous malformations[J]. Radiology, 1969, 93:1071-1078.

2. van Rooij WJ, Sluzewski M, Beute GN. Dural arteriovenous fistula with cortical venous drainage: incidence, clinical presentations, and treatment[J]. Am J Neuroradiol, 2007, 28:651-655.

3. Cognard C, Gobin YP, Pierot L, et al. Cerebral dural arteriovenous fistulas: clinical and angiographic correlation with a revised classification of venous drainage[J]. Radiology, 1995, 194:671-680.

4. 张海鸥, 胡俊, 尹卫. 硬脑膜动静脉瘘的临床及影像学特征[J]. 中风与神经疾病杂志, 2005, 22:407-409.

5. 魏娜, 施磊, 张玉梅. 硬脑膜动静脉瘘的影像学分析[J]. 中国卒中杂志, 2009, 4:572-275.

6. Iwama T, Hashimoto N, Takagi Y, et al. Hemodynamic and metabolic disturbances in patients with intracranial dural arteriovenous fistulas: positron emission tomography evaluation before and after treatment[J]. J Neurosurg, 1997, 86:806-811.

病例 8 颈胸段脊髓动静脉畸形 1 例

肖国栋,曹勇军,靳勇,刘慧慧,罗蔚锋,赵合庆,刘春风

【关键词】 脊髓;动静脉畸形;血管内治疗

1 病例简介

患者男,37 岁,因"胸腰束紧感伴双下肢乏力、排尿困难 12 小时"于 2007 年 8 月 17 日收入院。患者于 12 小时前工作时突感胸腰部束紧感,双下肢无力,以左下肢为甚,并伴有排尿困难,无呼吸困难,无胸闷、心悸,来我院急诊就医,考虑为脊髓病变,遂收入我科。

既往史：患者于发病 10 日前有从高处坠落病史，从 2m 高处坠落，背部着地，当时无双下肢瘫，无感觉障碍，亦无大小便潴留。否认有胸腰部疼痛发作病史。

查体：神志清楚，言语流利，双瞳孔等大等圆，直径 3mm，对光反射灵敏，眼球活动充分，无眼震，双侧面纹、额纹对称，双侧软腭上抬有力，悬雍垂居中，伸舌居中。双上肢肌力正常，右下肢肌力 3 级，左下肢肌力 1～2 级。左腹壁反射迟钝，提睾反射阴性。双侧跟膝腱反射稍亢进，双侧 Babinski 征(+)，右下肢痛觉减退，左下肢痛觉较右下肢稍敏感，胸 4 平面以下痛温觉障碍，双侧音叉振动觉和关节位置觉存在。颈软，Kernig 征、Brudzinski 征阴性。

辅助检查：凝血酶时间 9.7 秒(正常值 10～18 秒)，国际标准化比值(international normalized ratio，INR)0.85，部分活化凝血酶原时间 18.9 秒(正常值 22～36 秒)；血常规、尿常规、肝功能、肾功能、血糖均正常。腰穿压力为 70mmH$_2$O，无色清亮，脑脊液常规：白细胞：0 个/μl，红细胞：770 个/μl，蛋白：0.89g/L，糖及氯化物均正常。脊髓 MRI 示：胸 1 椎体水平椎管增宽，蛛网膜腔隙变窄，脊髓呈梭形增粗，局部可见团片状等长 T$_1$、长或短 T$_2$ 混杂信号灶，病灶边界欠清晰，范围约 55mm，正常脊髓结果显示不佳，病灶以上水平脊髓中央管扩张，病灶上、下水平脊髓内可见片状、线样等长 T$_1$、长 T$_2$ 信号影。静脉注射钆-喷酸葡胺(Gadolinium-diethylene triamino pentaacetic acid，Gd-DTPA)增强后，病灶呈斑片、点条状明显强化，不均匀强化，内部可见点线样未强化区，病灶边缘欠规整，病灶周围脊髓表明可见线样高强化影(图 4.8-1)。DSA 检查：双椎动脉、甲状颈干选择性造影确诊为脊髓动静脉畸形(arteriovenous malformation，AVM)，责任血管主要为左甲状颈干(供血占 90% 以上)，次为左椎动脉(供血不足 10%)(图 4.8-2)。

诊断：颈胸段脊髓 AVM。

治疗：患者在完善相关检查后，行介入颈胸段脊髓 AVM 栓塞术。术中主要采用 α-氰基丙烯酸异丁酯胶(Glubran)栓塞责任血管。栓塞后供血动脉闭塞，胶混合物在血管团内沉积良好，栓塞后造影畸形血管团染色不明显(图 4.8-3)。介入栓塞后，患者双下肢肌力恢复良好，住院 2 周后出院。一年后随访患者已能独立行走，未再复发。

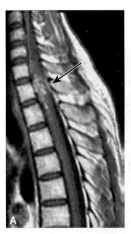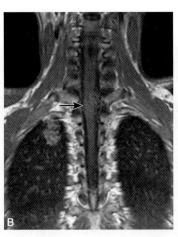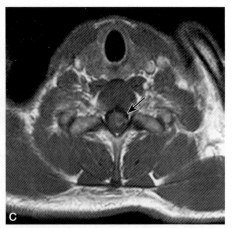

图 4.8-1 脊髓 MRI 示 T$_1$椎体水平椎管增宽，蛛网膜腔隙变窄，脊髓呈梭形增粗，局部可见团片状 T$_1$WI 等低、T$_2$WI 高低混杂信号灶(箭头)

A. 矢状位 T$_2$序列；B. 冠状位 T$_1$序列；C. 水平位 T$_1$序列

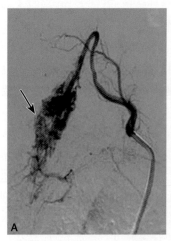
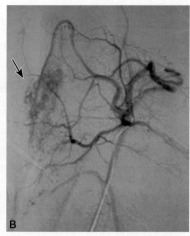
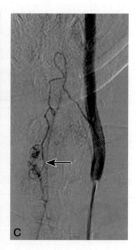

图 4.8-2　DSA 检查所示颈胸段脊髓动静脉畸形
A、B. 左甲状颈干,供血占 90% 以上(箭头);C. 左椎动脉,供血不足 10%(箭头)

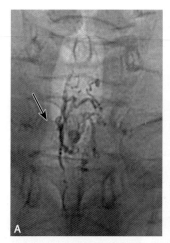
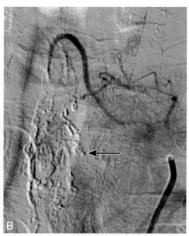

图 4.8-3　Glubran 胶栓塞责任血管后 DSA 检查
A. 胶混合物在血管团内沉积良好(箭头);B. 畸形血管团显影不明显(箭头)

2　讨论

　　脊髓血管畸形是一种先天性血管发育异常所形成的一类病变,临床比较少见。由于影像诊断技术的发展,对该病的诊治水平得到了显著提高。在脊髓血管畸形中,以 AVM 例数最多。多数患者于中青年发病。发病形式多样,可以是突然起病,症状反复出现,亦或逐渐出现症状。脊髓 AVM 最常发生于胸腰段,其次为胸段、颈段。脊髓血管畸形临床症状的病理基础主要为三方面:①脊髓的血流通过畸形血管被大量分流,盗血作用使脊髓缺血而功能受损,因而引起的临床表现是渐进的。②畸形血管破裂出血及血栓形成,临床表现为突然起病或症状突然加重,在脊神经支配区突然剧烈的疼痛,出血部位水平以下的神经功能缺失。文献报告这种畸形血管破裂所导致的出血占脊髓蛛网膜下腔出血(SAH)的 30% 左右[1]。③畸形血管对脊髓的压迫作用可致亚急性脊髓病变,大部分患者有不同程度的肢力减弱或瘫痪,常自动好转,但不久又复发[2]。本病例中,患者起病急,并呈脊髓横断损伤表现(深感觉保留),在没有完善影像学检查之前,尤其是 MRA 和 DSA 检查,需与急性脊髓炎、脊髓占位鉴别。患者脑脊液检查压力为 70mmH_2O,白细胞 0 个/ml,红细胞 770 个/ml,蛋白 0.89g/L。脑脊液检查提示为非炎症病变,红细胞存在可能穿刺损伤引起,而蛋白稍高于正常可能与椎管不完全梗阻有关。本病例中,脊髓损伤没有进行性加重,在保守治疗 1 周左右,双下肢肌力恢复到 4 级强。而急性脊髓炎、脊髓占位在未对因处理之前一般不会有明显好转表现。

脊髓血管畸形分类较为复杂,各国学者根据脊髓血管畸形及血管瘤组织病理学、病变部位及供血特点提出多种分类方法。Spetzler 等[3]基于病生理、神经影像学特征及手术所见和神经解剖,将脊髓血管畸形按 3 级分类,分为肿瘤性血管病变、动脉瘤和动静脉病变。动静脉病变包括动静脉瘘(arteriovenous fistula,AVF)和 AVM,再按照病变部位继续分为不同的亚型。目前,综合 DSA、CT 及 MRI 检查所见,从治疗学角度将脊髓血管畸形分为[4]:①椎管内 AVM:包括 a. 髓内 AVM;b. 髓周硬膜下 AVF;c. 硬脊膜 AVF。②海绵状血管瘤:包括 a. 椎体海绵状血管瘤;b. 髓内海绵状血管瘤。③复合性 AVM:包括 a. 椎管节段性血管瘤病(Cobb 综合征);b. 播散性血管瘤病(Osler-Weber-Rendu 综合征)。

MRI 为该病的重要筛选工具。它能显示扩张的蚯蚓状畸形血管流空影及病灶,可明确病变的部位、有无合并出血、水肿等改变。可以初步鉴别髓内外 AVM,尤其对隐匿性 AVM 和海绵状血管瘤的诊断优于 DSA[5]。尽管 MRI 对于脊髓血管畸形的诊断具有较高价值,但其确诊仍需要 DSA。它可清晰显示畸形血管及供血动脉和引流静脉,明确血管畸形的类型是否为 AVF 或 AVM、畸形的部位,DSA 是脊髓血管畸形分型及选择治疗方案的依据。因此,MRI 与 DSA 相互结合,相互补充,不仅可以明确诊断,并可以为具体治疗提供依据和指导。

对于脊髓 AVM 的治疗,应尽量在其未对脊髓造成永久性损害之前确定诊断并及时进行外科手术或血管内栓塞治疗。治疗的原则是在不损伤脊髓供血动脉与引流静脉前提下,去除畸形血管团或闭塞瘘口,将治疗中脊髓的损伤减少到最小。治疗方法包括畸形供血动脉的结扎、畸形血管的切除和血管内栓塞治疗。如为由单根动脉供血的畸形血管,通过结扎供血动脉可取得较好的效果。通过显微外科手术直接切除畸形血管也是一种十分可靠的治疗方法,但对于髓内血管畸形直接切除较困难。血管内栓塞治疗是较常用的治疗方法,通过微导管将栓塞剂注入阻塞供血动脉,减少畸形血管的供血,从而减轻对脊髓的损害[6]。本病例即为脊髓内 AVM,应用胶混合物对其进行栓塞,手术创伤小,并且栓塞较彻底,术后患者功能恢复较好。

专家点评 ——————————罗蔚锋

脊髓血管畸形并非常见病,发病年龄以青壮年多见,它具有起病隐匿、早期诊断困难和致残率高等特点,有近 20% 的死亡率。选择性血管造影技术(DSA)的合理应用可提高本病诊断的准确率,并为进一步的手术或血管内治疗提供参考。本例患者先从临床症状和体征初步定位,再通过磁共振检查核实病变位置,初步怀疑为血管畸形,最终通过 DSA 技术明确为颈胸段脊髓动静脉畸形。血管构筑学分析发现供血动脉包括左侧甲状颈干和椎体动脉的脊支分别通过脊髓前、后动脉供血。由于左侧甲状颈干的脊支供血占主体,供血动脉粗大,为血管内治疗提供了良好入路,栓塞效果良好,1年后复查未复发。因颈段脊髓供血复杂,该患者又存在椎动脉的细小脊支通过脊髓后动脉少量供血现象,仍应坚持长期随访,警惕复发。

参考文献

1. 高宗恩,支兴龙,吴浩.脊髓蛛网膜下腔出血的病因与诊断[J].中国脑血管病杂志,2006,3:419-424.
2. 杨期东.神经病学[M].北京:人民卫生出版社,2002,265-266.
3. Spetzler RF, Detwiler PW, Riina HA, et al. Modifiedclassification of spinal cord vascular lesions[J]. J Neurosurg,2002,96:145-156.
4. Marsh WR. Vascular lesions of the spinal cord:history and classification[J]. Neurosurg Clin N Am,1999,10:1-8.
5. Binkert CA, Kollias SS, Valavanis A. Spinal cord vascular disease:characterization with fast three-dimensional contrast-enhanced MR angiography[J]. AJNR,1999,20:1785-1793.
6. Morgan MK. Outcome from treatment for spinal arteriovenous malformation[J]. Neurosurg Clin N Am,1999,10:113-119.

病例9 以反复抽搐及头痛为主要表现的脊髓血管畸形1例

杨光,邹丽萍,王君,李宝民

【关键词】 血管,脊髓;畸形;蛛网膜下腔出血;抽搐

1 病例简介

患儿,女,10岁,因"3个月内抽搐2次"于2010年10月23日入本院儿内科。患儿于入院前3个月(2010年7月21日),无明显诱因出现头痛,头痛后出现抽搐,抽搐表现为意识丧失、双眼紧闭、头后仰、全身僵直、双手握拳屈曲、小便失禁,持续约1～2分钟后自行缓解,缓解后意识清楚、全身发软,伴呕吐数次,为非喷射性,呕吐物为胃内容物,发病1天后出现头痛、腰背部疼痛,不伴有发热、腹泻。就诊于当地医院,查颅脑MRI及MRA未见明显异常,行腰椎穿刺术未成功,给予地塞米松及其他药物(具体不详)治疗后好转,未再出现抽搐及头痛。本次入院前3天(2010年10月20日)患儿诉咽痛,无发热、呕吐、腹泻,自服小儿氨酚烷胺颗粒治疗,于当日夜间再次出现抽搐,表现同前,抽搐后亦出现头痛、呕吐及颈项强直,就诊于某市级儿童医院,查颅脑CT检查(图4.9-1),显示"脑室系统饱满,双侧脑室后角室管膜下血管影显著,余颅脑平扫未见异常";血常规、血生化及血气分析检查均未见明显异常。给予头孢甲肟、甘露醇、布洛芬等治疗,仍有间断头痛,为求进一步诊治就诊于本院,门诊以"抽搐原因待查"收入院。

既往史:患儿于2007年因发现右侧腹股沟包块行超声检查,诊断为"血管瘤",未行任何处理。否认肝炎、结核、疟疾病史,否认手术、外伤、输血史,否认食物、药物过敏史,按当地防疫部门要求预防接种。

入院查体:体温36.6℃,脉搏92次/分,呼吸20次/分,血压105/68mmHg,体重37kg。

神志清,精神可,对答自如,吐字清晰。全身皮肤未见皮疹及出血点,右腹股沟可触及约3cm×3cm肿物、无触痛及活动、质软,浅表淋巴结未及肿大,双瞳孔等大等圆,对光反射灵敏,粗测视力正常,咽无充血,头后仰,颈项强直。双肺呼吸音清,未闻及啰音,心腹查体未见异常,四肢肌力、肌张力正常,Kernig征、Brudzinski征阳性,双侧Babinski征阴性。

辅助检查:血常规(2010年10月21日):白细胞$10.86×10^9/L$,中性粒细胞0.83,血红蛋白129g/L,血小板$301×10^9/L$。颅脑CT平扫(2010年10月25日,图4.9-2):脑室系统饱满,双侧脑室后角室管膜下血管影显著,余颅脑平扫未见异常。超声(小器官)(2010年8月3日)检查结果:右侧髂腰肌内、髂外动静脉周围及腹股沟区皮下大片蜂窝状无回声区,考虑血管瘤。

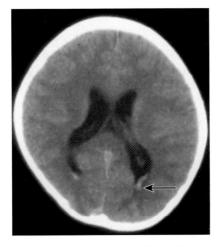

图4.9-1 首次颅脑CT检查(外院,2010年10月20日):脑室系统饱满,双侧脑室后角室管膜下血管影显著(箭头),余颅脑平扫未见异常

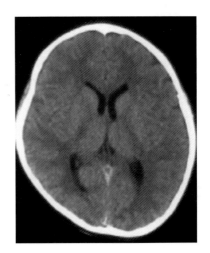

图4.9-2 第二次颅脑CT检查(2010年10月25日):未见明显脑室及蛛网膜下腔出血

入院时诊断:抽搐原因待查、右侧腹股沟区血管瘤。

诊疗经过:入院后行腰椎穿刺术,连续留取3管脑脊液,均为淡红色血性脑脊液,脑脊液化验结果除外中枢神经系统感染。2010年10月28日晚19时40分患儿站立中诉腿疼,平卧后再次出现抽搐,表现为口吐白沫、双手握拳、双上肢屈曲、颈部强直,并有意识障碍。予吸氧、镇静止惊、改善脑水肿等对症治疗,仍反复抽搐多次。急诊行颅脑CT检查,示脑室及蛛网膜下腔少量出血(图4.9-3)。遂由儿内科转神经外科治疗。转科后行全脑全脊髓血管造影提示:T_{11}~L_2脊髓血管畸形(图4.9-4)。遂于2010年11月10日在全麻下行T_{11}~L_2脊髓畸形血管团切除+椎板扩大成形+硬膜修补术。术后给予脱水、抗炎、止血、补液、支持、神经营养、激素等治疗后患者意识逐渐转清,未再抽搐,病情稳定出院。

出院诊断:T_{11}~L_2脊髓血管畸形;蛛网膜下腔出血、脑室内出血;继发性癫痫;右侧腹股沟血管瘤。

2 讨论

脊髓血管畸形为先天性发育异常,约占中枢神经系统全部血管畸形的16.5%,男女之比为3:1。以青年和中年人多见,儿童少见[1]。大多位于硬脊膜下及脊髓内外,胸段受累最

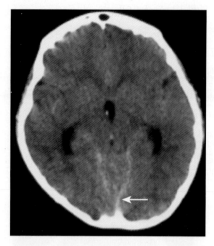

图 4.9-3　第三次颅脑 CT 检查(2010 年 10 月 28 日)：脑室及蛛网膜下腔少量出血(箭头)

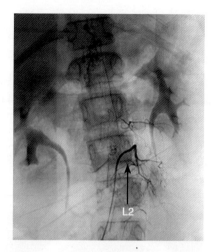

图 4.9-4　全脑全脊髓血管造影(2010 年 10 月 29 日)提示：T_{11} ~ L_2 硬脊膜动静脉瘘(箭头)

多,其次为腰骶段,颈段受累者较少。临床上可出现突然头颈或腰骶部疼痛、不完全性或完全性截瘫或四肢瘫,截瘫具有缓解期是其特征性表现。约有 15% 的脊髓血管畸形患者以蛛网膜下腔出血为首发症状,并可反复发作,其出血灶发生在脊髓,一般除出血症状外常造成急性截瘫。临床表现为突发的背痛、颈痛或肢痛,旋即出现截瘫,并有膀胱功能障碍及脑膜刺激征,当出血进入颅内蛛网膜下腔亦可有意识障碍及其他脑损害表现。如脊髓症状不明显时,往往误诊为蛛网膜下腔出血[2]。

本例患儿以反复抽搐为首发症状,脊髓症状不明显,虽在外院曾行颅脑 CT 检查,但因为出血量较少考虑为血管影未予重视,头 CT 报告未提示有颅内出血。住院后行腰穿脑脊液呈淡淡的红色,术者考虑是损伤。入院后的颅脑 CT 报告正常(见图 4.9-2)。患儿入院第 5 天活动后很快出现抽搐、意识障碍,再次复查 CT(见图 4.9-3),显示脑室及蛛网膜下腔少量出血。急转神经外科后行全脑全脊髓血管造影提示：T_{11} ~ L_2 脊髓血管畸形。

本例入院前反复抽搐起病,考虑每次出血量不多,随着出血吸收,症状缓解。入院后根据患儿脑膜刺激征、血性脑脊液及颅脑 CT 检查不能除外蛛网膜下腔出血。行全脑血管造影术未发现颅内血管畸形,继续向下行脊髓血管造影证实为胸腰段脊髓血管畸形致脊髓蛛网膜下腔出血并反流入脑室系统和蛛网膜下腔导致抽搐和意识障碍。

根据血管造影的表现,通常将脊髓血管畸形分为 4 型：髓内动静脉畸形、膜内髓周动静脉瘘、硬脊膜动静脉瘘和混合型动静脉畸形[3]。临床上以硬脊膜动静脉瘘最常见,是指在神经孔处硬脊膜上多发的动静脉瘘,动脉供血主要来源于节段性动脉的硬膜分支,静脉回流至脊髓的冠状静脉丛,静脉引流主要位于脊髓背侧,可贯穿脊髓全长。发病机制主要为静脉高压引起脊髓及神经根淤血、水肿。脊髓盗血、血栓形成、畸形血管局部占位、静脉高压以及出血均可有如下表现：后背及神经根痛、截瘫、横贯性感觉障碍、括约肌功能及性功能障碍,而蛛网膜下腔出血、腹壁牵涉痛等少见[4]。本例患儿脊髓血管造影表现符合硬脊膜动静脉瘘,之所以无截瘫等表现,可能与出血量少、畸形血管团尚未对脊髓造成明显压迫有关。

脊髓血管畸形可以通过手术和(或)栓塞手段进行根治。在脊髓血管畸形未对脊髓造成永久性损害之前能够确定诊断并及时早期治疗是获得良好疗效的关键。其基本的治疗原则是去除或闭塞畸形团及瘘口,不损伤供血动脉和引流静脉,且对脊髓组织的损伤要降到最低。治疗方法包括畸形供血动脉的结扎、畸形血管的切除和血管内栓塞治疗。通过显微外科手术直接切除畸形血管也是一种十分可靠的治疗方法,但对于髓内血管畸形直接切除较困难。血管内栓塞治疗是较常用的治疗方法,通过微导管将栓塞剂注入阻塞供血动脉,减少畸形血管的供血,从而减轻对脊髓的损害[5]。

专家点评————————————————王立文

　　抽搐是儿童期常见的神经系统症状之一,其病因复杂,本例所示的由脊髓血管畸形导致反复蛛网膜下腔出血所致的抽搐更为少见。本文作者以患儿抽搐为主线,同时紧紧抓住患儿抽搐后腰背部疼痛、站立时腿痛及抽搐发作后头痛、呕吐、颈项强直、右侧腹股沟区血管瘤临床症状及体征,及时作相应的检查(脑脊液、脊髓血管造影),确定了诊断并治疗。该文提示:对抽搐发作儿童,要重视抽搐发作伴随的其他症状。

参考文献

1. Song D,Garton HJ,Fahim DK,et al. Spinal cord vascular malformations in children[J]. Neurosurg ClinN Am,2010,21:503-510.

2. Guo LM,Zhou HY,Xu JW,et al. Dural arteriovenousfistula at the foramen magnum presenting with subarachnoid hemorrhage:case reports and literature review[J]. Eur J Neural,2010,17:684-691.

3. Krings T,Lasjaunias PL,Hans FJ,et al. Imaging in spinal vascular disease[J]. Neuroimaging Clin N Am,2007,17:57-72.

4. Narvid J,Hetts SW,Larsen D,et al. Spinal dural arterio venous fistulae:clinical features and long-term results[J]. Neurosurgery,2008,62:159-166.

5. Kalani MY,Ahmed A,Martirosyan NL,et al. Surgical and endovascular treatment of pediatric spinal arteriovenous malformations[J]. World Neurosurg,2011,78(3-4):348-354.

五、脑血管病相关并发症或伴随症状

病例 1　皮层下型脑分水岭梗死合并癫痫发作 1 例

毛锐,靳令经,聂志余

【关键词】　脑梗死;癫痫

1 病例简介

患者男,79 岁,急诊以"右侧肢体轻度活动不利伴发作性双目无神 19 日"于 2009 年 2 月 12 日入院。

现病史:2009 年 1 月 25 日晚轻微活动中突发意识丧失、面色苍白,当时无肢体抽搐、两便失禁、两眼上翻,约 10 分钟自行清醒,立即来我院急诊,行颅脑 CT 检查为多发性腔隙性脑梗死(图 5.1-1),给予阿司匹林抗血小板聚集和改善循环治疗,回家后出现持续性右侧肢体轻度活动不灵,反应迟钝。并有反复发作性双目无神、呼之不应、不能言语、右侧肢体屈曲僵硬,不能活动,每次持续 7 ~ 8 分钟后自行缓解,发作后无不适,无胸闷、心悸,共发作 10 余次,频率呈增加趋势,为进一步诊治收住入院。

既往史:患者有"高血压"病史 5 ~ 6 年,不规律服降压药,血压控制不佳,否认"糖尿病、心脏病"病史。

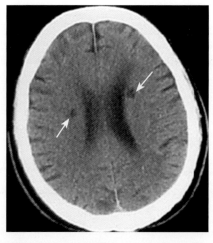

图 5.1-1　首诊颅脑 CT 示左侧尾状核头部腔隙性梗死(箭头)

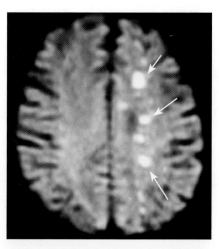

图 5.1-2　颅脑 MRI 检查示左侧皮层下型急性脑分水岭梗死(箭头)

入院查体:右侧血压 190/110mmHg,左侧血压 180/105mmHg。神清,反应迟钝,对答切题,双瞳等大等圆,双眼活动不合作,双侧鼻唇沟对称,伸舌居中,右侧肢体肌力 4 级,左侧肢体肌力 5⁻ 级。四肢肌张力基本正常,右侧 Chaddock 征(+)。双侧针刺觉对称存在。共济运动不合作。

辅助检查:急诊颅脑 MRI 示左侧急性皮层下型脑分水岭梗死,两侧半卵圆区、基底节区多发陈旧性腔隙性梗死(图 5.1-2),2009 年 2 月 13 日颈部磁共振血管成像(MRA)示右侧颈内动脉起始段硬化、斑块形成伴管腔狭窄(图 5.1-3),脑血管 MRA 示两侧大脑前动脉、左侧大脑中动脉、大脑后动脉、双侧椎动脉多发不均匀狭窄(图 5.1-4);颈部血管超声示双侧颈动脉硬化伴斑块形成,双侧颈总动脉阻力指数增高、左侧椎动脉阻力指数增高、血流速度明显降低;脑电图示两半球出现较多 θ 波及少量 2~3 次/秒 δ 波,可见散在尖慢波样痫样放电(图 5.1-5)。

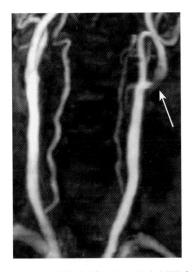

图 5.1-3 颈部血管 MRA 示左侧颈内动脉起始段硬化斑块形成伴管腔狭窄(箭头)

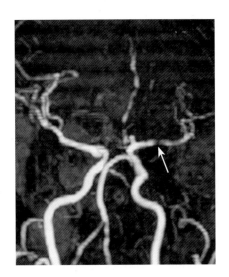

图 5.1-4 脑血管 MRA 示左侧大脑中动脉明显狭窄(箭头)

入院诊断:急性左皮层下型脑分水岭梗死,陈旧性多发性腔隙性脑梗死,多发性脑动脉狭窄;症状性癫痫;高血压 3 级,极高危组。

诊疗经过:患者入院后予以阿司匹林抗血小板聚集,低分子肝素抗凝,洛伐他汀、普罗布考稳定斑块,改善血液循环等治疗后,发作明显减少,入院 1 周后发作终止。随访 3 个月,患者未再有类似发作。

2 讨论

急性卒中是老年人继发性癫痫的重要原因之一,文献报道中风后癫痫发生率为 4.4%~17%。1986 年,我国六大城市流行病学调查表明 16.4% 的老年性癫痫由卒中引起[1]。卒中部位与癫痫的发生密切相关,脑叶病变发生癫痫的比例明显高于基底节区病变,卒中后继发癫痫以皮层病灶为主,位于基底节的发生率为 3.62%[2]。脑分水岭梗死又称边缘带梗死,是指相邻 2 条或 3 条脑动脉供血交接区或大脑前、中、后动脉与基底节区深穿动脉供血的边缘带局限性缺血造成的梗死,临床上多表现为认知功能障碍、轻偏瘫、轻度构音障碍等[3],脑分水岭梗死后可发生再次分水岭梗死[4],但未见急性皮层下型脑分水岭梗死引起癫痫的报道。本例经颅脑 MRI 确诊为急性左侧皮层下型脑分水岭梗死,合并反复发作性双目无神、不

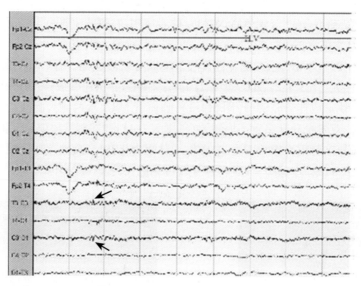

图 5.1-5　脑电图示两半球出现较多 θ 波及少量 2 ~ 3 次/秒 δ 波，
可见散在尖慢波样痫样放电（箭头）

能言语、右侧肢体屈曲僵硬，不能活动，每次持续 7 ~ 8 分钟后自行缓解，脑电图发现有散在尖慢波样痫样放电，癫痫诊断明确。

　　急性脑梗死所致癫痫是由于脑组织缺血、缺氧[5]，导致钠泵衰竭，钠离子大量进入神经细胞，使细胞膜的稳定性发生改变，出现过度去极化，并向周围扩散所致，脑梗死灶周围神经细胞供血不足及代谢障碍成为痫样放电的根源。卒中并发癫痫的细胞病理改变可表现为 γ-氨基丁酸抑制不足或减少，因脑组织对葡萄糖及其底物利用受到限制，可导致 γ-氨基丁酸减少，神经元突触后膜的抑制性作用减少，星形胶质细胞增生，使细胞外液钾浓度及 pH 调节失常，产生膜电位变化[6]。在晚期虽然水肿消退，局部循环改善，但神经元的变性、胶质增生仍可能导致癫痫发作[7]。

　　本例颅内动脉有多发的动脉硬化狭窄，由于动脉狭窄引起持续的脑分水岭区供血不足，由此导致皮层下型脑分水岭梗死，分析脑低灌注的区域可能很大，累及皮层，由此诱发癫痫。有文献报道深部梗死灶虽从 CT 等检查所见病灶是在皮层下或基底节区，但单光子发射型计算机断层显像仪（single photon emission computed tomography，SPECT）核素显像检查可以发现皮层区域广泛缺血[8]。基底节区梗死伴发癫痫者，灌注 CT 常可发现皮层区域的缺血。有人认为缓慢进展的颈内动脉系统闭塞疾病是癫痫发作的独立危险因素[9]。

　　本例患者在首诊时未能诊断癫痫，其后有反复多次癫痫发作。入院确诊后，经抗血小板聚集、抗凝、稳定斑块及改善血液循环等治疗，虽未行抗癫痫治疗，但患者发作终止。分析是经过 1 周的抗栓和改善循环治疗，大脑皮层缺血得到改善，代谢水平恢复到正常。这提示我们对于急性分水岭性脑梗死合并癫痫发作，可不用或短期使用抗癫痫药物，而首先以改善脑缺血为主。

专家点评━━━━━━━━━━━━━━━━━━━━━━━━━━━━丁成赟

　　卒中后癫痫发作或癫痫是老年癫痫患者最常见的病因，且以累及皮层区域的卒中更易产生卒中后癫痫发作或癫痫。该文报道1例79岁高龄脑梗死病例,影像学显示既往存在陈旧性脑梗死病灶。从患者入院时的临床症状看:"回家后出现持续性右侧肢体轻度活动不灵,反应迟钝,并有反复发作性双目无神、不能言语、右侧肢体屈曲僵硬,不能活动,每次持续7~8分钟后自行缓解,发作后无不适,无胸闷、心悸,共发作10余次,频率呈增加趋势";当时颅脑MRI检查结果为"左侧额、颞叶、顶叶多发急性脑梗死,两侧半卵圆区、基底节区多发陈旧性腔隙性梗死"。将患者发病时的临床症状与当时的影像学结合起来分析:若患者为右利手,左侧优势半球的症状可完全解释此次患者在急性期出现的语言和肢体性症状。若患者当时意识清楚仅表现有运动性语言障碍则责任病灶主要局限于额叶部位;若同时存在说话和听话功能障碍则责任病灶范围同时覆盖部分颞叶新皮层;若患者当时已经存在意识障碍则责任病灶有可能同时累积了颞叶内侧区域。由此判断患者当时出现的发作性症状应该同时考虑至少两种可能性,即卒中后癫痫发作和短暂性脑缺血发作(TIA),因当时的发作性症状主要以"阴性症状"表现为主,而缺乏典型以"阳性症状"为主的运动性癫痫发作症状或复杂部分性发作及自动症状。至于患者入院后1周脑电图检查见"两半球出现较多θ波及少量2~3次/秒δ波、散在尖慢波样痫样放电",结合患者79岁高龄且存在双侧病灶,该脑电图表现仍缺乏特异性指征,即临床发作症状与脑电图改变的一致性。另外,近来有关TIA的最新定义提议将取消症状产生时间的限制,再结合临床针对脑缺血的治疗发作性症状明显改善。因此,月前尚不能完全排除TIA的可能性,临床上仍需行卒中病因的进一步检查并采取针对性治疗措施以防复发。

由此可见,关于卒中后癫痫发作的诊断必须要全面了解患者发作时的详细情况,比如病例主诉中提到的"发作性双目无神"只是观察到的症状,并不能证实当时患者的确存在意识障碍与否。当然,作者能够关注到临床上有关卒中后癫痫的一些特殊问题,也应引起广大相关领域医务工作者的深切关注。最后,建议作者能对该病例继续观察随访以期发现更多更新的问题以丰富我们在该领域的认识。

参考文献

1. 吴占福. 缺血性脑血管病继发癫痫48例临床分析[J]. 中国社区医师,2007,9:19.
2. 李惠敏. 脑卒中继发癫痫临床分析[J]. 右江医学,2007,35:316-317.
3. 聂志余. 重视脑分水岭梗死[J]. 中国卒中杂志,2006,4:243-245.
4. 聂志余,黄东雅,陈左权,等. 多次脑分水岭梗死的临床与影像学特点[J]. 中华医学杂志,2005,85:1-2.
5. 黄如训. 动脉硬化性脑梗塞继发性癫痫[J]. 中华神经精神科杂志,1988,21:140.
6. Faught E,Peters D,Bartolulli A,et al. Seizores after primary intracerebral hemorrhage[J]. Neurology,1999,39:1089.
7. 杨芝荣. 脑梗死后继发癫痫[J]. 临床神经病学杂志,1996,9:300-301.
8. 王宏宇. 脑卒中的长期预防策略[J]. 中国医刊,2003,38(12):55-57.
9. Pochlmann-Eden B,Cochius JI,Hoch DB,et al. Stroke and epilepsy critical review of literature[J]. Cerebrovasc Dis,1996,6:322-324.

病例 2　单侧延髓梗死伴发 Ondine's curse 综合征 1 例

王力群,宋田,张玉梅,温淼,宋新杰,杨中华,刘丽萍,赵性泉

【关键词】　睡眠呼吸暂停,中枢性;脑梗死

Ondine's curse 综合征是中枢性睡眠呼吸暂停综合征(central sleep apnea syndrome)的一种特殊类型,主要表现为睡眠状态时出现的二氧化碳潴留、低氧血症及呼吸暂停[1]。该命名来源于德国的一个古老传说,女神 Ondine 的惩罚会在夜间降临到那些犯了错误的人身上。该综合征分为先天性和获得性两种类型,先天性 Ondine's curse 综合征又称为先天性中枢性低通气综合征(congenital central hypoventilation syndrome,CCHS),是一种好发于婴儿的遗传性疾病[2]。获得性 Ondine's curse 综合征常继发于延髓、脑桥的炎症、外伤、手术、肿瘤、卒中及脱髓鞘性疾病[3]。脑干梗死在临床实践中并不少见,由于该部位梗死多由穿支动脉闭塞所致,所以部分梗死灶局限于脑干的一侧。神经解剖学及动物实验认为呼吸中枢位于脑干的延髓及下部脑桥,当双侧延髓受损时会出现呼吸功能异常,然而临床实践表明,单侧延髓梗死同样会伴发 Ondine's curse 综合征[4-6],导致呼吸衰竭。本文报道单侧延髓梗死伴发 Ondine's curse 综合征一例并做相关文献分析。

1　病例简介

患者男,47 岁,于 2010 年 4 月 16 日晚(8:00Pm)出现右侧肢体麻木,到我院急诊就诊,当时测血压为 130/80mmHg(双侧),神清,双眼向右侧凝视(先天性),四肢肌力正常,病理征阴性,颅脑 CT 未见明显异常。4 月 17 日晨起时发现言语不清、右侧肢体无力,查体:构音障碍、双眼向右凝视,左侧周围性面瘫,右侧肢体肌力 4 级、右侧偏身痛觉减退,右侧肌张力增高,右侧病理征阳性,考虑为脑梗死。4 月 18 日晚(10:00Pm)出现氧饱和度下降,呼吸困难,转入急诊抢救室给予面罩吸氧等治疗,19 日凌晨 1:00Am 因意识障碍,氧饱和度继续降低,行气管插管呼吸机辅助呼吸治疗后,上述症状缓解,当时查体:神志清楚、构音障碍,左侧眼裂小,左眼外展受限,左侧鼻唇沟浅,右上肢肌力 0 级,右下肢肌力 3 级。

4 月 20 日患者生命体征平稳,自主呼吸,转入神经内科重症监护室进一步治疗。21 日上午 10:30Am 睡眠状态下突发血氧饱和度进行性下降,意识障碍,紧急给予呼吸机辅助呼吸,11:00 Pm 患者神志转清,血气分析提示酸碱度(pH)7.321,二氧化碳分压(PCO_2)42.2mmHg,氧分压(PO_2)54.9mmHg,氧饱和度(SO_2)83.1%。4 月 22 日行气管切开,呼吸机辅助呼吸,4 月 27～29 日多次尝试脱机均不成功,表现为脱机后血氧饱和度进行性下降。5 月 4 日上午成功脱机后于夜间睡眠时(8:30Pm)再次出现呼吸暂停伴血氧饱和度下降,意识丧失,再次给予呼吸机辅助呼吸。5 月 13 日脱机,16 日凌晨(2:00Am)氧饱和度下降,意识模糊,呼吸减慢,使用呼吸机治疗后迅速缓解,17 日再度脱机。22 日夜间出现呼吸困难,pH 7.088,PCO_2 141mmHg,PO_2 70.8mmHg,给予呼吸机辅助呼吸后缓解,24 日脱机。

6 月 24 日下午 2:30Pm 患者在安静睡眠状态下出现呼吸停止,皮肤发绀,紧急气管插管,呼吸机辅助呼吸,血气分析 pH 7.259,PCO_2 141mmHg,PO_2 54.5mmHg,SO_2 78.1%。呼吸机治疗后症状迅速改善,神志清楚,神经系统症状无变化,28 日脱机。7 月 6 日晚 10:00Pm 出现呼吸困难,血氧饱和度下降,血气分析 pH 7.23;PCO_2 121.1mmHg,PO_2 64.2mmHg,呼吸机辅助呼吸后症状改善。7 月 8 日脱机,10 日凌晨 5:00Am 出现呼吸浅慢,pH 7.179;PCO_2

102mmHg，PO$_2$ 54.8mmHg，给予呼吸机辅助呼吸后症状迅速改善。后给予患者佩戴简易呼吸机防止呼吸暂停，由最初的持续应用逐渐过渡到夜间睡眠时应用，吸气末气道正压（inspiratory positive airway pressure，IPAP）最高达 16cmH$_2$O，呼气末气道正压（expiratory positive airway pressure，EPAP）最高达 6cmH$_2$O，效果好，未再出现类似临床发作。

患者既往有高血压 3 年，间断服药。先天性左眼外斜伴眼震，抑郁症病史 1 年，口服抗抑郁药物，无糖尿病、高血脂。

入院后支气管镜、肺功能及肌电图检查未见明显异常。

颅脑 MRI 及对比增强磁共振血管成像（contrast-enhanced magnetic resonance angiography，CEMRA）见图 5.2-1、图 5.2-2）。

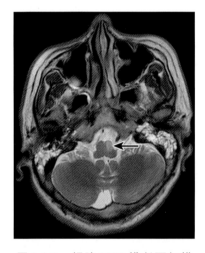

图 5.2-1　颅脑 MRI 横断面扫描 T$_2$ 像，示左侧延髓腹外侧片状长 T$_2$ 异常信号，累及锥体束、网状结构（箭头）

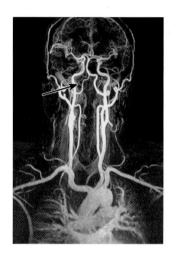

图 5.2-2　CEMRA 扫描，示右侧椎动脉纤细（箭头），基底动脉略迂曲，余颅内血管未见明显异常

2　讨论

本例为单侧延髓梗死的患者，无呼吸系统原发性疾病，主要表现为睡眠中或安静状态下反复出现的呼吸困难，二氧化碳潴留、低氧血症及呼吸暂停，伴或不伴有意识障碍，给予机械通气后临床症状快速改善，神经系统症状无明显改变，上述症状符合 Ondine's curse 综合征的表现。

Ondine's curse 综合征是一组导致呼吸功能异常的疾病的共同表现，是中枢性睡眠呼吸暂停的特殊类型。其核心症状表现为自动呼吸功能异常所导致的中枢性睡眠呼吸暂停（central sleep apnea，CSA），而控制呼吸功能相对保存完好。中枢性睡眠呼吸暂停是由产生呼吸节律的桥脑、延脑呼吸起搏点的短暂性功能衰竭所导致的一大类疾病。通常将持续时间≥10 秒的通气终止定义为中枢性呼吸睡眠暂停。该现象出现时脑干吸气神经元不发放冲动，呼吸肌也无收缩活动。在多导睡眠图上主要表现为口鼻气流及胸腹运动的消失。CSA 可以是生理性的，也可以由多种病理因素导致。有人将睡眠时的中枢性呼吸暂停指数（central apnea index，CAI）≥5 次/小时定义为异常，但是确诊该病的最低呼吸暂停次数还不明确[3]。中枢性睡眠呼吸暂停的分类部分基于其发病机制，部分基于导致呼吸暂停的疾病。目前可以将中枢性睡眠呼吸暂停分为 6 大类[7]，分别为：①生理性 CSA；②低碳酸型 CSA；

③高碳酸型 CSA；④伴有内分泌疾病的 CSA；⑤伴有阻塞性睡眠呼吸暂停的 CSA；⑥伴有上气道疾病的 CSA。其中，高碳酸型 CSA 是一组异质性的疾病，通常白天维持在一个较高的 CO_2 水平，或是接近正常值的上限。由肺泡通气方程可知，动脉 CO_2 分压正比于 CO_2 的生成量反比于肺泡通气量。因此当存在全面性低通气时可以导致 $PaCO_2$ 分压增高。

人类的呼吸中枢由控制呼吸和自动呼吸组成，这由从大脑皮层到桥脑、延脑的多种神经结构共同参与[8-10]。在觉醒状态下，控制呼吸系统控制主动的呼吸运动，其控制起源于大脑皮层水平，神经冲动沿皮质脊髓束传导[4,9]。自动呼吸系统主要是对血液中氧气和二氧化碳含量的变化进行自动的调节，启动呼吸运动。控制呼吸中枢由背侧呼吸中枢和腹侧呼吸中枢构成，背侧呼吸中枢是指延髓腹外侧的孤束及孤束核[9,10]，而腹侧中枢包括疑核、迷走神经背核及位于低位脑干和上颈髓的延髓网状结构[9]。当自动呼吸系统受损时，患者在睡眠状态下不能对二氧化碳潴留进行有效的应答，从而出现睡眠呼吸暂停，导致死亡。

获得性 Ondine's curse 综合征首先由 Severinghavs[11] 于 1962 年报道，此后报道的该综合征都是由双侧延髓病变导致的[3]。1977 年 Levine 等[4] 报道了 1 例左侧延髓被盖梗死导致的 Ondine's curse，但是尸检发现患者双侧延髓均存在胶质增生、巨噬细胞浸润及神经系统退行性改变，这些混杂因素的存在使得完全由延髓单侧病变导致随意呼吸受损的推测画上了一个问号。但是不管怎样，人们开始关注这样一种由卒中导致的罕见的呼吸功能障碍。1990 年 Bogousslavsky 等[5] 报道了 2 例左侧延髓背外侧梗死导致呼吸衰竭的病例，有趣的是虽然都是单侧梗死，但是 1 例患者表现为完全性呼吸功能障碍，包括自动呼吸和控制呼吸，另 1 例由于仅表现为自动呼吸受损故被作者称为 Ondine's curse。依据病理结果，作者提出该种类型的呼吸受损是由于脑干网状结构及疑核受损所致，而孤束核受损则会累及控制呼吸。然而，Takehara 等[12] 认为单侧延髓梗死累及网状结构和疑核，即便是再累及孤束核也只损害随意呼吸运动。单侧延髓梗死为什么会导致控制呼吸障碍？目前，国外文献报道多见梗死累及左侧延髓，因此有人提出了控制呼吸中枢的延髓单侧支配优势这一假说[9]，但是黄如训[13] 报道的 5 例中有 4 例是右侧梗死。还有人认为网状结构在发出到脊髓的下行纤维前首先交叉到对侧，因此单侧延髓梗死实际上同样是损害了双侧的控制呼吸系统下行纤维[14]，但这一推测仅在猫的动物实验中获得了证实[15,16]。

目前文献报道的由单侧延髓梗死导致的 Ondine's curse 综合征都是累及延髓被盖区，类似于 Wallenberg 综合征受累的区域，但是本例的特别之处在于，梗死部位同时累及延髓腹外侧及网状结构。由此，我们推测无论何种位置的病灶、也无论什么性质的病灶，只要累及延髓网状结构就有可能导致 Ondine's curse 综合征。另一方面，该患者在病程的后期才表现出典型的 Ondine's curse，即单纯的自动呼吸受损。起病初期还存在一些控制呼吸功能受损的表现，例如在清醒状态下进行性氧饱和度下降导致的脱机失败，推测可能与以下 3 个方面有关：①由于累及一侧锥体束，导致患者出现急性期的膈肌功能失调；②较长时间使用呼吸机导致的呼吸肌疲劳，不能适应自主呼吸；③心理因素，患者既往有抑郁症病史，长期服用抗抑郁药，多次的呼吸衰竭对患者的心理造成了严重影响，患者曾表现出悲观情绪及对脱离呼吸机的严重恐惧感。上述因素都有可能是导致患者早期呼吸异常的原因。

Ondine's curse 综合征的死亡率很高，患者往往一般情况良好，不能引起医生或家属的足够重视。仅仅因为一次没有充分监测的睡眠就有可能猝死，日本学者曾报道 1 例单侧延髓梗死的 Ondine's curse 患者，在没有气管插管和机械通气的情况下，起病 24 小时内就迅速死亡[6]。怎样处理才能最大限度地挽救患者的生命呢？目前，对于继发性 Ondine's curse 综合征尚没有确定的诊疗标准,如果参照原发性 Ondine's curse 综合征进行治疗,则关键是监测及改善睡眠时的通气障碍[17]。应用低氧或窒息报警可以及时发现患者呼吸的异常变化。目前还没有能够有效刺激呼吸中枢改善患者通气的药物,对于确诊的 Ondine's curse 综合征需要考虑使用多种机械通气技术进行呼吸支持[17,18],包括在家庭中使用的便携式正压通气(positive pressure ventilation,PPV)、负压通气(negative pressure ventilation,NPV)和双水平气道正压通气(bi-level airway pressure ventilation,BiPAP),上述的各种通气方法各有利弊,需要依据患者的具体情况进行选择。对于部分患者可以考虑置入膈肌起搏器(diaphragmatic pacemaker,DP)[17,19]。膈肌起搏是一种很好的通气支持技术,该技术可以显著提高患者的生活质量,成人安装 DP 后可以工作长达 30 年之久而无膈肌和膈神经病变[20]。还有报道称使用 DP 的患者能够顺利度过孕产期[21]。

总之,对于任何累及桥脑、延脑,尤其是单侧病变的患者,医生都应给予高度重视,并采取敏感的监测手段和适当的治疗措施帮助患者逃过 Ondine 的诅咒。

专家点评————————————————刘丽萍

在临床上经历单侧延髓外侧病变(以血管病为主)合并有呼吸异常的患者这不是第一次。当完成了所有的辅助检查并确认正常,排除了所有其他导致呼吸衰竭的可能病因之后,便告知家属是中枢性的原因,其中也有因此突然猝死的。

对该例患者比较详细的认识得益于阅读 *Caplan's stroke-A Clinical Approach* 这本书,其中在第 7 章描述后循环大血管病变中,指出椎动脉颅内段(intracranial vertebral artery,ICVA)的狭窄或闭塞常常导致一侧延髓的缺血,而常见受累的血管部位是它的近中段,动脉粥样硬化是常见的病因。支配一侧延髓的穿支来自 ICVA 中远段 2/3 血管,穿过延髓外侧的延髓窝供应延髓背外侧,而来自小脑后下动脉(posterior inferior cerebellar artery,PICA)内侧支只支配背外侧的一小部分。

一侧延髓外侧病变可累及以下的解剖结构,并同时引起临床相应的症状体征:三叉神经脊束和脊束核、前庭神经核及其联系纤维、脊髓丘脑束、小脑绳状体(小脑下脚)、自主神经系统核团及传导束、疑核、呼吸控制异常等。

在同一章节中,Dr.Caplan 重点提出了一侧延髓外侧梗死的患者通常预后良好,但有以下 3 种情况预后不良:①当 ICVA 同时合并双侧的 PICA 病变和累及延髓外侧穿支时,梗死灶较大,后颅窝压力升高,可导致死亡;②部分延髓外侧部梗死的患者会迅速死亡,确切原因不清楚,最可能是迷走神经张力增加(迷走神经背核受累引起)或自主呼吸中枢受累,这种情况与本例患者相符;③部分单侧延髓外侧病变的患者双侧 ICVA 均有闭塞性病变,自主呼吸调控能力丧失。

所以,当遇到这样的患者时,通常完成 MRI、MRA 和 TCD 等辅助检查,对血管进行无创性的评价,同时在患病早期即行呼吸监测,是保证患者平安过渡的关键。

在该例患者的整个诊治过程中,我们一直在和 Dr.Caplan 进行讨论,他除了介绍 Ondine's curse 综合征的来龙去脉,同时还不断提供目前有关的报道及相应的诊断治疗方法。但当我们问到他是否可用些多巴胺类药物时,他回答说"不知道,你可以试"。让我想起这是他经常说的一句话,如此资深的学者,国际著名的专家仍然在秉承着学无止境、勤奋钻研的作风,真的是留给我们更多的深思。

参考文献

1. Strauser LM, Helikson MA, Tobias JD. Anesthetic care for the child with congenital central alveolar hypoventilation syndrome (Ondine's curse) [J]. J Clin Anesth, 1999, 11:431-437.

2. Urushihara N, Nakagawa Y, Tanska N, et al. Ondine's curse and Hirschsprung's disease: neurocristopathic syndrome [J]. Eur J Pediatr Surg, 1999, 9:430-432.

3. Javaheri S. Central sleep apnea [J]. Clin Chest Med, 2010, 31:235-248.

4. Levine BE, Margolis G. Acute failure of autonomic respirations secondary to a unilateral brainstem infarct [J]. Ann Neurol, 1977, 1:583-586.

5. Bogousslavsky J, Khurana R, Deruaz JP, et al. Respiratory failure and unilateral caudal brainstem infarction [J]. Ann Neurol, 1990, 28:668-673.

6. Terao S, Miura N, Osano Y, et al. Rapidly progressive fatal respiratory failure (Ondine's curse) in the lateral medullary syndrome [J]. J Stroke Cerebrovasc Dis, 2004, 13:41-44.

7. Javaheri S. Central sleep apnea. In: Lee-Chiong T, eds. Sleep medicine essentials [M]. Hoboken (NJ): Wiley-Blackwell, 2009:81-89.

8. Plum F. Breathing is controlled independently by voluntary, emotional, and metabolically related pathways [J]. Arch Neurol, 1992, 49:441.

9. Vingerhoets F, Bogousslavsky J. Respiratory dysfunction. In: Bogousslavsky J, Caplan LR, eds. Stroke syndromes [M]. 2nd ed. Cambridge: Cambridge University Press, 2001:353-362.

10. Bassetti C, Aldrich MS, Quint D. Sleep-disordered breathing in patients with acute supra-and infratentorial strokes: A prospective study of 39 patients [J]. Stroke, 1997, 28:1765-1772.

11. Severinghaus JW, Mitchell RA. Ondine's curse: failure of respiratory center automaticity while awake (abstract) [J]. Clin Res, 1962, 10:122.

12. Takehara M, Ishikawa K, Hiroi T, et al. Central type of sleep apnea syndrome caused by unilateral lateral medullary infarction [J]. Rinsho Shinkeigaku, 1992, 32:511-515.

13. 黄如训. 延脑梗死继发 Ondine's curse 综合征 [J]. 中国神经精神疾病杂志, 2004, 30:419-422.

14. Plum F, Leigh RJ. Abnormahties of central mechanisms. In: Hornbein TF, ed. Regulation of breathing [M]. Part 2. New York: Marcel Dekker, 1981:989-1067.

15. Mer rill EG. Finding a respiratory function for the medullary respiratory neurons. In: Bellairs R, Gray EG, eds. Essays on the Nervous System [M]. New York: Oxford University Press (Clarendon), 1974: 451-486.

16. Van Euler C, Marttila I, Remmers JE, hppenbach T. Effects of lesions on the parabrachialis nucleus on the mechanisms for central and reflex termination of inspiration in the cat [J]. Acta Physiol Scand, 1976, 96:324-337.

17. Idiopathic congenital central hypoventilation syndrome: diagnosis and management. American Thoracic Society [J]. Am J Respir Crit Care Med, 1999, 160:368-373.

18. Chen ML, Keens TG. Congenital central hypoventilation syndrome: not just another rare disorder [J]. Paedictr Respir Rev, 2004, 5:182-189.

19. Flageole H. Central hypoventilation and diaphragmatic eventration: diagnosis and management [J]. Semin Pediatr Surg, 2003, 12:38-45.

20. 钱甜, 曹云. 先天性中枢性低通气综合征的研究进展 [J]. 中华儿科杂志, 2007, 45:755-759.

21. Bajaj R, Smith J, Trochet D, et al. Congenital central hypoventilation syndrome and Hirschsprung's disease in an extremely preterm infrant [J]. Pediatrics, 2005, 115:737-739.

病例 3 急性缺血性卒中后非痴呆认知障碍 1 例分析

刘萍,冯涛

【关键词】 缺血性卒中;认知障碍;评测

1 病例简介

患者男,71 岁,因"突发右侧肢体无力伴言语不清 6 天"急诊以"脑梗死"于 2009 年 8 月 8 日入院。患者于 6 天前夜间起床排尿时突然出现右侧肢体无力,右上肢不能抬起、抓握,右下肢不能行走,同时伴有言语不清,但能理解家人说话。当时无头痛头晕、恶心呕吐、无发热,无视物旋转、视物成双,无吞咽困难,急到我院就诊,诊断为"脑梗死",急诊给予抗血小板聚集、改善循环等治疗,症状略有好转,可与家人交流,右上肢可抬起,右下肢可行走。为求进一步诊治以"脑梗死"入院。

既往史:否认高血压、糖尿病、冠状动脉粥样硬化性心脏病、脂代谢紊乱等病史;吸烟 50 余年,40 支/天;饮酒 40 余年,3 两/天(1 两=50 克)。

查体:双侧血压 140/80mmHg,心肺听诊正常,腹软,无压痛及反跳痛,双下肢无水肿。神经系统查体:神清,语利,双瞳等大等圆,直接及间接对光反射存在,眼动充分,未见眼震,双侧额纹对称,右侧鼻唇沟稍浅,咽反射存在,伸舌居中,转颈耸肩对称有力,右上肢肌力 5 级,右下肢肌力 4 级,左侧肢体肌力 5 级,四肢肌张力正常,右侧腱反射稍活跃,右侧 Babinski 征(+),余病理征未引出。双侧深浅感觉查体对称,指鼻及跟膝胫试验尚稳准,颈软,脑膜刺激征阴性。美国国立卫生院神经功能缺损评分(NIHSS)3 分。

辅助检查:

实验室检查:血、尿、便常规检查正常,凝血象、ESR 检查正常;血脂:甘油三酯 1.34mmol/L,低密度脂蛋白胆固醇 2.81mmol/L。同型半胱氨酸 44.81μmol/L。口服葡萄糖耐量试验(oral glucose tolerance Test,OGTT):空腹血糖 9.99mmol/L,半小时血糖 13.95mmol/L,1 小时血糖 18.26mmol/L,2 小时血糖 21.78mmol/L,3 小时血糖 17.12mmol/L。糖化血红蛋白 8.4%。

24 小时动态血压:白天血压平均 129/76mmHg,夜间血压平均 125/76mmHg,收缩压最高白天 146mmHg,夜间 133mmHg,舒张压最高白天 105mmHg,夜间 84mmHg;白天 22.7% 收缩压>140mmHg,舒张压 4.5%>90mmHg,夜间 71.4% 收缩压>125mmHg,舒张压 42.9%>80mmHg。

影像学检查:颅脑 CT(2009 年 8 月 2 日):左侧放射冠可见点片状低密度影,双侧脑室旁密度减低。

颅脑 MRI(2009 年 8 月 3 日):双侧脑室旁、双底节区、双侧放射冠区、右侧丘脑可见多发点片状长 T_1、长 T_2 信号影,DWI 示左侧放射冠区可见小片状高信号(图 5.3-1、图 5.3-2)。

颈部血管超声(2009 年 8 月 4 日):左侧颈内动脉起始处狭窄 70%~90%。双侧颈动脉硬化,多发斑块形成,右侧锁骨下动脉近段多发斑块形成(右侧颈总动脉干部 13.3mm×2.0mm 低回声斑块,左侧颈总动脉干部 3.1mm×1.7mm 强回声斑块,右侧颈总动脉分叉处颈内动脉可见 15.3mm×2.6mm 混合回声斑块,左侧颈总动脉分叉处颈内动脉可见 17.2mm×2.4mm 混合回声斑块,右侧锁骨下动脉近段可见 7.9mm×2.7mm 等回声斑块。

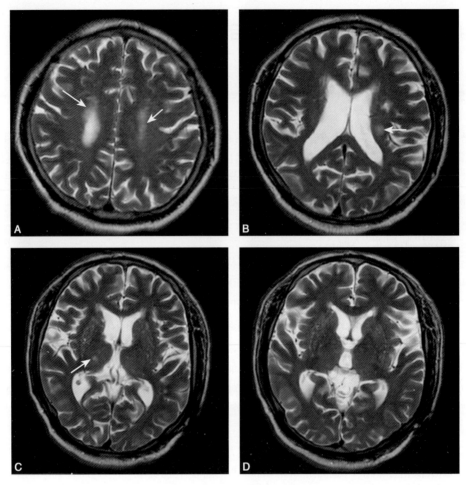

图 5.3-1　磁共振横断面平扫 T_2 加权像,显示患者双侧脑室旁、双侧基底节区、双侧放射
冠区、右侧丘脑可见多发点片状长 T_2 信号影(箭头)。CHIPS 量表评分 64 分
A. 半卵圆中心层面(4 分);B. 放射冠层面(4 分);C. 高外囊层面(24 分);
D. 低外囊层面(32 分)

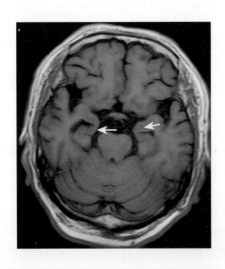

图 5.3-2　磁共振横断面平
扫 T_1 加权像,显示内侧颞叶
和海马轻度萎缩(箭头)

增强磁共振血管成像(CE-MRA)(2009 年 8 月 11 日):左侧颈内动脉起始部狭窄;双侧颈内动脉海绵窦段及海绵窦前段粗细不均,符合脑动脉硬化表现;左侧锁骨下动脉信号不均匀。

数字减影血管造影(DSA)(2009 年 8 月 24 日)结果:左侧颈内动脉 C_1 段狭窄,狭窄率约 70%;右侧颈内动脉 C_4 段狭窄,狭窄率约 60%,狭窄长度约 3mm;左侧椎动脉 V_1 段狭窄,狭窄率 80%,狭窄长度约 5mm。

量表评测:

影像学评分:卒中操作早期急性卒中分级 CT 评分(Alberta Stroke Program Early CT Score,ASPECTS)13 分;Blennow 量表评分 2 分;Fazekas 量表评分 3 分;胆碱能通路白质量表(Cholinergic Pathways Hyper Intensities Scale,CHIPS)评分 64 分。

认知功能评测(本例患者为初中学历):

简易精神状态量表(MMSE)25 分(总分 30 分)。其中定向力得分 9 分(总分 10 分);即刻记忆 3 分(总分 3 分);注意力与计算力 4 分(总分 5 分);回忆能力得分 2 分(总分 3 分);语言能力、重复、三步命令、阅读均满分;书写/复制交叉五边形 0 分(总分 1 分)。

蒙特利尔认知评测量表(Montreal cognitive assessment,MoCA)17 分,经校正后得分 18 分(总分 30 分)。其中视空间与执行功能 1 分(总分 5 分);命名 3 分(总分 3 分);注意 5 分(总分 6 分);语言 2 分(总分 3 分);抽象 0 分(总分 2 分);延迟回忆 0 分(总分 5 分);定向力 6 分(总分 6 分)。

阿尔茨海默病评估量表认知部分(Alzheimer's disease assessment scale—cognitive sub-scale,ADAS-cog)12 分(总分 70 分)。其中单词回忆测试 6 分(总分 10 分);物体和手指命名 0 分(总分 5 分);命令 1 分(总分 5 分);结构性练习 2 分(总分 5 分);意向性练习 0 分(总分 5 分);定向力 1 分(总分 8 分);单词辨认测试:2 分(总分 12 分);回忆测试指令 0 分(总分 5 分);口头语言表达能力 0 分(总分 5 分);找词困难 0 分(总分 5 分);口头语言理解能力 0 分(总分 5 分)。得分越高说明认知损害越重。

额叶功能评定量表(frontal assessment battery,FAB)15 分(总分 18 分,各分项最高分均为 3 分)。其中相似性(概念化)2 分;语言流畅性 3 分;运动程序(程序化)2 分;矛盾性指示(对干扰的敏感性)3 分;做与不做(控制与抑制)2 分;抓握行为 3 分。得分越高说明认知损害越轻。

诊断:

入脑前动脉狭窄伴脑梗死,左侧颈内动脉系统、动脉粥样硬化性;

双侧颈动脉硬化多发斑块形成;

右侧锁骨动脉近段多发斑块形成;

左侧颈内动脉 C_1 段狭窄,狭窄率约 70%;

右侧颈内动脉 C_4 段狭窄,狭窄率约 60%;

左椎动脉 V_1 段狭窄,狭窄率约 80%;

左侧颈内动脉 C_1 段狭窄血管内支架置入术后残余狭窄率 10%;

高同型半胱氨酸血症;

卒中后非痴呆认知障碍;

2 型糖尿病;

脂蛋白代谢紊乱。

诊疗经过:入院后完善相关检查,给予氯吡格雷抗血小板聚集,羟乙基淀粉扩张血容量,阿托伐他汀降脂稳定斑块,并给予降血糖药物治疗。于2009年9月4日在局部麻醉下行左侧颈内动脉 C_1 段狭窄血管内支架置入术,术前给予氯吡格雷及阿司匹林片双联抗血小板1周,术后 DSA 显示残余狭窄率约10%。术后建议患者双联抗血小板3个月后改为单用氯吡格雷长期口服,出院时 NIHSS 评分0分,肢体肌力恢复正常,无面瘫。

2　讨论

卒中是导致认知障碍甚至痴呆的重要原因之一。卒中后认知损害常见,由于诊断工具的不同,结果差异较大,卒中后1个月内认知障碍的发生率为10%～70%[1]。非痴呆的血管性认知障碍(vascular cognitive impairment no dementia, VCIND)是血管性认知障碍(vascular cognitive impairment, VCI)的早期类型,应用认知评测量表可望筛查出 VCIND。MMSE 是最常用的认知功能损害的筛查量表[2],但由于其对轻度认知功能损害和执行功能的敏感性差,已被许多学者质疑[3,4]。MoCA 量表是 Nasreddine 等[5]编制的专用于轻度认知障碍的筛查工具,其筛查轻度认知障碍的敏感性远远优于 MMSE[6]。本例患者急性期 MMSE 得分25分,为正常得分范围,但其 MoCA 量表得分经过受教育程度校正后仅18分,低于轻度认知障碍与认知正常之间的临界值26分,提示该患者存在非痴呆的认知障碍,显示 MoCA 量表在筛查急性缺血性卒中患者认知障碍方面可能比 MMSE 量表更敏感,而且 MoCA 量表能够检测出该患者在视空间与执行功能、抽象及延迟回忆等方面异常,也提示 MoCA 能更具体地筛查患者特征性认知障碍内容。ADAS-cog 量表主要评价认知功能,FAB 量表主要评价执行功能,已有研究将它们用于脑血管病事件后认知功能的评价[7]。我们对本例患者进行了认知量表组套评测发现其 ADAS-cog 量表12分,FAB 量表13分,提示患者认知功能损害较轻,执行功能基本正常。ADAS-cog 量表和 FAB 量表比较详细且全面,但耗时较长、需要专业人员完成,不适于急性期卒中患者认知障碍的筛查,可作为筛查后认知障碍的进一步评测。

导致卒中后认知障碍的机制可能包括多种方面,包括脑血管病变的直接作用以及与 AD 样病变的协同效应[8],症状性或无症状性脑血管事件的蓄积。对于认知障碍或者痴呆患者,试图用单纯的血管性病变因素或者单纯的退行性病变因素来解释其发病机制可能存在片面性。从血管性病变和退行性病变协同效应的角度进行分析对于痴呆和认知障碍的诊断和治疗均有重要意义。因此,对本例患者,我们必须考虑以下问题:导致本例患者认知障碍的原因是什么？本例患者是否存在退行性病变背景,尤其是 AD 样病变。

关于神经退行性病变的研究主要有以下两个方面的检查:神经生化标记物和神经影像学。神经生化标记物检查主要包括检测脑脊液和血液中的 Aβ 和 tau 蛋白。目前此类研究只针对于痴呆患者,对尚未达到痴呆程度的认知障碍的准确性如何仍有待研究,且该项检查花费高、有一定的创伤性,所以,临床上我们不常规推荐该项检查用于 VCIND。

神经影像学检查包括功能影像和结构影像。目前,功能影像的研究对象主要是 AD、血管性痴呆(vascular dementia, VaD)和混合性痴呆(mixed dementia, MD)患者,研究发现脑灌注单光子发射计算机断层成像术(SPECT)和氟脱氧葡萄糖正电子发射断层成像术(PET)图像在鉴别上述痴呆类型方面均有较好的准确性[9,10]。结构影像学可以显示小血管病变(腔隙性梗死和白质高信号)和大血管病变(大范围或者关键部位梗死)的 MRI 特征。VaD 的神经影像学改变包括多灶性和(或)弥漫性病灶,从腔隙性病灶(常累及皮层下、丘脑、前脑基底部和边缘系统）、白质病变和海马硬化到多发梗死性脑病、弥漫性缺血后病变。研究发现微小的血管病变很少导致中晚期 AD 的认知衰退，而轻度 AD 在合并小血管病变后迅速恶化[11]。AD 样病变可表现为内侧颞叶萎缩。研究发现内侧颞叶萎缩、女性和痴呆家族史与卒中前痴呆有着密切联系，而多发梗死病灶和多次卒中与卒中后痴呆密切相关，提示 AD 样病变可能是 VaD 的基础[8]。本例患者磁共振显示除了本次责任病灶外尚有多发的腔隙性梗死灶、白质病变同时伴有内侧颞叶及海马萎缩，提示该患者的认知障碍可能是血管性病变与 AD 样的退行性病变共同作用的结果。

我们对本例患者的脑白质病变表现进行了评分，包括 CHIPS 和传统的 Blennow 及 Fazekas 量表。CHIPS 量表是 Bocti 等[12]基于人脑中胆碱能通路的免疫组化示踪研究建立的胆碱能通路高信号量表，胆碱能通路与认知功能障碍的相关性理论早期多用于 AD 患者，而最近的临床和病理研究显示胆碱能通路与血管性认知障碍有相关性。白质病变对皮质下胆碱能通路的破坏可能是血管性认知障碍的主要原因之一[13]。CHIPS 量表能够半定量地评定脑白质病变时胆碱能通路受累的程度。与基于 CT 的 Blennow 量表相比，CHIPS 量表的影像学基础是 MRI，其显示白质病变的可靠性较 CT 更优越；与 Fazekas 量表相比，两者虽然都是以 MRI 为基础，但是评价白质病变的内容和角度不同，CHIPS 量表能较特异的评价胆碱能纤维通路受损程度[14]。该患者 CHIPS 量表评分为 64 分，考虑认知障碍的程度可能与其白质病变损害了胆碱能通路有关。

虽然 VaD 不是痴呆最主要的类型和致病因素，但是卒中及其危险因素的可干预空间较大。所以，以卒中危险因素作为靶点进行有效的干预，防止卒中复发以及脑血管病变与潜在的 AD 样病变的协同效应就显得至关重要。目前尚有学者提出颈动脉内膜剥脱术可能有改善 VCI 的认知功能的作用[15]。本例患者在住院期间进行了多种卒中相关危险因素的检查和评价，在接受抗血小板聚集、调脂、控制血糖等药物治疗的同时，还进行了左侧颈内动脉 C1 段狭窄血管内支架置入术，上述积极的治疗使该患者不仅在肢体康复方面，甚至在认知功能改善方面可能获益。

通过对本例患者的讨论，我们提出如下建议：①对于急性脑血管病患者，神经科医生不仅要关注其运动障碍，同时应该重视患者的认知情况，建议采用 MoCA 量表对患者进行简单的筛查，必要时可进一步进行详细全面的认知评测；②在 MRI 检查方面应该常规进行冠状位的扫描，以便更好的显示内侧颞叶及海马形态，有助于明确是否存在退行性病变；③在准确诊断和分型基础上制订治疗策略，其中控制卒中危险因素和预防卒中再发可能是治疗的关键。

专家点评 —————————————————————————赵性泉

血管认知障碍的概念是 1993 年由 Hachinski 和 Bowler 等提出的，包括血管性痴呆、伴血管病变的阿尔茨海默病和非痴呆血管性认知障碍等。由于非痴呆血管性认知障碍的症状相对较轻，在临床上一直未得到足够的重视，特别是在脑血管病的急性期，大家重视的一直都是如何迅速准确的判断责任血管和病因，针对肢体功能障碍等方面的治疗。这种对轻度认知障碍的忽视可能会错误地判断患者的病情，使得这部分患者失去最佳的治疗时机。通过对本例患者的讨论，我们提出如下建议：①对于急性脑血管病患者，神经科医生不仅要关注其运动障碍,同时应该重视患者的认知情况,建议采用对判断轻度认知障碍更敏感的蒙特利尔认知评测量表(MoCA)对患者进行简单的筛查,必要时可进一步进行详细全面的认知评测;②在磁共振检查方面应该常规进行冠状位的扫描,以便更好地显示内侧颞叶及海马形态,有助于明确是否存在退行性病变;③在准确诊断和分型基础上制订治疗策略,其中控制卒中危险因素和预防卒中再发可能是治疗的关键。

参考文献

1. Leys D, Henon H, Mackowiak-Cordoliani MA, et al. Post stroke dementia[J]. Lancet Neurol, 2005, 4: 752-759.

2. Tombaugh TN, Mcintyre NJ. The mini-mental state examination: a comprehensive review[J]. J Am Geriatr Soc, 1992, 40: 922-935.

3. Franco-Marina F, Garcia-Gonzalez JJ, Wagner-Echeagaray F, et al. The Mini-mental State Examination revisited: ceiling and floor effects after score adjustment for educational level in an aging Mexican population[J]. Int Psychogeriatr, 2010, 22: 72-81.

4. Diniz BS, Yassuda MS, Nunes PV, et al. Mini-mental State Examination performance in mild cognitive impairment subtypes[J]. Int Psychogeriatr, 2007, 19: 647-656.

5. Nasreddine ZS, Phillips NA, Bedirian V, et al. The Montreal Cognitive Assessment, MoCA: a brief screening tool for mild cognitive impairment[J]. J Am Geriatr Soc, 2005, 53(4): 695-699.

6. Nazem S, Siderowf AD, Duda JE, et al. Montreal cognitive assessment performance in patients with Parkinson's disease with "normal" global cognition according to mini-mental state examination score[J]. J Am Geriatr Soc, 2009, 57(2): 304-308.

7. Wong GK, Wong R, Mok VC, et al. Clinical study on cognitive dysfunction after spontaneous subarachnoid haemorrhage: patient profiles and relationship to cholinergic dysfunction[J]. Acta Neurochir (Wien), 2009, 151: 1601-1607.

8. Pendlebury ST, Rothwell PM. Prevalence, incidence, and factors associated with pre-stroke and post-stroke dementia: a systematic review and meta-analysis[J]. Lancet Neurol, 2009, 8: 1006-1018.

9. Kerrouche N, Herholz K, Mielke R, et al. 18FDG PET in vascular dementia: differentiation from Alzheimer's disease using voxel-based multivariate analysis[J]. J Cereb Blood Flow Metab, 2006, 26: 1213-1221.

10. Waragai M, Mizumura S, Yamada T, et al. Differentiation of early-stage Alzheimer's disease from other types of dementia using brain perfusion single photon emission computed tomography with easy Z-score imaging system analysis[J]. Dement Geriatr Cogn Disord, 2008, 26: 547-555.

11. Jellinger KA. The pathology of "vascular dementia": a critical update[J]. J Alzheimers Dis. 2008, 14: 107-123.

12. Bocti C, Swartz R H, Gao F Q, et al. A new visual rating scale to assess strategic white matter hyperintensities within cholinergic pathways in dementia[J]. Stroke, 2005, 36(10): 2126-2131.

13. Wallin A, Sjogren M, Blennow K, et al. Decreased cerebrospinal fluid acetylcholinesterase in patients with subcortical ischemic vascular dementia[J]. Dement Geriatr Cogn Disord, 2003, 16: 200-207.

14. 冯涛,王拥军,芦林龙,等. Binswanger's 病的胆碱能通路白质病变 MR 评分与认知障碍程度的相关性[J]. 中国卒中杂志, 2006, 1: 682-684.

15. Borroni B, Tiberio G, Bonardelli S, et al. Is mild vascular cognitive impairment reversible? Evidence from a study on the effect of carotid endarterectomy[J]. Neurol Res, 2004, 26: 594-597.

病例4　卒中后抑郁共病惊恐障碍治疗1例

袁彦伯，张玉虎

【关键词】　卒中；抑郁；焦虑；惊恐发作；治疗

1　病例简介

患者女，76岁，退休工人，因"反复头昏脑涨、胸闷心慌、血压不稳定5个月"于2011年10月31日就诊。

患者曾因"左上肢无力、麻木10天"于2011年5月30日以"脑梗死"住我科，住院期间，经头颅MRI及脑血管造影检查诊断为右侧放射冠脑梗死，右大脑中动脉M1段狭窄，于2011年6月9日行右大脑中动脉球囊扩张术，治疗后患者左上肢肌力由4级恢复到5级，于2011年6月16日出院，继续给予氯吡格雷75mg每日一次、阿托伐他汀钙20mg每日一次，进行缺血性卒中二级预防，门诊随诊。出院后患者血压不稳定，波动在160~200/90~110mmHg，出现持续性头昏脑涨、头重脚轻、左上肢乏力、麻木加重、口干口苦、腹胀、恶心、食欲缺乏、便秘，睡眠差、难入睡、早醒，经常卧床。患者容易紧张、激动、烦躁不安，每天多次测量血压，时常担心再次卒中，不敢独处，自行服多种改善脑循环药物，常去诊所静注"通血管药物"，自觉症状时好时坏。患者就诊前1个月余反复出现发作性头晕，面红、步态不稳、胸闷心慌、气短、出汗、血压升高，多次到我院及其他医院急诊科就诊，检查除发现血压高、心率快外，无神经系统体征，给予吸氧、扩血管、降压等处理，每次持续十几分钟至数小时缓解。家人觉得患者有情绪问题，患者只关注自己的各种不适，对其他事物漠不关心，整日惶恐不安，家人曾带患者去心理科就诊。心理科医生认为患者急诊时反复发作性症状为惊恐发作，诊断"抑郁症伴惊恐障碍"，建议给予抗抑郁药和抗焦虑药治疗，但患者不认同心理科医生诊断，不接受上述治疗，于2011年10月31日因上述症状再发由急诊转我科入院治疗。

既往史：患者有高血压病史20余年，长期服用氨氯地平5mg每日一次、酒石酸美托洛尔片25mg每日两次维持，血压波动在160~200/90~110mmHg。有双手震颤30多年，持物时出现，近一个月双手震颤加重。无吸烟及饮酒等嗜好。长期睡眠不好，未诊治。

个人史：初中毕业，退休工人，右利手。平素具有为人仔细、容易敏感、紧张、多虑等人格特征。

家族史：无精神病家族史。

入院查体：血压180/100mmHg，心率92次/分，呼吸平顺，心肺腹查体未见异常。神经系统检查：右利手，姿势、步态正常，意识清晰、语言流利、定向力、记忆力、计算力、判断力、逻辑思维能力正常，脑神经无异常，肌力、肌张力正常，无肌萎缩、肌压痛，无共济失调，双手姿势性震颤，无静止性、意向性震颤，无感觉异常，深浅反射正常，病理征阴性，自主神经系统无异常，颈无抵抗、脑膜刺激征阴性。精神检查：衣着整洁，定向力完整，接触好，情感反应适合、贴切，面部潮红、表情焦虑、紧张，主动叙述病情，力求详细，反复表达、询问和求证，躯体主诉多，累及多个系统，求治欲强，但对治疗无信心，对生活无兴趣，情绪低落，感觉连累家人、生不如死。

辅助检查：DSA（2011年6月2日）：右侧大脑中动脉分叉前弥漫变细伴狭窄65%（图

5.4-1),前向血流 2 级,右侧 C_4 段斑块形成,右侧大脑前动脉缺如,右侧后交通动脉乳头状扩张,右颈总动脉分叉处斑块形成;左侧颈外动脉开口斑块形成,左侧颈内动脉 C_4、C_6、C_7 段斑块形成,左侧椎动脉 V_1、V_3 段斑块形成,右侧椎动脉止于右侧小脑后下动脉,其余血管未见异常。

右大脑中动脉狭窄动脉球囊扩张术(2011 年 6 月 9 日):术后造影见右侧大脑中动脉 M1 狭窄部位有所扩张(图 5.4-2)。

头颅 MRI 及 MRA(2011 年 6 月 10 日):右侧放射冠脑梗死灶;脑血管斑块成像:右侧大脑中动脉斑块形成。

头颅 MRI(2011 年 11 月 2 日):右侧放射冠脑梗死灶,轻度脑萎缩,未见新发病灶。

头颅、颈部螺旋计算机断层增强扫描及血管扫描(2011 年 11 月 3 日):轻度脑萎缩,右侧放射冠脑梗死灶(图 5.4-3),脑动脉硬化,未见颅内外血管狭窄。

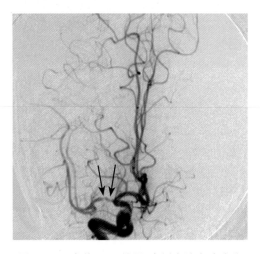

图 5.4-1 术前 DSA 结果:右侧大脑中动脉分叉前弥漫变细伴狭窄(箭头)

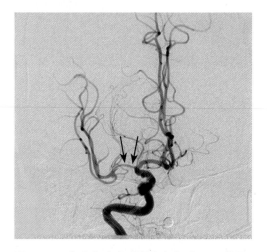

图 5.4-2 大脑中动脉球囊扩张术后 DSA 结果:右侧大脑中动脉狭窄部位有所扩张(箭头)

实验室检查:血常规、凝血指标、空腹及餐后 2 小时血糖、糖化血红蛋白、血脂、超敏 C 反应蛋白、同型半胱氨酸、甲状腺功能、肝、肾功能等检查无异常。

量表检查(2011 年 11 月 1 日):简易智力状态检查(mini-mental state examination, MMSE)29 分;抑郁自评量表(self-rating depression scale, SDS)65 分;焦虑自评量表(self-rating anxiety scale, SAS)60 分。

入院诊断:卒中后抑郁共病惊恐障碍、右侧放射冠脑梗死恢复期、特发性震颤、高血压 3 级(极高危分层)。

诊疗经过:患者入院后,经影像学检查

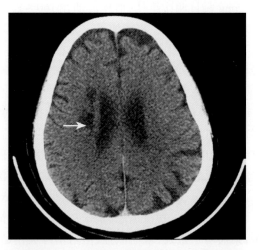

图 5.4-3 CT 结果:右侧放射冠低密度脑梗死灶(箭头)

未发现新发脑梗死及颅内外动脉狭窄,向其解释疾病诊断及进一步治疗措施,患者认同有焦虑抑郁情绪,但对抗抑郁及抗焦虑药物心存疑虑,担心药物有副作用,勉强接受抗抑郁抗焦虑药物治疗。给予阿普唑仑 0.2mg 每日两次,0.4mg 每晚一次,盐酸舍曲林 25mg 每日一次,并给予氯吡格雷 75mg 每日一次抗血小板治疗,氨氯地平 5mg 每日一次、酒石酸美托洛尔 25mg 每日两次,控制血压,以及阿托伐他汀钙 20mg 每日一次。2011 年 11 月 4 日带药出院,门诊随诊。

出院 2 周后患者来诊,诉因服用盐酸舍曲林 2 天后出现腹胀、恶心、头昏、心慌、胸闷加重,不能入睡,血压升高,焦虑不安,到内科门诊就诊,医生认为是盐酸舍曲林的副作用,嘱停用,我科向患者解释盐酸舍曲林用药早期会加重患者原有消化道症状,但其他症状与患者对盐酸舍曲林治疗的焦虑反应有关,嘱其继续服用盐酸舍曲林,但患者拒绝,故停用盐酸舍曲林,加大阿普唑仑剂量为 0.4mg 每日两次,0.8mg 每晚一次,加用胃动力药莫沙比利 5mg 每日三次。

1 周后患者头昏、心慌、胸闷、睡眠症状均有改善,有 1 次惊恐发作,症状较轻,即刻服用 0.4mg 阿普唑仑后症状缓解,未去急诊,但感觉疲乏、困倦,再次加用盐酸舍曲林,逐步加量至 75mg 每日一次,减少阿普唑仑剂量为 0.2mg 每日两次(早、午),0.4mg 每晚一次。4 周后患者紧张、焦虑减轻,头昏脑涨消失,双手震颤减轻,但血压仍偏高(150 ~ 160/85 ~ 90mmHg)、心率偏快(100 次/分左右),不敢活动,食欲缺乏,将酒石酸美托洛尔换为盐酸阿罗洛尔 10mg 每日两次治疗,阿普唑仑逐步减量停用。6 周后患者心慌改善,心率维持在 70 ~ 80 次/分,血压控制在 140 ~ 130/85 ~ 80mmHg,双手震颤消失。8 周后患者自觉精神好转,心情和身体均感觉轻松,饮食、睡眠好,能主动做简单家务,复测 SDS41 分,SAS40 分。盐酸舍曲林 75mg 每日一次继续维持至今。

2 讨论

卒中后情绪障碍是卒中后常见并发症,能增加卒中患者的死亡率及医疗负担,延缓神经功能康复,降低患者及其家人的生活质量[1],因此越来越受到神经科医师的重视。国内外研究显示,30% ~ 40% 的卒中患者有情绪障碍,主要为卒中后抑郁障碍、卒中后焦虑障碍以及卒中后焦虑抑郁共病[2,3]。早期识别卒中后焦虑抑郁障碍,减少漏诊、误诊、误治,规范化治疗成为每个神经科医师不得不面对的课题。近 20 年来,卒中后抑郁焦虑发病机制、相关因素、流行病学研究成为热点,尽管结果存在很大差异,但卒中后抑郁焦虑是生物-心理-社会多因素、多机制共同作用的结果已成共识[4]。临床上抑郁、焦虑障碍的躯体症状与心脑血管疾病的许多表现有相似之处,当患者在躯体疾病的基础上合并抑郁、焦虑时,患者和非精神科医师易把抑郁焦虑的躯体症状归因于已患的躯体疾病,而忽略了抑郁、焦虑障碍的存在。本例患者在脑梗死急性期已出现不能用脑梗死解释的、累及多个系统的躯体症状和情绪、行为改变,但没有引起经治医师的重视,依然按缺血性脑血管病治疗,导致抑郁、焦虑障碍迁延反复。

近几年新版的各国卒中指南都强调要对卒中急性期和康复期患者用标准化量表进行抑郁、焦虑筛查[5-7]。量表测评可以及时发现抑郁、焦虑症状[8],评估症状的严重程度及治疗效果。诊断依然要套用现行的三大精神障碍诊断与分类标准中抑郁、焦虑障碍的标准[9-11],本例患者既符合抑郁症的诊断标准,又符合惊恐障碍的诊断标准,因此诊断为卒中后抑郁共病惊恐障碍。

卒中后情绪障碍的危害显而易见，早期干预势在必行。卒中后抑郁、焦虑的治疗主要包括药物治疗和心理治疗。由于心理治疗从业人员有限，患者的接受度差，且疗效存在争议，而药物治疗已经得到临床试验证实，成为卒中后抑郁、焦虑治疗的主要措施[12]。药物治疗应遵从《抑郁障碍防治指南》[13]和《中国焦虑障碍防治指南》[14]规范化治疗。这两部指南指出药物治疗的原则及策略为：个体化合理用药，从小剂量开始逐步递增至足量、足疗程的全程治疗。抑郁障碍的全程治疗包括急性期治疗（6~8周）、巩固期治疗（至少6个月）、维持期治疗（首次发作6~8个月、2次以上发作2~3年、多次发作长期治疗），以达到临床痊愈，防止复燃与复发。

目前5-羟色胺再摄取抑制剂（selective serotonin reuptake inhibitors，SSRIs）是临床应用最多、循证医学证据最充分的抗抑郁药，已作为卒中后抑郁、焦虑的一线用药。其他抗抑郁药因对心血管、血压的影响，在卒中患者中的应用受到限制[15,16]。本例患者为抑郁、惊恐障碍（焦虑障碍之一）共病，治疗应选择同时有抗焦虑和抗抑郁作用的药物。抗抑郁药起效相对慢，而患者有明显的焦虑及频繁惊恐发作，尽快控制焦虑症状，可以提高患者治疗的依从性。因此，治疗早期联用苯二氮䓬类药物控制焦虑症状，待抗抑郁药起效后再逐步减量停用[8,10,11]。抑郁、焦虑障碍是高复发疾病，巩固和维持治疗可显著降低复发率，同时可以降低再发卒中的风险，本例患者经急性期治疗，临床症状控制，应继续全疗程治疗以期达到临床痊愈。

本例患者在卒中后早期已出现明显的焦虑、抑郁症状和累及多系统的躯体症状，并因此在急诊科、内科、神经科反复就诊，但均未被医生及早识别和给予相应治疗，导致误诊、误治。卒中患者共病焦虑、抑郁障碍发生率高，多以躯体症状就诊，当患者出现不能用器质性疾病解释的躯体症状时，应意识到患者存在情绪障碍的可能。综合性医院医生应加强焦虑、抑郁障碍知识的培训，规范化治疗器质性疾病伴发的焦虑、抑郁障碍，提高患者的生存质量，恢复社会功能，减少医疗资源的浪费。

专家点评————————————————————————潘小平

卒中后抑郁、焦虑等情绪障碍的出现，为神经科医生提出了新的挑战。可能很多医生会觉得这样的患者很"麻烦"、很"棘手"——卒中症状已明显改善，患者为何仍有诸多躯体不适主诉？但如果关注了情绪问题，那么所谓的"疑难杂症"即可迎刃而解。加强对卒中后情绪障碍的识别和诊治，已成当务之急。近年欧美卒中指南均强调要对卒中急性期和康复期患者用标准化量表进行抑郁、焦虑筛查，以便及时给予综合治疗。

本病例在神经科临床工作中具有普遍性和典型性，患者在卒中的急性期及恢复期均表现出显著的抑郁及焦虑惊恐症状。因为一些医生对情绪障碍的忽略以及患者对抗抑郁治疗的抗拒造成了疾病迁延，故加强对非精神科医生和卒中患者的健康教育势在必行。唯有如此，才能最大程度地实践我们共同的医学目标：解除患者病痛，提高患者生活质量！

参考文献

1. 刘永珍,于逢春,尹静,等.脑卒中后抑郁状态对预后的影响:7 年随访[J].中国神经精神杂志,2010,36:292-295.

2. Gaete JM,Bogousslavsky J. Post-stroke depression[J]. Expert review of neurotherapeutics,2008,8:75-92.

3 向伟,陆光华,丁宇杰.脑卒中后焦虑抑郁共病研究进展[J].神经疾病与精神卫生,2010,10:617-619.

4. 乔杉杉,吴春薇,康智敏,等.卒中后抑郁研究进展[J].中风与神经疾病杂志,2010,27:663-665.

5. Canada Stroke Network. SCORE (Stroke Canada Optimization of Rehabilitation through Evidence) Evidence-based recommendations for the upper and lower extremities and risk assessment post-stroke [EB/OL]. [2012-03-01]. http://www. canadianstrokcnetwork. ca/wp-content/uploads/2010/03/SCORE_EBR_Aug2307. pdf.

6. Royal College of Physicians. National Clinical Guidelines for Stroke [EB/OL]. [2012-03-01]. http://www. yorksandhumberhearts. nhs. uk/upload/WYCN/ Guidelines/National% 20Clinical% 20Guidelines% 20for% 20Stroke% 203rd% 20edition% 20July% 202008. pdf.

7. Australian National Stroke Foundation. Clinical Guidelines for Stroke Management[EB/OL]. [201203-01]. http://strokefoundation. com. au/healthprofessionals/tools-and-resources/clinical-guidelinesfor-stroke-prevention-and-management/.

8. American Psychiatric Association. Practice guideline for the patients with major depressive disorder. Third edition[EB/OL]. [2012-03-01]. http://www. psychiatryonline. com.

9. American Psychiatric Association. Diagnostic and Statistical Manual of Mental Disorders,Fourth Edition, Text Revision(DSM-IV-TR)[M]. Washington DC:American Psychiatric Association,2000.

10. 世界卫生组织.疾病和有关健康问题的国际统计分类第十次修订版[M].北京:人民卫生出版社,1993:97-196.

11. 中华医学会精神科分会.中国精神障碍分类与诊断标准[M].第 3 版.济南:山东科学技术出版社,2001:87-88,105-106.

12. Chen Y,Guo JJ,Zhan S. Patel NC,et al. Treatment effects of antidepressants in patients with post-stroke depression:a meta-analysis[J]. Ann Pharmacother,2006,40:2115-2122.

13. 江开达.抑郁障碍防治指南[M].北京:北京大学医学出版社,2007:35-36.

14. 吴文源.中国焦虑障碍防治指南实用简本[M].北京:人民卫生出版社,2010:6-7.

15. Gill D,Hatcher S. A systematic review of the treatment of depression with antidepressant drugs in patients who also have a physical illness[J]. J Psychosom Res,1999,47:131-143.

16. Lynne Turner-Stokes,Nibras Hassan. Depression after stroke:a review of the evidence base to inform the development of an integrated care pathway. Part 2:Treatment alternatives[J]. Clinical Rehabilitation,2002,16:248-260.

病例 5 1 例汉语纯失读症患者阅读功能的随访研究

陈钟琴,徐铭玮,邵涵钰,翁旭初,袁敏

【关键词】 纯失读症;康复;视觉词形区;整合障碍

1 病例简介

患者男,74 岁,右利手,退休人员,受正式教育 15 年。患者于 2010 年 6 月 21 日无明显诱因出现心悸、气促,就诊于当地卫生院,诊断为"心房颤动",予对症治疗。2010 年 6 月 22 日晚患者突然出现不认识家人、语言表达障碍、性格改变,伴头晕,无头痛、无恶心呕吐、无四肢抽搐、无四肢活动不利,约数分钟又能认出家人,未予重视。2010 年 6 月 23 日患者家人发现患者语言表达障碍有所加重,遂就诊于当地医院,头颅 CT 示:左颞枕部梗死,予阿司匹林抗血小板聚集、保护脑细胞、化痰护胃等对症支持治疗后,患者头晕、语言障碍等症状较前好转出院。2010 年 7 月 14 日患者无明显诱因下出现阅读汉字困难,情绪激动,就诊我院急诊科,2010 年 7 月 15 日转入神经内科。

既往史:糖尿病史 10 余年,予阿卡波糖控制血糖,自诉血糖控制可,未正规监测血糖;高血压史 6 年余,予苯磺酸左旋氨氯地平片控制血压,未正规监测血压;慢性支气管病史 20 余年;患者自诉约 20 岁开始有哮喘病史,约每年发作一次,最近一次为 2010 年 6 月曾食用海鲜,哮喘发作一次。否认其他食物、药物过敏史,否认肝炎、结核等病史,否认手术、外伤、输血史,疫苗接种史不详。

入科查体:体温 36.8℃,脉搏 70 次/分,呼吸 19 次/分,左侧血压 144/92mmHg。神清,精神可。语言表达障碍,阅读汉字困难。双侧瞳孔等大等圆,对光反射灵敏。伸舌居中,双侧鼻唇沟对称。双肺呼吸音略粗,未闻及干湿性啰音。心率 75 次/分,律不齐,未闻及病理性杂音。腹部查体未见异常。四肢肌力、肌张力正常,双侧深浅感觉未见明显异常,双侧病理征阴性。

辅助检查:入科后血常规、肝肾功能电解质、甲状腺功能、凝血功能、肿瘤标志物等检查未见明显异常;甘油三酯:2.02mmol/L;空腹血糖:7.02mmol/L;糖化血红蛋白:8.6%;肺部 CT:肺气肿表现,两侧胸膜局部改变。颈部血管 B 超及超声心动图:①双侧颈动脉硬化伴多发粥样斑块形成;②风湿性心瓣膜病,二尖瓣狭窄(中度)伴关闭不全(中度),主动脉瓣关闭不全(轻-中度),三尖瓣反流(轻度),肺动脉收缩压增高。头颅 MRI 提示左侧大脑后动脉梗死,累及左侧枕颞区腹侧皮质、海马和背部白质(图 5.5-1)。

入院时诊断:脑梗死;心房颤动;高血压 3 级,极高危组;2 型糖尿病;慢性支气管炎;哮喘。

诊疗经过:患者入院后完善相关检查,予阿托伐他汀钙降脂、硫酸氢氯吡格雷抗血小板、阿卡波糖及瑞格列奈控制血糖、苯磺酸左旋氨氯地平片控制血压、胞磷胆碱营养脑细胞、盐酸舍曲林改善情绪及补液等对症处理,患者情绪稳定,同时阅读功能逐渐恢复,住院期间阅读功能康复过程中表现为两个阶段:

第一阶段:患者入院时进行语言功能评估,用北京大学第一医院制定的汉语失语症检查法(the aphasia battery of Chinese,ABC)评估患者的一般语言功能[1],结果表明患者有严重的阅读障碍,伴有轻度的书写障碍,而口语表达和理解保留。语言流利,无空话、赘语和错语。患者主要障碍是不能读出任何汉字,尽管患者可以正确指出所听到的所有汉字(听字辨认:10/10,要求患者先听检查者报出一个汉字,然后患者从 5 个备选答案中选出正确的一个字)。书写能力包括自发书写和抄写相对保留。因此,根据 ABC 检查,此时患者表现为纯失读伴轻度失写。

第二阶段:入院后一周,患者此时阅读功能有一定的恢复,书写能力大部分恢复。此时

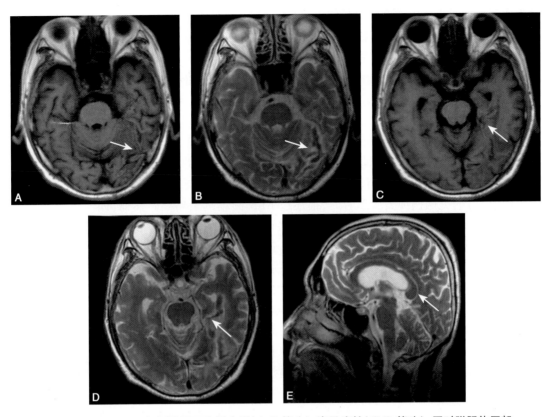

图 5.5-1　MRI 显示左侧枕颞区腹侧皮质(A、B 箭头)、海马病灶(C、D 箭头),同时胼胝体压部保留(E 箭头)(A 和 C:T_1 序列;B、D 和 E:T_2 序列)

患者阅读过程中有两个特点,首先是低效率的逐个部件(radical-by-radical,RBR)阅读的方式,如读"阁"时,"门字里一个各,亭台楼阁的阁",但效率低下,只有极少数的汉字能通过这种方式识别;其次为整合障碍,如读"样",患者能读出偏旁部首"木"、"羊",但不能将其整合成一个整字"样"。

出院诊断:脑梗死;纯失读症;心房颤动;高血压 3 级,极高危组;2 型糖尿病;风湿性心脏瓣膜病;慢性支气管炎;肺气肿;哮喘。

随访:发病后 8 个月随访患者,选用 80 个高频汉字,要求患者尽可能快的朗读汉字,结果发现患者大部分汉字基本上都能朗读,但速度明显变慢,均每个汉字需要 2 秒以上。

2　讨论

纯失读症,主要表现为对书面语言的阅读障碍,而其他语言能力如听理解、自发书写等相对保留[2]。经典的阅读理论认为左侧角回是文字识别的中枢,阅读初期视觉词形信息先到达左右枕叶视皮质,再向左侧角回投射,纯失读由左侧角回损伤所致。这一模型已沿用 100 多年,至今仍然被教科书采用。但近年来功能磁共振成像研究则进一步发现,左侧梭状回中部皮质表现出对词或字母串稳定性激活,由此提出了视觉词形区的概念(visual word form area,VWFA),认为这个区域负责词形信息的存储和提取过程,该区域或者该区的传入纤维损伤,导致纯失读[2,3]。

本文首次对一例汉语纯失读症患者阅读功能进行随访研究,发现汉语纯失读症在康复过程中阅读功能表现出三个阶段的特点,由发病初几乎所有字均不认识,诉"看起来就是一堆笔画",到一部分字认识,主要表现为低效率的逐个部件(RBR)阅读方式及整合障碍,再到大部分字认识,而阅读速度减慢。

对字母文字体系的纯失读症研究发现,纯失读症阅读功能康复中的主要特点表现为逐个字母(letter-by-letter,LBL)阅读的方式。LBL阅读是指纯失读患者的阅读速度较正常人明显减慢,表现出一种逐个字母的拼读行为,阅读时间与词的字母数常呈典型的线性关系,这种现象称为词长效应(word length effect)[2,3]。随着病情的进一步康复,患者阅读的速度和精确性虽然仍较正常人低,但词长效应可能消失[3]。在有限的汉语纯失读症的报道中[4-13],极少数研究报道患者采用相对于LBL的RBR或SBS(stroke-by-stroke)阅读方式。Yin和Butterworth在研究两例纯失读患者时,描述过RBR阅读的策略[8]。然而,即使是患者可以识别汉字当中的偏旁,这种逐个偏旁阅读策略在患者阅读整字的时候并没有显示出多大的用处。从本例患者的第二阶段阅读特点来看,该患者表现出一定的RBR阅读方式,但效率很低,只有极少的一部分字能通过这种方式识别。这说明事实上,汉语纯失读症患者在康复过程中可采用一定的RBR阅读方式来进行词汇识别,只是效率低下。大多情况下患者只能识别部件,却不能将部件整合成整字,表现为整合障碍。可能是由于在学习汉字时,人们多依赖于整字策略,因为有成百上千个偏旁以及很多种模式组合成汉字,偏旁根本无法为所组成的汉字提供相应的语音线索,更不用说事实上有很大一部分偏旁就没有读音。

在有限的汉语纯失读症报道中,未有报道汉语纯失读症患者存在相应的部件数效应或笔画数效应。原因可能是所报道的纯失读症患者的病灶范围大或者累及胼胝体压部,阅读功能大多停留在第二阶段,无法探查是否具有部件数效应或笔画数效应。该例患者的病灶范围相对较小,胼胝体压部保留,阅读功能恢复较好,发病8个月后患者对大部分字均能认识,但阅读速度明显变慢,平均每个汉字的反应时间几乎达到2秒。该现象提示汉语纯失读症患者可能存在相应的部件数效应,但有待于进一步收集更多的纯失读症患者,设计更加精细的实验加以验证。

综上所述,汉语纯失读症康复过程中阅读功能的特点分为三个阶段,每个阶段特点分明。与字母文字体系相比,汉字的独特性使汉语纯失读症阅读功能的特点与其既有相同点,也有不同点。了解汉语纯失读症康复过程的特点意义重大,首先可为研究文字加工机制提供一个非常好的模型;其次有助于根据不同的康复阶段阅读功能的特点来制订不同的康复训练。未来研究中,需结合多模态的功能磁共振成像技术来进一步揭示在不同的康复阶段,大脑阅读相关脑区的激活情况以及动态观察阅读网络如何重组,并为失读症的康复及预后判断提供新的理论基础。

专家点评————————————————————————————————罗本燕

阅读是人类借助书面语言进行交流时的理解过程,是人类重要的认知行为之一。纯失读症患者主要表现为对书面语言的阅读障碍,一般不伴有其他语言障碍。本文通过对一例纯失读症患者的阅读功能进行随访研究,发现汉语纯失读症在康复过程中阅读功能表现出三个阶段的特点。每个阶段特点分明,从而为纯失读症患者阅读功能的康复训练提供理论依据。

参考文献

1. 高素荣.汉语失语检查法标准化的研究[J].中国心理卫生杂志,1992,6:125-128.

2. Cohen L,Dehaene S,Naccache L,et al. The visual word form area:Spatial and temporal characterization of an initial stage of reading in normal subjects and posterior split-brain patients[J]. Brain,2000,123:291-307.

3. Cohen L,Lehéricy S,Chochon F,et al. Language-specific tuning of visual cortex? Functional properties of the Visual Word Form Area[J]. Brain,2002,125:1054-1069.

4. Shan CL,Zhu RJ,Xu MW,et al. Implicit reading in Chinese pure alexia[J]. Brain and language,2010,114:147-156.

5. 马林,翁旭初,孙伟建,等.纯失读症患者阅读功能恢复机制的功能MRI初步研究[J].中华放射学杂志,2004,38:410-413.

6. 李然,高素荣.纯失读者动物词汇保留一例[J].卒中与神经疾病,1996,3:138-140.

7. 林谷辉,陈卓铭.汉语纯失读症(附1例报告)[J].中国神经精神疾病杂志,1999,25:52-53.

8. Yin WG,Butterworth B. Chinese pure alexia[J]. Aphasiology,1998,12:65-76.

9. 全仁子,全顺子.命名性失语伴纯失读一例报告[J].白求恩医科大学学报,2000,26:52.

10. 黄红星.纯失读症1例报告[J].临床神经病学杂志,2003,16:96.

11. 单春雷,于美霞,徐兆强,等.汉语纯失读症患者的评价与初步分析[J].中国康复医学杂志,2004,19:15-18.

12. 张娜,翁旭初,罗本燕.左侧颞枕叶出血所致的失读伴失写1例报告[J].中国神经精神疾病杂志,2006,32:313.

13. 罗薇,李胜利.汉语纯失读症个案研究[J].中国康复理论与实践,2010,16:1066-1069.

六、血管功能及血流动力学检查技术

病例 1　经颅多普勒超声在缺血性卒中分型诊断中的应用 1 例

樊苹,陈恬

【关键词】　脑梗死;超声,多普勒,经颅

1　病例简介

患者男,80 岁,以"突发言语不能,左侧肢体乏力 1 小时"于 2009 年 7 月 20 日收住我院。患者发病前一晚入睡时如常,夜间起床小便 1 次无明显异常,6:00 左右晨起时发现左侧肢体无力,言语不能,口服苯磺酸氨氯地平 1 片,症状无改善,30 分钟后至我院急诊,行颅脑 CT 检查后以"脑梗死"住院治疗。

既往史:高血压病史 10 年,心房颤动病史 5 年,30 年前因肺结核行右侧肺叶切除术,2 年前因前列腺增生行前列腺电切术,平时服氨氯地平 5mg,1 次/日和阿司匹林 100mg,1 次/日。吸烟 20 支/日,50 年,已戒烟 10 年。

入院查体:体温:36.5℃,脉搏:70 次/分,呼吸:20 次/分,双侧血压:200/100mmHg。神清,左侧锁骨上窝可闻及 3 级收缩期吹风样血管杂音,桶状胸,双肺呼吸音低,心界向左扩大,心率 90 次/分,心律绝对不齐,第一心音强弱不等,腹部正常,双下肢不肿。神经系统查体:构音障碍,吞咽困难,饮水呛咳,眼底未见出血,可见动脉明显变细及动静脉压迹,动静脉比 2:3,双侧瞳孔等大等圆,光反应稍迟钝,左侧鼻唇沟浅,伸舌左偏。左侧上下肢肌力 4 级,右侧上下肢肌力 5 级,四肢肌张力正常,左侧偏身触痛觉稍减退,双侧腱反射正常对称,病理征阴性,无脑膜刺激征。

辅助检查:

血常规、凝血四项、心肌酶谱、肾功能、电解质、血糖、肝功能、抗"O"、类风湿因子、ESR、血尿酸正常,血脂示低密度脂蛋白 3.76mmol/L,余正常。常规心电图显示心房颤动。

颅脑 CT 平扫(2009 年 7 月 20 日):双侧放射冠及左侧半卵圆中心区多发腔隙性梗死。经颅多普勒超声(TCD)(2009 年 7 月 20 日):①右侧颈内动脉中度狭窄。②左侧锁骨下动脉狭窄,盗血Ⅱ期,通路:右椎动脉-左椎动脉。③基底动脉近端狭窄。④常规检查,压颈试验及监测右侧大脑中动脉 15 分钟各见微栓子(micro embolic signal,MES)信号 1 个(图 6.1-1)。

颈部血管彩超(2009 年 7 月 20 日):①双侧颈总动脉、双侧颈内动脉、右侧颈外动脉多发不均质粥样斑块(部分钙化),左侧颈总动脉轻度狭窄,右侧颈内动脉中重度狭窄;②左侧

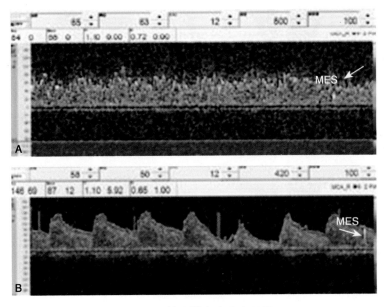

图 6.1-1 缺血性卒中患者 TCD
A. TCD 常规检查:右侧大脑中动脉出现微栓子一个(箭头);B. TCD 压颈试验:按压右侧颈总动脉(press-RCCA)时右侧大脑中动脉出现 1 个微栓子(箭头)

锁骨下动脉粥样斑块形成;③右侧椎动脉颈段多发粥样斑块形成,右侧椎动脉起始端轻度狭窄。

颅脑 MRI 和 MRA(2009 年 7 月 21 日):①右侧额叶、颞叶急性梗死;②脑萎缩;脑白质疏松右侧小脑陈旧性梗死伴胶质增生;双侧基底节区陈旧性腔梗;③脑动脉硬化性改变:颅内血管僵硬,走形迂曲,分支减少(图 6.1-2、图 6.1-3)。

电视 X 线透视下吞咽功能检查:舌肌后推功能差。

入院诊断:①急性脑梗死,分型:大动脉粥样硬化性,心源性栓塞不除外;发病机制:动脉-动脉栓塞(MES+);②高血压 3 级(极高危分层);③心房颤动;④右侧肺叶切除术后;⑤前列腺电切术后。

诊疗经过:入院立即口服阿司匹林 100mg/d 加氯吡格雷 75mg/d 双重抗血小板,其中首次氯吡格雷给予 300mg 负荷量,氟伐他汀 80mg/d 强化降脂。患者病情控制,症状改善,言语稍含糊,能自主进软食,饮水呛咳有所好转,生活基本自理,肢体活动较好,右上肢肌力 5 级,左上肢肌力 5⁻级,2 周后出院,嘱坚持服药,随诊至今病情稳定。在住院 1 周及出院后 1 个月时复查 TCD 监测 MES 阴性,未再做压颈试验。

2 讨论

随着近几年地不断推广和学习,基层神经科医生对缺血性卒中应进行分型诊断、分层治疗的观念逐渐了解,TCD 是一种已在各级医院广泛使用的方便经济、可床边操作的无创检查,能快速对急性卒中患者进行血管筛查。结合颈动脉超声,MRI 及 MRA 能对大部分缺血性卒中患者进行血管功能评估,对缺血性卒中分型诊断具有积极意义。在临床实践中发现按照该思路完善检查后大部分患者能明确病因,确定分型,但多种病因并存,一时无法确定分型的也不在少数,尤其在高龄患者中。

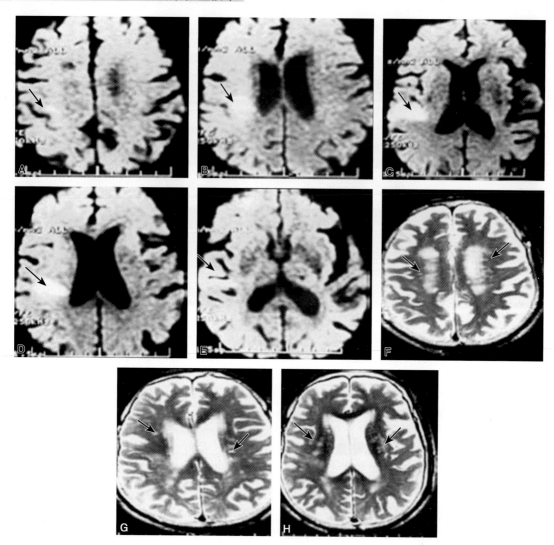

图 6.1-2　缺血性卒中患者颅脑 MRI

A～E:弥散序列见右侧额叶局部脑回肿胀呈高信号,颞叶高信号;F～H:T$_2$加权像见双侧侧脑室
旁白质多发斑片状高信号(箭头)

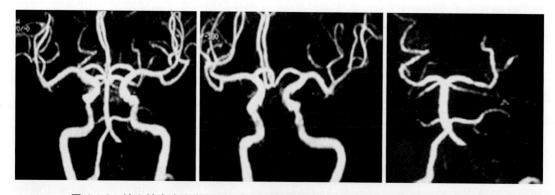

图 6.1-3　缺血性卒中患者 MRA 示脑动脉硬化改变:颅内血管走形僵硬、迂曲,管径
粗细欠均匀,分支减少

　　我们通过这一例老年急性卒中患者的诊疗过程分析,探讨 TCD,尤其是 TCD 的 MES 监测在缺血性卒中分型诊断中的临床意义。MES 是指在 TCD 检查中因为微栓子颗粒较血流中红细胞体积大,该颗粒的超声信号较周围红细胞强,当它在血流中通过时能被超声探头检测到,在蓝色多普勒血流背景信号上会出现一个红色高强度信号。常规检查和监测均能发现 MES,它具有短时程(<100 毫秒)、相对强度增高在 3~60dB、单方向出现等特点。它们随机出现在心动周期的任何部位,并有尖锐的噼啪声或乐音样声音[1-4]。有栓子源的患者如心房颤动、颅内外大动脉狭窄、颈内动脉内膜剥脱术等均可检测到 MES[1,3,4],双通道多深度的栓子监测仪能很好地鉴别栓子来源及部位,是国内外目前研究缺血性卒中栓塞机制的重要方法。急性缺血性卒中患者进行 MES 监测应越早越好,病程晚期及有效治疗后 MES 会明显减少,因为有症状大动脉狭窄患者 MES 的发生频率高于无症状者,距离症状出现的时间越近,检测到 MES 的数目和几率越高。有证据表明有症状大动脉狭窄患者 1 周内 MES 的检出率最高,此后呈递减趋势,并逐渐消失。急性脑栓塞发生后,斑块表面有血栓形成或溃疡,因此梗死后仍可以继续监测到 MES,内皮损伤后表面修复的时间一般为 10 日,这与 1 周内易检测到 MES 相一致[1-5]。

　　本例患者患有心房颤动,TCD 监测时发现 MES 信号,心源性卒中不能排外,其次颈动脉超声发现有多处不稳定动脉粥样硬化斑块;TCD 发现多发颅内外血管狭窄,压颈试验出现 1 个 MES 信号;颅脑 MRI 的 DWI 像急性病灶为皮层-皮层下流域性梗死,以上均提示患者有大动脉粥样硬化及易损斑块证据。故患者此次卒中是大动脉粥样硬化性脑梗死还是心源性栓塞难以确定,当然,如果我们的 TCD 是双通道,能监测双侧大脑中动脉可能对鉴别有帮助,如在双侧都发现 MES 则支持栓子来源于心脏可能性极大[1-4]。另外,在常规检查发现颈部血管明显狭窄或颈动脉超声发现不稳定斑块时不宜进行压颈试验[1],以避免斑块脱落,人为造成栓塞,产生混淆,影响判定。本病例入院时常规 TCD 检查中有 1 个 MES 是压颈后出现的,要引以为戒。在住院 1 周及出院后 1 个月时复查 TCD 时未再做压颈试验。同时可通过 TCD 监测 MES 观察治疗效果和进行随访,本病例治疗后临床症状明显改善,复查 2 次 MES 均阴性也支持疗效良好。TCD 是基层神经科医生的最方便的工具之一,合理使用并充分发挥它的作用,能帮助我们尽早诊断、尽快治疗,使患者早获益。

专家点评 ————————————————————————高山

　　我这两年到全国各地巡讲《缺血性卒中的分型诊断和分层治疗》过程中,常有医生担心:"基层医院设备不齐全难以做到缺血性卒中的分型诊断和分层治疗",其实不然,本文病例就是个很好的例证。作者是来自基层医院的神经内科医生,她曾经到我们医院的 TCD 检查室进修,回到当地后不但开展了 TCD 对脑动脉狭窄的诊断,还开展了微栓子监测,并将其应用到缺血性卒中病因和发病机制诊断中,不仅规范了 TCD 诊断技术,还提高了对缺血性卒中病理生理机制的认识。

　　本文病例是缺血性卒中病因诊断中最常被触及的软肋,即同时存在梗死侧颈动脉粥样硬化性狭窄及心房颤动,此时要判断本次卒中究竟是大动脉粥样硬化性还是心源性会比较困难,因为心房颤动导致的心源性栓塞也可以仅局限在一侧颈内动脉分布区。此时进行双侧微栓子监测,如果能监测到双侧大脑中动脉都有微栓子信号,或同时监测了前后循环,前后循环都有微栓子信号,则更倾向于心源性。本文病例只做了一侧大脑中动脉微栓子监测是一个遗憾。尽管如此,常规检测时在右侧大脑中动脉监测到微栓子信号,压迫右侧颈动脉时监测到右侧大脑中动脉有微栓子信号,说明右侧颈内动脉的斑块是易损斑块,因此,倾向于右侧颈内动脉是本次卒中的责任动脉,即病因诊断首先考虑大动脉粥样硬化性。

参考文献

1. 高山,黄家星.经颅多普勒超声(TCD)的诊断技术与临床应用[M].北京:中国协和医科大学出版社,2004,19-34,307-344.
2. 刘建辉.TCD监测颈内动脉系统TIA的脑动脉内微栓子[M].卒中与神经疾病,2006,13:117-119.
3. 沈岳飞,许永成.微栓子的TCD检测进展[M].国外医学神经病学神经外科学分册,2000,27:60-62.
4. 顾慎为,王晔.经颅多普勒监测脑微栓子[M].国外医学脑血管疾病分册,2004,12:133-136.
5. 傅建辉,吕传真,董强,等.经颅多普勒监测缺血性卒中患者脑动脉微栓子[J].复旦学报(医学科学版),2002,27:39-41.

病例2 彩色多普勒超声诊断颈动脉附壁血栓1例

邢锦,何文,邬冬芳,张红霞

【关键词】 颈动脉血栓形成;超声检查,多普勒,经颅;诊断

1 病例简介

患者女,27岁,主因"发作性头晕、右侧肢体麻木1个月"于2008年12月12日收住入院。患者1个月前在活动状态下出现头晕、右侧肢体麻木,持续5~6分钟后缓解,发病时测右侧上肢血压80/50mmHg,每周发作一次,时有恶心,无呕吐,无视物不清、视物旋转及头痛,无肢体无力,发作与转颈、翻身等体位变化无关。患者入院前于外院就诊时行MRI(2008年11月17日):左侧额顶叶区多发脑梗死、软化灶。行MRA:考虑左侧大脑中动脉狭窄,颈部血管未见明显异常。为进一步治疗,收入我院。

既往史:患者于2002年曾不慎坐椅子时坐空,仰面跌倒,头颈部着地,感剧烈头晕,恶心欲吐,当时未就诊,1日后恢复正常,未遗留后遗症。否认有糖尿病、高血压、心脏病、高血脂等病史及吸烟、饮酒史。

入院查体:体温36.7℃,脉搏82次/分,双侧上肢血压:右侧110/75mmHg,左侧105/75mmHg;心肺功能查体未见异常;神经系统查体:神清、语利,双侧瞳孔对称,直接及间接对光反射存在,眼动充分,无眼震,无复视,四肢肌力5级,共济运动正常,右侧上下肢针刺感觉减弱,双侧病理征阴性。

实验室检查:①凝血检查:凝血酶原时间(PT)10.9秒,国际标准化比值(INR)0.95,活化部分凝血活酶时间(APTT)28.6秒,纤维蛋白原(fibrinogen,FIB)1.80g/L,凝血酶时间(thrombin time,TT)17.9秒,其中纤维蛋白原低于正常参考值。②血小板(PLT)392×10⁹/L,高于正常参考值。③血浆同型半胱氨酸21.70μmol/L,高于正常参考值。④血脂检查:总胆固醇(CHO)3.16mmol/L,甘油三酯(TG)1.39mmol/L,高密度脂蛋白胆固醇(HDL)1.22mmol/L,低密度脂蛋白胆固醇(LDL)1.22mmol/L,其中CHO、LDL低于正常参考值。

影像学检查:于我院行颈动脉彩色多普勒超声检查(2008 年 11 月 20 日):左侧颈动脉窦部见大小约20.5mm×2.4mm不均质低回声团,表面粗糙不平滑,致局部管腔稍窄,余未见明显异常(图 6.2-1)。根据既往史,提示"颈动脉附壁血栓可能性大"。经过 1 个月的诊治,2008 年 12 月 18 日复查发现左颈动脉窦部低回声团基底部变窄,体积较前明显缩小,形态呈明显不规则状,内部低回声与等回声相间呈蜂窝状,提示"颈动脉附壁血栓"(图 6.2-2)。

CT 检查(2008 年 12 月 15 日):左颞顶叶可见片状缺血性改变,局部脑沟稍深,左侧脑室体部稍大(图 6.2-3)。

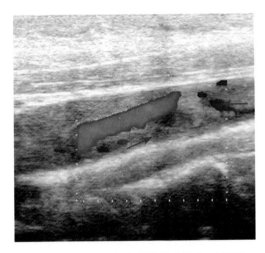

图 6.2-1　术前彩色多普勒超声检查:左侧颈动脉管腔内低回声团(箭头),表面粗糙

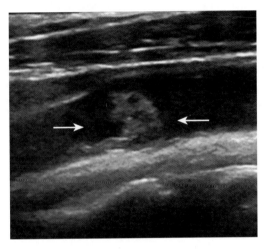

图 6.2-2　术前经保守治疗 1 个月后左侧颈动脉管腔内团块形态明显改变呈不规则状(箭头),基底部变窄,表面粗糙不平

计算机断层扫描灌注成像(CTP)检查(2008 年 12 月 13 日):脑血流量等参数未见明显异常(图 6.2-4)

诊断:脑梗死(左侧颈内动脉系统)

病因:左侧颈动脉血栓形成

发病机制:动脉到动脉栓塞可能

我院颈部血管超声(2008 年 12 月 20 日)提示左侧颈动脉血栓形成,病因考虑为动脉血栓。患者活动状态下发病,考虑动脉到动脉栓塞可能。

治疗过程:入院后口服华法林 3mg/d,于 2008 年 12 月 21 日行左侧颈动脉血栓切除术,术中所见:血栓位于血管后外侧壁,红白相间,大小约 15mm×10mm×5mm,少量血栓附着于颈动脉分叉后壁,局部管壁略有硬化。术后病理:血栓机化,黏液样变性。术后患者口服华法林 3mg/d,患者头晕及右肢麻木症状减轻。

术后颈动脉彩色多普勒超声检查(2008 年 12 月 25 日):左侧颈动脉内中膜欠光滑,管腔内血流

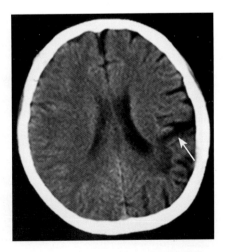

图 6.2-3　术前 CT 检查:左颞顶叶片状缺血性改变(箭头)

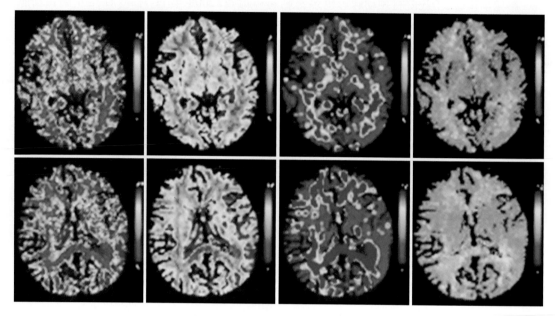

图 6.2-4　CTP 检查:未见明显异常

通畅,余未见明显异常(图 6.2-5)。

术后复查 MRI 检查(2008 年 12 月 30 日):提示左侧颞叶片状异常信号影,软化灶(图 6.2-6)。MRA 检查(2008 年 12 月 30 日):左侧大脑中动脉侧裂段血管分支稀疏(图 6.2-7)。

2　讨论

颈动脉血栓尤其是附壁血栓极易脱落进入脑血管而引起脑血栓,是引起缺血性卒中的最危险致病因素[1]。形成颈动脉血栓的原因有很多,如外伤、心脏的血栓、颈动脉硬化斑块破裂、多发性大动脉炎、高血脂、高血压、糖尿病、冠状动脉粥样硬化性心脏病及吸烟、精神及情绪因素等[2-6]。本例患者年轻,既往无特殊病史,发病前颈部有明确的外伤史,虽然颈部外

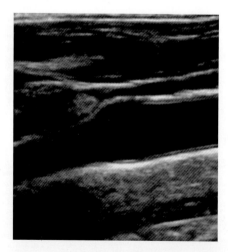

图 6.2-5　术后彩色多普勒超声检查:左侧颈动脉管腔通畅,原低回声团消失

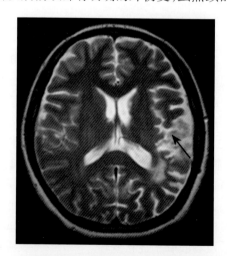

图 6.2-6　术后 MRI:左侧颞叶片状异常信号影(箭头),软化灶

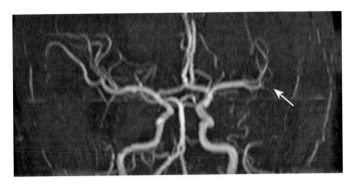

图6.2-7 术后MRA：左侧大脑中动脉侧裂段血管分支稀疏（箭头）

伤时间距此次发病时间很长，但经过系统的检查，除外了常见的脑血管病血栓形成的危险因素，本例患者入院时病情较急，未行免疫方面的检查，尚不能完全除外免疫因素的影响，但是考虑到外伤造成颈动脉内膜受损促发了凝血反应，导致颈动脉附壁血栓形成的可能性大。颈动脉血栓临床较为少见，Takach等[7]报道颈动脉血栓的检出率为0.66%。因此，颈动脉附壁血栓早期、正确的诊断对于临床及时干预有重要意义。彩色多普勒超声是检出颈动脉血栓的重要手段之一，总结本例有以下几点体会：颈动脉血栓者颈动脉内中膜无增厚；血栓内部回声不均匀，表面无纤维帽，这是由于血栓是由纤维蛋白网网络血小板及血细胞形成的，质地较松软，借助高频探头多角度扫查，从团块的内部回声及表面特征有助于鉴别；血栓通过动态观察，形态上会发生变化。有文献表明血栓经过保守治疗后短期内可缩小甚至消失，因此对可疑病例进行动态观察有助于明确诊断[8]。

专家点评 ————————————————————————张丹

　　血栓形成是临床各科疾病中常见的一种病理过程，血管内血栓形成造成组织缺血和坏死而影响器官功能甚至危及生命。颈动脉血栓是引起缺血性卒中的最危险致病因素之一，尤其是附壁血栓，极易脱落进入脑血管而引起脑血栓，使脑组织供血不足而出现相应的临床症状。颈动脉血栓临床发病率低，是一种少见病，能否正确的诊断和鉴别诊断对于临床早期、准确的干预具有重要意义。超声是检出颈动脉血栓的重要手段之一，目前对该方面的病例报道较少，本文提供的1例颈动脉附壁血栓的超声诊断过程，有助于拓宽诊断思路，以减少漏诊、误诊。

参考文献

1. Fur ie B, Fur ie BC. Mechanisms of thrombus formation[J]]. N Engl J Med,2008,359:938-949.

2. Rader M, Ramsay P, Maxwell R, et al. Internal carotid artery thrombosis after blunt trauma--salvage therapy with the penumbra thrombectomy system[J]. Am Surg,2010,76:343-345.

3. 王春宁,高润霖,向菊兰,等.风湿性心脏病心房颤动患者发生动脉血栓栓塞危险因素的病例对照研究[J].中国循环杂志,2003,18:115-117.

4. Reininger AJ,Bernlochner I,Penz SM,et al. A 2-step mechanism of arterial thrombus formation induced by human atherosclerotic plaques[J]. J Am Coll Cardiol,2010,55:1147-1158.

5. Hulusi M, Basaran M, Yilmaz AT. Carotid and coronary artery occlusion in a patient with Takayasu arteritis[J]. J Card Surg,2007,22:352-355.

6. 李家增. 危险因素与动脉血栓栓塞性疾病[J]. 中华内科杂志,2006,45:79-80.

7. Takach TJ,Reul GJ,Round ME,et al. Preocclusive carotid artery thrombosis:pathogenesis and management. Vascular and Endovascular[J]. Surgery,1999,33:691-696.

8. Hulusi M, Basaran M, Yilmaz AT. Carotid and coronary artery occlusion in a patient with Takayasu arteritis[J]. J Card Surg,2007,22:352-355.

病例3 连续经颅多普勒超声监测对颈动脉狭窄支架术后高灌注综合征的评估

姚明,倪俊,高山

【关键词】 超声检查,多普勒,经颅;颈动脉狭窄;再灌注损伤

1 病例简介

患者男,52岁,因"言语少、口角歪斜12小时"于2006年5月12日入院。入院前12小时家属发现患者口角左歪,言语减少,记忆力下降,不能正确回答问题,无肢体无力、头痛、头晕、恶心、呕吐。既往因心肌梗死行心脏搭桥手术。吸烟30年,饮酒20年。

入院查体:血压120/80mmHg(左上肢),130/80mmHg(右上肢)。心律齐,心前区未闻及杂音。双侧颈部、锁骨上窝未闻及血管杂音。双侧桡动脉、双足背动脉搏动对称。神经系统查体:神清,构音欠清,反应迟钝,判断力、定向力、计算力、记忆力均显著下降,右侧中枢性面舌瘫,四肢肌力5级,肌张力正常,感觉查体双侧对称,双侧病理征阴性。

辅助检查:

(1) 颅脑MRI(2006年5月13日):左侧基底节区、尾状核头、岛叶及皮层下白质多发急性脑梗死,液体反转恢复像(FLAIR)示右侧基底节、双放射冠、脑干小软化灶(图6.3-1)。

(2) DSA(2006年5月14日):右颈内动脉起始至虹吸部长段重度狭窄,约达95%,左颈内动脉起始处局限性狭窄约达90%,左颈内动脉虹吸部C5段狭窄约达40%,左颈总动脉上段狭窄约达30%;前交通动脉开放;右侧后交通动脉开放供应右侧前循环(图6.3-2)。

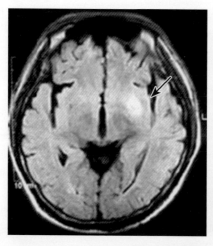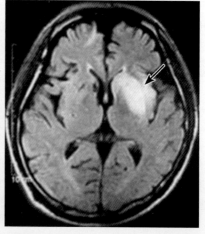

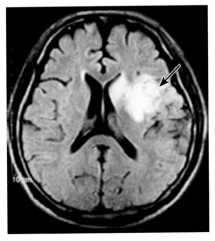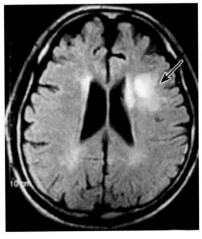

图 6.3-1　双侧颈内动脉重度狭窄患者颅脑 MRI 液体反转恢复像(FLAIR),示左侧基底节区、尾状核头、岛叶多发高信号,提示脑梗死(箭头)

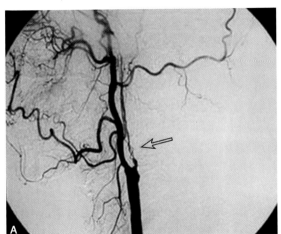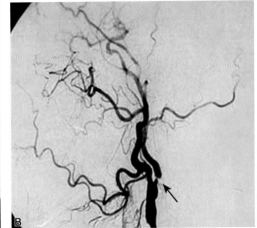

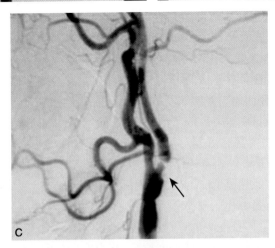

图 6.3-2　双侧颈内动脉重度狭窄患者 DSA 图像

A、B:左侧颈内动脉支架置入术前右颈内动脉起始至虹吸部长段重度狭窄,左侧颈内动脉起始段局限性重度狭窄;C:术后狭窄段管径部分改善(箭头)

（3）TCD（2006 年 5 月 13 日）：左颈内动脉起始段重度狭窄、右颈内动脉血流极慢；双侧大脑中动脉（MCA）呈低血流速、双大脑后动脉代偿增快。

诊断：脑梗死、动脉到动脉栓塞、低灌注/栓子清除下降、极高危分层、双侧颈内动脉重度狭窄、陈旧心肌梗死（心脏搭桥术后）。

诊疗经过：患者入院后给予抗血小板聚集、他汀类药物稳定斑块等，并于 5 月 18 日行左侧颈内动脉支架置入，术后 DSA 显示左侧颈内动脉狭窄段管径部分改善（见图 6.3-2），TCD 示左侧颈内动脉流速较术前降低，同侧 MCA 血流速度较术前明显增快、部分伴涡流、杂音；同侧大脑后动脉血流速度较术前明显下降；右侧 MCA 血流速度较术前增快。术后患者无头痛、恶心、呕吐，无新发肢体无力、麻木。围术期持续尼莫地平静脉泵入，根据血压调整泵速，血压维持在 120～130/80mmHg 左右；同时为了评估术后高灌注发生风险，于支架后当日、1 日、2 日、3 日和 5 日多次行 TCD 检查，动态观察左侧 MCA 流速变化。术后左侧 MCA 流速明显增快，但均未到术前的 1 倍以上（图 6.3-3）。术后 1 周患者出院，反应迟钝、言语不利均好转，口角无明显歪斜。

2 讨论

本例患者为中老年男性，急性起病，出现局限性神经功能缺损，症状迅速达峰，既往大量烟酒史、心肌梗死病史，DSA 检查证实双侧颈内动脉颅外段重度狭窄，MRI 显示多发急性脑梗死位于左侧 MCA 分布区，累及穿支动脉、内分水岭区和皮层，发病机制符合动脉到动脉栓塞和低灌注/栓子清除下降。左侧颈内动脉起始狭窄为本次卒中的责任病变，有手术治疗指征。解除左侧颈内动脉起始部狭窄，不仅可以改善左侧大脑半球的血供，而且可以通过前交通动脉有助于代偿右侧颈内动脉系统。术后 TCD 所见验证了这一推断，左侧颈总动脉、颈内动脉，左侧 MCA、大脑前动脉血流速度较术前明显增快，前交通动脉开放，速度增快；右侧大脑前动脉 A1 段血流反向；右侧 MCA 血流速度较术前增快。这些均提示双侧半球颈内动脉供血区血供得以明显改善。

由于本例患者双侧颈内动脉重度狭窄，为术后高灌注综合征（hyperperfusion syndrome，HS）的高发人群[1,2]，这也成为术前关注的焦点。HS 于 1975 年被 Sandt 等[3]首次提出。颈动脉内膜剥脱术（CEA）术后 HS 发生率在 0.4%～4%，脑出血发生率 0.3%～1.2%[4]。2000 年的一项全球调查显示 1335 例颈动脉支架成形术（carotid artery stenting，CAS）术后有 6 例（0.45%）发生 HS[5]。近来 CAS 术后 HS 的报道日渐增多，一些小样本报道发生率 1.1%～6.8%[1,6,7]。目前学者公认的 HS 的高危因素包括：高血压、颈内动脉重度狭窄、单侧颈动脉重度狭窄伴对侧闭塞、侧支循环不良、狭窄血管供血区低灌注和灌注储备降低，以及术后局部脑血流（cerebral blood flow，CBF）较术前明显增加，CBF 增加越多，HS 症状越重[1,2,8,9]。术后 1 个月之内都有可能发生 HS，但是绝大多数发生在术后早期（平均时间约 5 日）。HS 主要表现为血压升高，伴同侧严重头痛、癫痫发作、局灶神经功能缺损或意识障碍，严重者出现脑出血。HS 虽然是 CEA 或 CAS 术后少见并发症，但后果严重，因此在术前应该进行全面评估，充分了解目标血管狭窄程度、对侧颈内动脉病变程度、侧支循环状况，对脑血管自动调节功能和脑血管储备能力的评价也有助于预测术后 HS 的风险。

如上所述，本例患者双侧颈内动脉重度狭窄，此为术后高灌注综合征的危险因素。我们除了术前全面评估，严格手术适应证外，术后严格控制患者血压，维持在术前水平，并于术后多次进行 TCD 监测，根据 TCD 监测结果调控血压。本例术后多次 TCD 监测显示左侧 MCA

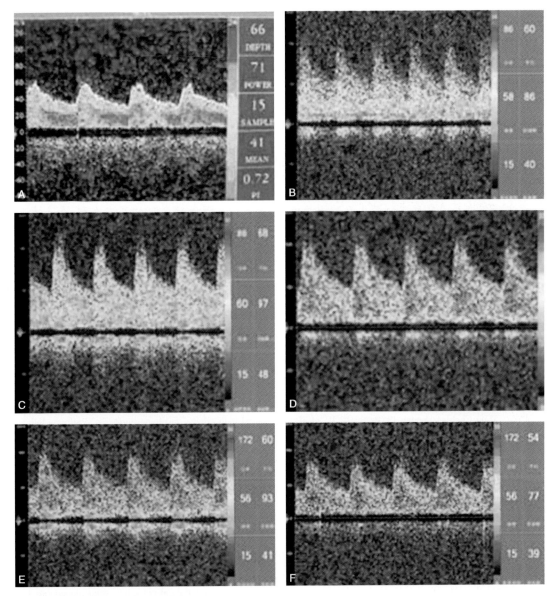

图 6.3-3　双侧颈内动脉重度狭窄患者 TCD 监测图像：与术前相比，左侧 MCA 血流速度明显增快，但未到术前的 1 倍以上

A. 术前左侧 MCA 平均血流速度为 41cm/s；B. 术后当日（60cm/s）；C. 术后第 1 天（68cm/s）；D. 术后第 2 天（66cm/s）；E. 术后第 3 天（60cm/s）；F. 术后第 5 天（54cm/s）

流速较术前明显增快，但是未超过术前一倍，提示虽然脑血流供应明显改善，但是并未出现高灌注现象。已经有研究证实早期进行 TCD 动态监测 MCA 血流速度对筛选 HS 高危患者具有重要价值。TCD 诊断高灌注综合征的标准是：与术前相比，同侧 MCA 血流速度增快（收缩期血流速度>100%，脉动指数增高）。MCA 平均血流速度比术前增加 100% 以上。这是发生 HS 最早、最敏感的指标，往往早于临床症状[10]。研究发现，符合 HS 的 TCD 诊断标准的患者中，11% 的患者最终出现 HS 的临床表现[11]。因此围术期 TCD 监测 MCA 血流速度有助于临床医生识别容易出现高灌注综合征的高危患者,以给予积极有效的强化治疗,使血流速恢复到正常范围,减少脑出血的发生。针对本例患者,为了减少其发生 HS 的风险,我们除了在围术期严格控制血压外,于术后多次监测 TCD。

颅内外动脉狭窄是缺血性卒中的重要发病原因之一。CEA 和 CAS 虽然是治疗颅外颈动脉狭窄的重要手段,但存在发生 HS 的风险,因此术前应进行全面的评估。TCD 作为一项无创、价廉、可靠的方法不仅可以明确动脉狭窄部位、程度,侧支代偿情况,而且可以用于评估术后 HS 风险,及时发现高危患者,予强化治疗,减少临床事件的发生。

专家点评 ————————————————————— 高山

本病例在术前发现双侧颈内动脉重度狭窄,是术后高灌注综合征的高发人群,介入术后应密切关注。高灌注综合征主要表现为血压升高,伴同侧严重头痛、癫痫发作、局灶神经功能缺损或意识障碍,严重者出现脑出血。临床密切观察非常重要,而 TCD 能为我们提供是否已经存在高灌注现象的依据。如果颈内动脉支架术后同侧大脑中动脉血流速度较术前增加 1 倍以上,说明存在高灌注现象。高灌注现象不等同于高灌注综合征,在 TCD 符合高灌注现象的患者中有一部分可能会发展为高灌注综合征。最重要的是,TCD 术后血流监测为临床提供了是否需要对那些患者采取更积极降压措施的指标,以减少高灌注综合征的发生。

参考文献

1. Abou-Chebl A, Yadav JS, Reginelli JP, et al. Intracranial hemorrhage and hyperperfusion syndrome following carotid artery stenting: risk factors, prevention, and treatment[J]. J Am Coll Cardiol, 2004, 43: 1596-1601.

2. Cheung RT, Eliasziw M, Meldrum HE, et al. Risk, types, and severity of intracranial hemorrhage in patients with symptomatic carotid artery stenosis[J]. Stroke, 2003, 34: 1847-1851.

3. Sundt TM, Sandok BA, Whisnant JP. Carotid endarterectomy: complications and preoperative assessment of risk[J]. Mayo Clin Proc, 1975, 50: 301-306.

4. Beard JD, Mountney J, Wilkinson JM, et al. Prevention of postoperative wound haematomas and hyperperfusion following carotid endarterectomy[J]. Eur J Vasc Endovasc Surg, 2001, 21: 490-493.

5. Wholey MH, Wholey M, Mathias K, et al. Global experience in cervical carotid artery stent placement[J]. Catheter Cardiovasc Interv, 2000, 50: 160-167.

6. Meyers PM, Higashida RT, Phatouros CC, et al. Cerebral hyperperfusion syndrome after percutaneous transluminal stenting of the craniocervical arteries[J]. Neurosurgery, 2000, 47: 335-343.

7. Pfefferkorn T, Mayer T, Von Stuckrad-Barre S, et al. Hyperperfusion-induced intracerebral hemorrhage after carotid stenting documented by TCD[J]. Neurology, 2001, 57: 1933-1935.

8. Adhiyaman V, Alexander S. Cerebral hyperperfusion syndrome following carotid endarterectomy[J]. QJM, 2007, 100: 239-244.

9. Keu nen R, Nijmeijer HW, Tavy D, et al. An observational study of pre-operative transcranial Doppler examination stop redict cerebral hyperperfusion following carotid endarterectomies[J]. Neurol Res, 2001, 23: 593-598.

10. Schaafsma A, Veen L, Vos JP. Three cases of hyper perfusion syndrome identified by daily transcranial Doppler investigation after carotid surgery[J]. Eur J Vasc Endovasc Surg,2002,23:17-22.

11. Dalman JE,Beenakkers IC,Moll FL,et al. Transcranial Doppler monitoring during carotid endarterectomy helps to identify patients at risk of postoperative hyperperfusion[J]. Eur J Vasc Endovasc Surg,1999, 18:222-227.

病例4　超声与 CTA、DSA 诊断锁骨下动脉
盗血结果不符1例分析

李华,龚浠平,徐晓彤,闫冀,邢英琦

【关键词】 锁骨下动脉盗血综合征;超声检查,多普勒,经颅;脑血管造影术

1 病例简介

患者男,58 岁,因"反复发作性眩晕半个月"于 2010 年 7 月 6 日于吉林大学第一医院门诊就诊。1 周前患者于活动中突发头晕、伴有视物旋转及视物模糊,站立时加重,平卧位后减轻,但与转颈及头位改变无关,无恶心、呕吐,无饮水呛咳,无吞咽困难,无肢体活动障碍。持续约 1 分钟后自行缓解,之后上述症状每天发作 2~3 次,每次持续时间 1~2 分钟,均可自行缓解。因反复发作,故来门诊就诊。

既往史:患者既往无高血压、糖尿病、高脂血症;冠状动脉粥样硬化性心脏病 1 年;吸烟40 年,每日 20 支,饮酒 20 年,每日平均 100g。2007 年 9 月曾因左侧锁骨下动脉严重狭窄行左侧锁骨下动脉支架置入术,术后未随诊复查。2009 年 4 月因急性冠脉综合征行冠状动脉支架置入术,术后未规律服药。

查体:左侧上肢血压 100/70mmHg,右上肢血压未测出,未测量下肢血压。左侧桡动脉搏动减弱,右侧上肢未触及桡动脉搏动。双侧颞浅动脉、股动脉、足背动脉搏动对称、良好。双肺呼吸音清,未闻及干、湿啰音。心界无扩大,心率 64 次/分,节律规整,心音有力,A₂>P₂,未闻及杂音及额外心音,无心包摩擦音。神经系统查体:神清,颅神经查体无异常,双侧肢体肌力 5 级,深浅感觉均正常,共济运动稳准,无病理反射,无项强,Kernig 征(-)。

辅助检查:血尿常规、血糖、血脂均正常,血糖 5.36mmol/L,胆固醇 3.06mmol/L,甘油三酯 1.02mmol/L,低密度脂蛋白 1.60mmol/L,高密度脂蛋白 1.00mmol/L,载脂蛋白 A1 1.00g/L,载脂蛋白 B 1.00g/L。

2010 年 7 月 6 日 TCD 检查发现:双侧大脑后动脉呈相对低流速低搏动改变;右侧椎动脉血流反向;左侧椎动脉低流速低搏动改变并有收缩期切迹;基底动脉血流反向;双侧枕动脉血流速度轻度增快,频谱颅内化改变(图 6.4-1、图 6.4-2)。诊断:①右侧锁骨下动脉盗血综合征Ⅲ期;盗血途径:a. 大脑后动脉→基底动脉→右侧椎动脉;b. 右侧枕动脉→右侧椎动脉。②左侧锁骨下动脉盗血综合征Ⅰ期;盗血途径:a. 大脑后动脉→基底动脉→左侧椎动脉;b. 左侧枕动脉→左侧椎动脉。

颈动脉超声检查发现:右侧椎动脉管径 3.9mm,血流完全反向(收缩期及舒张期血流均反向),血流速度(峰值流速/舒张末期流速)为 68.3cm/s、19.3cm/s,左侧椎动脉管径3.3mm,血流方向正常,血流速度 38.2cm/s、22.8cm/s,搏动指数减低,可见收缩期切迹;右侧锁骨下动脉起始处可见均质低回声物质填充,彩色多普勒显示无血流通过。左侧锁骨下动脉起始处管腔狭窄,局部血流速度 336cm/s、83.9cm/s,可见涡流湍流,声频粗糙(图 6.4-3)。

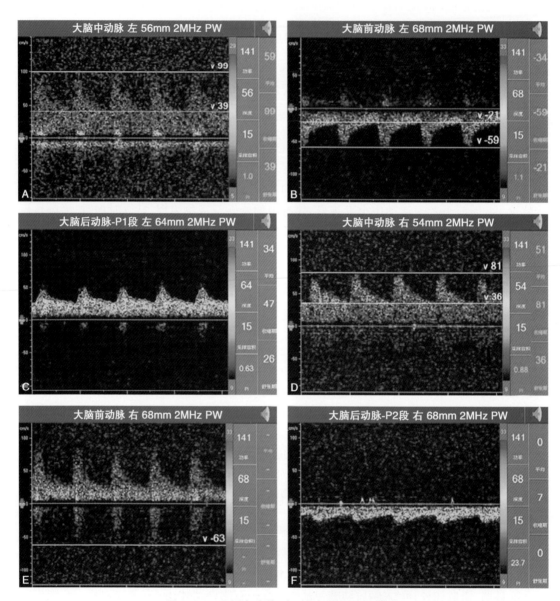

图 6.4-1 双侧大脑前、中、后动脉的 TCD 频谱

A. 左侧大脑中动脉；B. 大脑前动脉；C. 大脑后动脉；D. 右侧大脑中动脉；E. 大脑前动脉；F. 大脑后动脉。双侧大脑后动脉血流速度减慢，搏动指数（pulse index，PI）减低。左侧大脑后动脉血流速度（峰值流速/舒张末期流速）47cm/s、26cm/s，PI 0.63；右侧大脑后动脉血流速度 32cm/s、17cm/s，PI 0.63

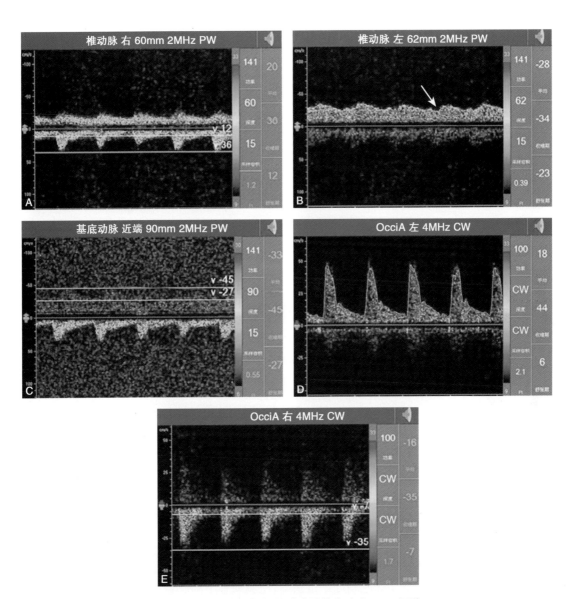

图 6.4-2 双侧椎动脉、枕动脉及基底动脉 TCD 频谱

A. 右侧椎动脉；B. 左侧椎动脉；C. 基底动脉；D. 左侧枕动脉；E. 右侧枕动脉。右侧椎动脉及基底动脉血流反向，左侧椎动脉血流速度轻度减慢，血流速度（峰值流速/舒张末期流速）34cm/s、23cm/s，搏动指数（PI）减低，PI 0.39，并可见收缩期切迹（白箭头）。双侧枕动脉（OcciA）血流速度轻度增快，左侧枕动脉血流速度 44cm/s、6cm/s，PI 2.1，右侧枕动脉血流速度（峰值流速/舒张末期流速）35cm/s、7cm/s，PI 1.7

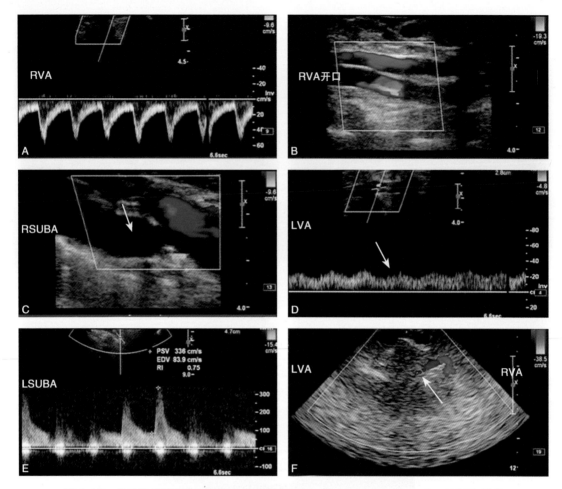

图 6.4-3　椎动脉及锁骨下动脉彩色多普勒超声(transcranial color Doppler,TCCD 图像

A. 右侧椎动脉血流反向;B. 右侧椎动脉开口处血流通畅,但与椎静脉血流同向,逆向注入右侧锁骨下动脉;C. 右侧锁骨下动脉起始处被均质低回声物质填充,彩色多普勒显示无血流信号通过(箭头);D. 左侧椎动脉,血流速度减慢,血流速度(峰值流速/舒张末期流速)38.2cm/s、22.8cm/s,搏动指数(PI)减低,PI 0.59,并可见收缩期切迹(白箭头);E. 左侧锁骨下动脉起始处可见血流速度异常增快(峰值流速 336cm/s),伴涡流湍流,声频粗糙;F. 左侧椎动脉未显示,右侧椎动脉血流反向(箭头)

诊断:①双侧颈部动脉多发斑块形成;②右侧锁骨下动脉起始处闭塞,右侧锁骨下动脉盗血综合征Ⅲ期;③左侧锁骨下动脉起始处严重狭窄,左侧锁骨下动脉盗血综合征Ⅰ期。

　　诊断:①短暂性脑缺血发作;②右侧锁骨下动脉起始段闭塞:右侧锁骨下动脉盗血综合征Ⅲ期、动脉粥样硬化性;③左侧锁骨下动脉支架术后再狭窄(严重):左侧锁骨下动脉盗血综合征Ⅰ期、动脉粥样硬化性。

　　诊疗经过:因患者基底动脉已经参与盗血,并出现明显的后循环缺血症状(头晕、视物模糊),故建议做 DSA 检查,并行锁骨下动脉支架治疗。患者于 2010 年 7 月 8 日及 7 月 20 到北京多家医院进一步诊治,并分别行 CTA 及 DSA 检查。2010 年 7 月 8 日 CTA 报告:双侧颈总动脉、颈内动脉、颈外动脉、双侧椎动脉未见异常,右侧锁骨下动脉起始处显影淡,左锁骨下动脉支架内血流通畅(图6.4-4)。

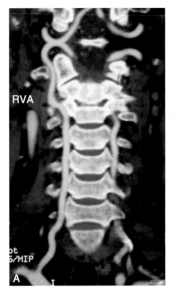
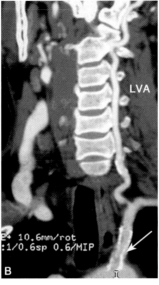
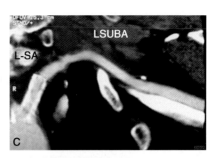
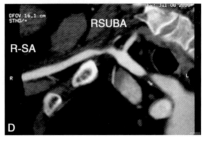

图 6.4-4　颈部动脉 CTA

A. 右侧椎动脉,显影正常;B. 左侧锁骨下动脉及左侧椎动脉,可见左侧锁骨下动脉内支架的高密度
影(白箭头);C. 左侧锁骨下动脉,未见明确狭窄;D. 右侧锁骨下动脉,可见起始处狭窄(箭头)

　　2010 年 7 月 16 日为行支架治疗到北京住院。CT 灌注(2010 年 7 月 19 日)显示后循环
灌注区域未见明显异常灌注。心脏超声(2010 年 7 月 21 日)显示:室间隔心尖段运动略减
弱,左侧舒张功能减低。

　　给予阿托伐他汀 20mg、拜阿司匹林 100mg、氯吡格雷 75mg,每日 1 次口服。2010 年 7 月
20 日术前 DSA 检查:右侧锁骨下动脉闭塞;左侧椎动脉 V1 段狭窄约 50%,狭窄长度 3mm,
左侧椎动脉通过基底动脉、右侧椎动脉代偿右侧锁骨下动脉;左侧锁骨下动脉管壁不光滑。
其余弓上血管无明显异常(图 6.4-5)。拟择日行左椎动脉支架植入术。

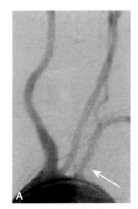
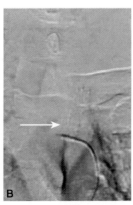
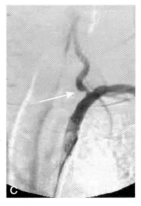
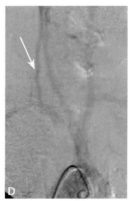

图 6.4-5　支架术前 DSA 影像

A. 主动脉弓造影,左侧锁骨下动脉管壁欠光滑(白箭头),右侧锁骨下动脉未显影;B. 选择性左侧
锁骨下动脉造影,但导管头不能入选支架开口处(白箭头所指为网格状支架影);C. 左侧椎动
脉造影,左侧椎动脉开口处可见狭窄(白箭头);D. 主动脉弓造影晚期,可见右侧椎动脉显影(箭
头),右侧锁骨下动脉远段显影,证实为右侧锁骨下动脉Ⅲ期盗血

超声、CTA 及 DSA 结果均不相符。但根据超声及 DSA 结果，可以确定的病变是右侧锁骨下动脉闭塞。但关键问题是左侧锁骨下动脉、左侧椎动脉哪个有狭窄，哪处狭窄有进一步支架治疗的意义？

2010 年 7 月 25 日，拜阿司匹林加量至 300mg，每日 1 次口服。2010 年 7 月 26 日拟行左侧椎动脉开口处的支架置入术（图 6.4-6），手术过程中指引导管（直径 2mm，术前造影时直径为 1mm）到位后发现前向血流消失，故高度怀疑左侧锁骨下动脉狭窄。随后退回导管，在锁骨下动脉开口处发现了很局限的重度狭窄，确诊为左侧锁骨下动脉支架内再狭窄（近 80%），随后进行了左侧锁骨下动脉支架置入术，术后残余狭窄约 10%。术后造影示左侧椎动脉开口处狭窄小于 30%，故未再做左侧椎动脉的支架置入。术中反复尝试是否能使右侧锁骨下动脉开通，但未成功，考虑因闭塞时间长、血栓机化程度重所致，故建议外科治疗。术后嘱患者继续阿托伐他汀 20mg、拜阿司匹林 100mg、氯吡格雷 75mg，每日 1 次口服。

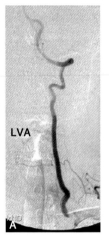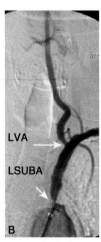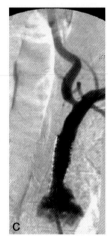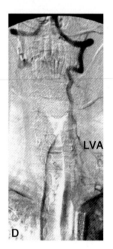

图 6.4-6 支架置入术当日的 DSA 图像

A. 导管进入左侧锁骨下动脉后，前向血流消失（导管直径为 2mm，术前造影时导管直径为 1mm）；B. 回撤导管至锁骨下动脉开口处时，发现左侧锁骨下动脉严重狭窄（约 80%，白色短箭头所指），左侧椎动脉开口处略狭窄（白色长箭头）；C. 左侧锁骨下动脉支架置入后，此时发现左侧椎动脉开口处狭窄小于 30%；D. 术后左侧椎动脉前向血流恢复

2010 年 8 月 20 日患者拟做人工血管搭桥术在北京住院。患者右侧锁骨下动脉已经完全闭塞，故行左-右腋动脉人工血管搭桥术，恢复右侧上肢的血供。手术顺利，术后无后循环缺血症状发作。

因此，超声对该患者的最初诊断是正确的，之后的 CTA 未能诊断右侧锁骨下动脉的闭塞及左侧锁骨下动脉支架后的再狭窄；术前的 DSA 诊断了右侧锁骨下动脉的闭塞及完全盗血，但未能诊断左侧锁骨下动脉支架后的再狭窄；最终经术中 DSA 证实，左侧锁骨下动脉支架后再狭窄（约 80%），并再次行左侧锁骨下动脉支架治疗。随后因右侧锁骨下动脉闭塞，又行左-右腋动脉人工血管搭桥术恢复右侧上肢血供。患者双侧锁骨下动脉的闭塞性病变得到恰当的治疗之后，症状明显改善，无后循环缺血症状发作，目前仍在随访中。

2　讨论

锁骨下动脉盗血综合征是由于无名动脉或锁骨下动脉分出椎动脉之前的近心段发生部分或完全闭塞时,在虹吸作用下,患侧 VA 血液逆流,对侧椎动脉血液也部分被盗取过来,进入患侧锁骨下动脉供应患侧上肢,以致产生椎-基底动脉缺血和患侧上肢缺血症状。盗血途径包括椎动脉-椎动脉途径、基底动脉-椎动脉途径、大脑后动脉-基底动脉-椎动脉途径及枕动脉-椎动脉途径。由于超过 2/3 的锁骨下动脉狭窄或盗血综合征患者可以无临床症状且以往需要有创的 DSA 检查证实,故锁骨下动脉狭窄或盗血综合征曾一度被认为是少见病。目前越来越多的无创检查手段应用于锁骨下动脉狭窄或盗血综合征的诊断中,发现锁骨下动脉盗血综合征并不少见。锁骨下动脉盗血综合征的病因主要是动脉粥样硬化和多发性大动脉炎。其他还有如外伤、先天畸形、手术后、栓塞和锁骨下动脉瘤等。该患者为双侧锁骨下动脉盗血,盗血途径包括基底动脉-椎动脉途径、大脑后动脉-基底动脉-椎动脉途径及枕动脉-椎动脉途径,其病因为动脉粥样硬化。

影像学检查方法包括 TCD、颈动脉超声、MRA、CTA 和 DSA。DSA 目前仍是锁骨下动脉盗血综合征诊断的金标准,可以对锁骨下动脉狭窄程度、部位作出准确判断,能观察到血流从对侧椎动脉反向流入狭窄侧椎动脉最后到狭窄侧远端锁骨下动脉的全过程。但其仅能观察到完全盗血类型,对不完全盗血不敏感;仅能观察到椎动脉至椎动脉盗血通路和枕动脉至椎动脉盗血通路,但不能发现颅内血管是否参与盗血;对锁骨下动脉狭窄相对不敏感,有时会漏诊[1],且昂贵、有创、不易重复。CTA 能较好地显示血管的形态,也可直观地显示硬化的斑块,对血管病变的检出具有较高的敏感性和特异性[2],但因需皮试并高压注射造影剂以及接受 X 线放射,故其临床应用受限。MRA 越来越多地用于锁骨下动脉盗血综合征诊断[3],可以清晰显示血管内径及走行,观察管腔狭窄或闭塞程度,但其对血流动力学评价是困难的,且其价格昂贵、假阳性高,对锁骨下动脉盗血综合征的诊断不作首选。TCD 及颈部动脉超声越来越多地被用于锁骨下动脉盗血综合征的诊断,不仅提供了狭窄或闭塞的程度、部位,并完整的判断了侧支循环、盗血途径,而且价格便宜、无创伤、可以重复使用,但缺点主要是操作者依赖性,以及有时对轻度狭窄不敏感。本例患者诊断过程相对“曲折”,首先经超声诊断,之后 CTA、DSA 结果与超声不符,最终经 DSA 确定了诊断。提醒我们当两种检查结果不相符时,可以做第三种检查,并且要了解每种检查的优势和不足之处,综合判断。

我们分析,该患者 CTA 出现假阴性的可能原因为左侧锁骨下动脉由于支架遮挡,未能显示支架内再狭窄。该患者 DSA 诊断锁骨下动脉狭窄时,出现假阴性的原因可能有三点:①造影时,由于角度的问题,锁骨下动脉起始处未完全显示,可导致起始处狭窄漏诊;②锁骨下动脉支架后出现再狭窄时,由于狭窄段很短,在支架的边缘,所以主动脉弓造影时由于原来的支架遮挡未能显示病灶;③在锁骨下动脉造影时,因病灶短,导管头端不能入选左锁骨下动脉支架开口处,故支架近端情况显示不清。当导管已经过了狭窄段造影,也不能发现狭窄。

TCD 与颈部动脉超声联合检测作为一种无创性检查手段,对锁骨下动脉盗血综合征诊断具有独特的优越性[4]。所以对于锁骨下动脉盗血综合征的诊断,造影检查提供的二维图像与超声提供的血流动力学结果相结合,才能提供完整全面的数据,做出准确的诊断,以利于选择更适合患者的个体化治疗方案。

专家点评———————————————————————高山

这个病例介入科医生读起来可能平淡无奇，但做血管超声的医生读起来却是欢欣鼓舞！通常都说拿CTA和DSA验证TCD和颈动脉超声做得准不准，几曾听说CTA和DSA都出了假阴性(这个患者主要是左侧锁骨下动脉支架后狭窄)，而最终证实最初的TCD是正确的呢？如果这个患者不是为了放左侧椎动脉支架而又做了一次DSA，或者放支架的介入科医生不是那么有经验，TCD和颈动脉超声还不冤死啊。对于这个病例本身，不想点评太多，作者已经在讨论里非常详细地分析了CTA与DSA出现假阴性的各种可能原因，相信读者都已从中获益。

我想借此机会说几句题外话。这篇文章的第一作者是县级医院的一位TCD操作者，到目前为止他们医院还没有很好的颈动脉超声，没有磁共振血管成像，没有CTA也没有DSA。但他们却有个坚强的后盾——吉林大学第一医院神经内科，他们遇到疑难问题就直奔那里寻求帮助，而吉林大学第一医院准确的TCD和颈动脉超声技术以及完善的其他影像设备总能帮助解惑，使他们的TCD水平不断提高。吉林大学第一医院对德惠县人民医院起到非常好的传帮带作用，也使得患者能最终获益。

参考文献

1. 高山,黄家星.经颅多普勒超声(TCD)的诊断技术与临床应用[M].北京:中国协和医科大学出版社,2004:54
2. 裴敏剑,周晓俊,章士正,等.CTA和DSA应用于脑血管病变的比较[J].实用放射病学杂志,2002,18:95-97.
3. Wu C, Zhang J, Ladner CJ, et al. Subclavian steal syndrome: Diagnosis with perfusion metrics from contrast-enhanced mr angiographic bolus-timing examination--initial experience[J]. Radiology, 2005, 235:927-933.
4. 李秀花,吴江,邢英琦.经颅多普勒超声及彩色多普勒超声联合检测在诊断锁骨下动脉盗血综合征中的应用[J].中风与神经疾病杂志,2009,26:212-214.

病例5 三维对比增强磁共振血管成像诊断复杂多发性大动脉炎1例

陈文伙,陈跃鸿,吴宗忠,吴燕敏,陈柏龄,易婷玉,张梅芳

【关键词】 动脉炎;磁共振血管造影术;诊断

1 病例简介

患者男,39岁,因"突发右侧肢体无力、言语不能5日"于2010年1月6日收住我院。患者入院前5日无明显诱因活动中突发右侧肢体无力,伴右上肢麻木、持物不稳,尚能行走,但不稳,伴头晕,无视物旋转、耳鸣、听力减退,伴双额部头痛,呈阵发性搏动性,伴不能言语,但能听懂他人话意,无呕吐、视物模糊,无口角歪斜、吞咽困难、饮水呛咳,于当地医院行颅脑MRI示"左侧额顶叶脑梗死",经治疗(具体不详)后未见明显好转。于入我院2天前出现右

侧肢体无力加重,不能行走、持物,为进一步诊治转我院。

既往史:入院前 3 年曾因"突发左侧肢体无力"在当地医院诊断"脑梗死"及"高血压",血压最高值不详,经治疗后完全康复出院,出院后未规则服药治疗,未定期监测血压,血压波动于 140～160/100～60mmHg。近 1 年来重体力劳动后气促,未行特殊诊治。平素未曾有全身乏力、消瘦、低热以及食欲不振、关节肌肉酸痛、多汗等症状。个人史、家族史无特殊。

入院查体:血压 156/100mmHg(右上肢),80/60mmHg(左上肢),90/60mmHg(右下肢),90/65mmHg(左下肢),意识清楚,右颈动脉区和右锁骨上窝闻及粗糙Ⅲ级收缩期吹风样血管杂音,双肺听诊无异常,心界向左下扩大,心率 95 次/分,律齐,主动脉瓣第一听诊区闻及 3/6 级收缩期杂音;腹平软,未闻及血管杂音,左侧桡动脉搏动消失,双下肢足背动脉搏动弱。神经系统专科检查:神志清楚,运动性失语,双瞳孔正常,双眼球活动正常,右侧中枢性面舌瘫,右侧肢体近远端肌力 0 级,左侧肢体近远端肌力 5 级,右侧肢体肌张力减低,左侧肢体肌张力正常,右侧偏身针刺痛觉减退,深感觉正常,脑膜刺激征阴性,右侧 Babinski 征阳性,左侧未引出。

视辅助检查:

实验室检查:血免疫球蛋白 IgM、IgG、IgA 正常,补体 C3 0.881g/L(正常 0.9～1.8g/L),补体 C4 正常。血常规、尿常规、肝肾功能、电解质、心肌酶、血脂、凝血四项正常。ESR 38mm/h。血梅毒血清特异性抗体、人体免疫缺陷病毒(HIV)抗体均阴性。血抗中性粒细胞胞浆抗体(ANCA)阴性。抗核抗体(ANA)、抗双链脱氧核糖核酸(dsDNA)抗体、抗可提取核抗原(ENA)抗体谱均阴性。

心电图:1. 窦性心律;2. 左心室肥大。

胸片:正常。

双侧颈动脉椎动脉彩超示:双侧颈动脉内膜弥漫性增厚,右侧颈内动脉起始段闭塞,右侧颈内动脉远端闭塞可能,左侧椎动脉为反向血流,右侧椎动脉超声未见明显异常。

2010 年 1 月 7 日颅脑 MRI 示:左基底节区、双侧侧脑室旁及左额顶叶多发急性梗死(图 6.5-1);双侧基底节区、侧脑室旁及半卵圆中心多发腔隙性梗死。

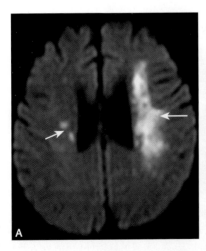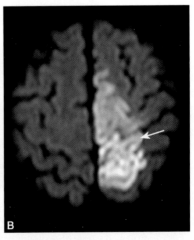

图 6.5-1　多发性大动脉炎患者颅脑 MRI
A. 侧脑室层面横断位 DWI 上可见双侧皮层下白质多发的高信号新鲜梗死灶,以左侧为主(箭头);B. 额顶叶中部皮层横断位 DWI 扫描上可见左侧大脑前动脉区高信号新鲜梗死灶(箭头)

2010 年 1 月 7 日三维对比增强磁共振血管成像(3DCE-MRA)示主动脉弓水平部重度狭窄,头臂干及其分支异常扩张迂曲,左侧锁骨下动脉及右侧颈内动脉起始段、左侧颈内动脉近岩骨段闭塞,双侧椎动脉及基底动脉迂曲,右侧椎动脉粗大,基底动脉节段性狭窄;左侧大脑前动脉 A1 段、左侧大脑中动脉起始段纤细,右侧后交通动脉及右侧大脑中动脉及大脑前动脉显影正常(图 6.5-2);胸部扫描见左心室壁明显肥厚(图 6.5-3)。

入院诊断:①左基底节区、双侧侧脑室旁及左额顶叶多发急性脑梗死;发病原因:多发性大动脉炎性脑梗死;责任动脉是左侧颈内动脉;发病机制:低灌注、动脉-动脉栓塞;②多发性大动脉炎;③继发性高血压 2 级并高血压性心脏病。

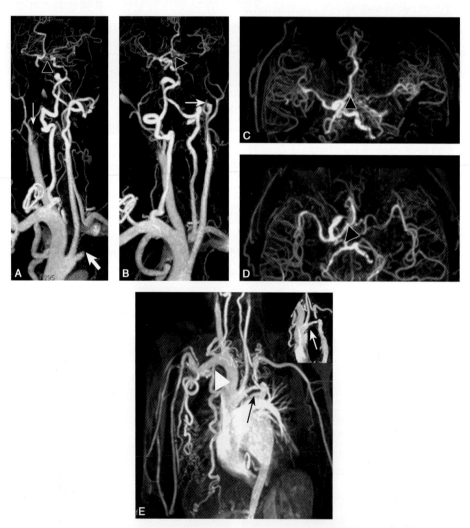

图 6.5-2   多发性大动脉炎患者 3DCE-MRA 表现
A. 左侧锁骨下动脉闭塞(白色粗箭头)及右侧颈内动脉起始段闭塞(白色细箭头),并可见后交通开放(三角处);B. 左侧颈内动脉近岩骨段闭塞,残端呈鼠尾样(白箭头),并可见通过前交通动脉供应左侧大脑中动脉(三角处);C. 前交通动脉开放(三角处);D. 后交通动脉开放(三角处);E. 胸部 3DCE-MRA 见左侧颈总动脉远端主动脉弓重度狭窄(黑箭头),同时可见右侧头臂动脉及分支明显增粗(三角处),右上图为主动脉弓重度狭窄的重建(白箭头)

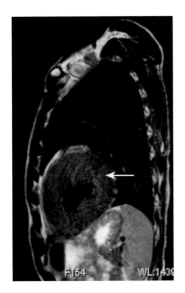

图 6.5-3　胸部 T_1WI 矢状位见左心室壁明显肥厚（白箭头）

诊疗经过：入院后给予复方右旋糖酐 500ml，每天 1 次，补液适当扩容、阿司匹林 0.1g，每天 1 次，抑制血小板聚集、甲泼尼龙 80mg，每天 1 次，处理 2 周出院，患者症状略好转，能表达简单语言，右侧下肢近远端肌力 2 级，余同前。出院后继续口服阿司匹林 0.1g，每天 1 次，及强的松 30mg，每天 1 次，3 个月后随诊改良的 Ranking 量表（mRS）评分 2 分，能表达简单的句子，右上肢近端肌力 3^+ 级，远端肌力 3 级，右下肢近远端肌力 5^- 级，建议行造影及主动脉弓狭窄支架置入术，但患者因经济困难未能接受。

2　讨论

大动脉炎（Takayasu arteritis，TA）是一种累及主动脉及其主要分支的慢性进行性非特异性炎症，以引起不同部位血管的狭窄或闭塞为主，主要临床表现为全身炎性反应以及受累脏器缺血症状。首先描述这种疾病的是日本眼科医师 Takayasu[1]。临床分为头臂动脉型（主动脉弓综合征型）、胸腹动脉型、广泛型、肺动脉型共 4 型[2]。目前 TA 的病因和发病机制仍未明确，可能涉及特定遗传背景下的自身免疫异常。诊断标准目前仍广泛采用 1990 年美国风湿病学会制定的大动脉炎诊断标准：①发病年龄≤40 岁；②患肢间歇性运动乏力；③一侧或双侧肱动脉搏动减弱；④双上肢收缩压差>10mmHg；⑤锁骨下动脉或主动脉杂音；⑥主动脉及一级分支或上下肢近端的大动脉狭窄或闭塞，病变常为局灶或节段性，且不是由动脉粥样硬化、纤维肌性发育不良或其他原因引起。符合上述 6 项中的 3 项者可诊断本病。本患者临床符合①、③、④、⑤，3DCE-MRA 提示主动脉及一级分支严重狭窄、闭塞，患者年龄轻，无动脉硬化危险因素，且胸腹主动脉、肺动脉未见异常，也符合⑥，故临床可诊断为多发性大动脉炎，根据 3DCE-MRA 累及主动脉弓及弓上血管双侧颈动脉、左侧锁骨下动脉，故分型为头臂动脉型。本患者的 3DCE-MRA 可清楚解释患者的临床症状体征：①由于主动弓的水平部重度狭窄，导致继发性高血压、左心室扩大、心功能不全，同时泵出血主要流向右侧头臂干，故引起其及分支扩张并闻及杂音，而流向胸腹动脉的血相对减少，并引起双侧足背动脉搏动的减弱；②从 3DCE-MRA 上见右侧颈内动脉及左侧锁骨下动脉闭塞的残端较平整，可推断闭塞的时间已较长，而左侧颈内动脉闭塞残端呈鼠尾样，推断闭塞为急性，故我们可以推测患者此次梗死前颅内前循环的血供主要可能通过左侧颈内动脉供应左侧大脑前中动脉，同时通过前交通动脉供应右侧大脑前中动脉，少部分来自右侧大脑后动脉，此次发病是由于左侧颈内动脉闭塞后，导致前循环的血流量急剧下降，同时伴有栓子脱落而出现双侧前循环多发缺血灶，且以左侧为主。

血管造影是目前诊断 TA 最准确的检查手段，它可直接显示受累血管的细节，为 TA 血管受累诊断的金标准。但因 DSA 为有创的且有一定的并发症发生率，从而限制临床的广泛应用。随着 MRA 近年成像技术的不断提高，3DCE-MRA 可全面、直观、立体地反映全身大血管形态及血流变化信息。在汪晶等[3] 20 例 TA 研究中发现通过 3DCE-MRA 检查能全面、直观地显示多发性大动脉炎受累血管的范围、数目、性质、程度以及侧支循环形成情况，同时通过测量管壁厚度、评估管腔狭窄情况并结合延迟强化程度对判断 TA 是否为活动期有重要临床价值。在 Amano 等[4] 研究中也进一步证实 3DCE-MRA 在 TA 的诊断价值。结合本例患者的诊治情况,我们体会:①通过 3DCE-MRA 筛查大动脉炎的受累血管是可行的,且无创,本例患者通过 3DCE-MRA 检查明确了血管的病变,同时解释了患者所有临床症状;②对于大动脉炎行 DSA 检查前可先行 3DCE-MRA 筛查,以便术前初步了解血管病变的情况,可避免不必要的并发症发生,比如本患者在 DSA 术前如不知主动脉弓有重度狭窄,术前估计不到导管不易通过主动脉弓狭窄处,术中导管可能强行通过狭窄处,可能出现斑块脱落、血管夹层,严重可能血管破裂等并发症,所以对于考虑大动脉炎行 DSA 术前先行 3DCE-MRA 或 CTA 无创的血管检查是很有必要。

Ogino 等[5]认为糖皮质激素是当前治疗 TA 的首选药物,但 Nunes 等[6]研究中发现只有 20% 患者单独使用糖皮质激素使病情得到缓解,80% 的患者需要联合免疫抑制剂。此外有研究表明在难治病例中麦考酚酯、英夫利昔单抗、肿瘤坏死因子起到了明显的作用[6-8]。本例患者予甲泼尼龙 80mg 静脉滴注两周后复查 ESR 下降到 10mm/1h,提示治疗达到一定的效果。尽管本例随访到目前没有发现复发的临床表现,但有研究发现在激素减量过程中会多次出现复发,因此需要进一步随诊以评价激素的治疗效果[9]。

专家点评————————————焦力群

大动脉炎好发于东亚及东南亚地区,发病人群以青年为主,而在我国的东南地区,可能具有高于北方地区的发病率,该疾病传统上多为血管外科所诊治,但在神经内科并没有得到过多的关注。对于该个例报道,虽然疾病并非罕见,但在整个诊疗过程中,贯穿了脑血管病的临床决策思路,从患者的病史、症状到神经科查体,已经给医生一个初步的印象,患有多发血管疾病的可能性大;而作为血管疾病初筛手段的超声,基本确认了进一步检查的方向;最终通过 3DCE-MRA 确定诊断,完成了整个临床诊断过程,让我们清晰地看到,脑血管病必须寻根溯源、针对血管进行深入分析的诊治理念。回顾几十年前,我们曾经认为,中国人的烟雾病、大动脉炎等血管疾病发病率极低,与近邻日本等国家不同,但随着脑血管检查理念和技术的推广,我们看到了形形色色的血管疾病,包括该例病例,通过 MRA 的检查,不但能够确诊疾病,还能够细致到不同的类型,诊断明确了,治疗方向也就变得更加明晰。记得王拥军教授曾经多次呼吁,"脑血管病一定要查脑血管",看似简单的道理,但却真正是脑血管病临床诊治进步的源泉,通过这一病例,我们可以获得更多的信心,不但对于常见的血管疾病,即便是少见的大动脉炎,甚或更为难以确诊的头臂动脉型大动脉炎,也可以通过临床逐步深入的分析和检查,得到明确的诊治。

参考文献

1. Takayasu M. A case with unusual changes of the central vessels in the retina[J]. Acta Soc Opthal Jpn, 1908,12:554-555.

2. Hata A,Noda M,Moriwaki R,et al. Angiographic findings of Takayasu arteritis:new classification[J]. Int J Cardiol,1996,54(suppl):s155-163.

3. 汪晶,孔祥泉,徐海波,等. TIM 3DCE-MRA 和延迟增强诊断多发性大动脉炎的价值[J].临床放射学杂志,2009,28:981-984.

4. Amano Y,Takagi R,Suzuki Y,et al. Three-dimensional velocity mapping of thoracic aorta and supra-aortic arteries in Takayasu arteritis[J]. J Magn Reson Imaging,2010,31:1481-1485.

5. Ogino H,Mat suda H,Minatoya K,et al. Overview of late outcome of medical and surgical treatment for Takayasu arteritis[J]. Circulation,2008,118:2738-2747.

6. Nunes G,Neves FS,Melo FM,et al. Takayasu arteritis:anti-TNF therapy in a Brazilian setting[J]. Rev Bras Reumatol,2010,50:291-298.

7. Shinjo SK,Pereira RM,Tizziani VA,R,et al. Mycophenolate mofetil reduces disease activity and steroid dosage in Takayasu arteritis[J]. Clin Rheumatol,2007,26:1871-1875.

8. Hoffman GS,Merkel PA,Brasington RD,et al. Antitumor necrosis factor therapy in patients with difficult to treat Takayasu arteritis[J]. Arthritis Rheum,2004,50:2296-2304.

9. 丛晓亮,戴生明,赵东宝,等. 多发性大动脉炎 125 例临床分析[J]. 第二军医大学学报,2009,30:932-936.